Nadine Uphoff

Muscolino

BASICS Triggerpunkte

Joseph E. Muscolino

BASICS

Muskuläre Triggerpunkte

Übersetzung: Susanne Dick

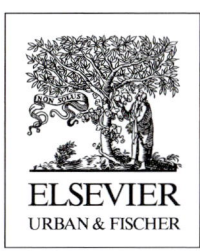

ELSEVIER
URBAN & FISCHER

URBAN & FISCHER München

Zuschriften und Kritik an:

Elsevier GmbH, Urban & Fischer Verlag, Lektorat Komplementäre und Integrative Medizin, Hackerbrücke 6, 80335 München

Auszug aus: **Muscolino, J. E.: The Muscle and Bone Palpation Manual – with Trigger Points, Referral Patterns, and Stretching.** Mosby, Elsevier, St. Louis/USA 2009
© 2009 by Mosby, Inc., an affiliate of Elsevier Inc.

Wichtiger Hinweis für den Benutzer

Die Erkenntnisse in der Medizin unterliegen einem laufenden Wandel durch Forschung und klinische Erfahrungen. Herausgeber und Autoren dieses Werkes haben große Sorgfalt darauf verwendet, dass die in diesem Werk gemachten therapeutischen Angaben dem derzeitigen Wissensstand entsprechen. Das entbindet den Nutzer dieses Werkes aber nicht von der Verpflichtung, anhand anderer Werke zu diesem Thema zu überprüfen, ob die dort gemachten Angaben von denen in diesem Buch abweichen, und seine Verordnung in eigener Verantwortung zu treffen.

Bibliografische Information der Deutschen Nationalbibliothek

Die Deutsche Nationalbibliothek verzeichnet diese Publikation in der Deutschen Nationalbibliografie; detaillierte bibliografische Daten sind im Internet über http://www.dnb.de abrufbar.

Planung und Lektorat: Christl Kiener
Projektmanagement und Lektorat: Petra Münzel-Kaiser
Übersetzung: Susanne Dick, Jasper/Kanada
Redaktion: Walburga Rempe-Baldin, München
Herstellung: Elisabeth Märtz; Andrea Mogwitz, München
Satz: Kösel, Krugzell
Druck und Bindung: Printer Trento, Trient, Italien
Umschlaggestaltung: SpieszDesign, Neu-Ulm

Printed in Italy
ISBN 978-3-437-58710-8
ISBN e-Book 978-3-437-59343-7

Aktuelle Informationen finden Sie im Internet unter **www.elsevier.de** und **www.elsevier.com**

Inhalt

Einführung

Einführung

Einführung I

In dieser Einführung in die generellen Prinzipien der Palpation werden zu Beginn die zwei grundsätzlichen Zielsetzungen der Palpation, die Lokalisierung und Beurteilung der Zielstruktur, behandelt. Generelle Prinzipien, welche die Vorgehensweise bei der Palpation erklären, werden danach vorgestellt. Hervorzuheben ist, dass die Palpation nicht nur im Rahmen der Untersuchung, sondern auch während der Behandlung des Patienten wichtig ist. Neben einer Übung zur Verbesserung der palpatorischen Fertigkeiten empfiehlt es sich, diese palpatorischen Fertigkeiten in jede Behandlung des Patienten zu integrieren.

Was ist Palpation?

Palpation kann sehr unterschiedlich definiert werden. Das Wort *Palpation* selbst leitet sich von dem lateinischen Wort *palpatio*, „Berührung", ab. Definiert man Palpation jedoch lediglich als Berührung, so ist dies zu kurz gegriffen, da sie mehr beinhaltet. In dem Begriff Palpation ist nicht nur das Berühren, sondern auch der Akt des Fühlens oder Wahrnehmens des Berührten enthalten. In diesem Sinne schließt Palpation neben den Fingern auch den Verstand mit ein. Für eine erfolgreiche Palpation müssen Finger und Verstand zusammenarbeiten. Der Therapeut sollte sich bei

der Palpation auf eine achtsame Vorgehensweise konzentrieren. Anders gesagt: er muss eins sein mit seinen Händen. Das ganze anatomische Wissen des Therapeuten muss in die Wahrnehmungen, die seine Finger vom Körper des Patienten aufnehmen und zum Verstand weiterleiten, integriert sein. Der Verstand des Therapeuten muss für die vom Patienten kommenden Wahrnehmungen offen sein. Gleichzeitig jedoch müssen diese Wahrnehmungen mit sachkundigem Verstand interpretiert werden (❚ Abb. 1). Wird die achtsame Vorgehensweise in Untersuchung und Behandlung integriert, so kreiert dies eine achtsame Berührung.

> Der Therapeut kann den Patienten nicht nur mit den Fingern berühren und palpieren. Manchmal verwendet er den Unterarm, Ellbogen oder sogar die Füße, um Kontakt mit dem Patienten aufzunehmen. In diesem Buch bezieht sich der Therapeutenkontakt mit dem Patienten grundsätzlich auf Finger oder Hände.

Palpation zur Lokalisierung und Beurteilung

Bei der Palpation gibt es zwei grundlegende Zielsetzungen. Der erste Schritt ist das Auffinden, der zweite Schritt die Beurteilung der Zielstruktur.

> Als Bezeichnung für die jeweilige Körperstruktur, die der Therapeut palpieren möchte, wird häufig der Begriff Zielstruktur verwendet. Handelt es sich um einen Muskel oder eine Muskelgruppe, spricht man auch vom Zielmuskel.

Das erste und wahrscheinlich auch vorrangige Ziel eines Neulings auf dem Gebiet der Körperarbeit ist das Auffinden der zu palpierenden Zielstruktur. Dies ist kein leichtes Unterfangen. Es ist eine Sache, das Gewebe des Patienten einfach zu berühren. Eine vollkommen andere Sache ist es, das Gewebe berühren und die Zielstruktur von den umgebenden Weichteilen abgrenzen zu können. Hierfür muss der Therapeut in der Lage sein, alle Grenzen der Struktur, sowohl superior, inferior, medial und lateral als auch oberflächlich und in der Tiefe, auf-

zufinden. Liegt die Struktur unmittelbar unter der Haut, ist dies meist nicht sehr schwierig. Das Olekranon oder ein gut entwickelter M. deltoideus sind häufig sogar deutlich zu sehen und zu lokalisieren, ohne den Patienten überhaupt zu berühren. Liegt die Zielstruktur jedoch tiefer im Körper des Patienten, kann sich die Lagebestimmung als echte Herausforderung erweisen.

> In der Regel ist es immer sinnvoll, die zu palpierende Region zuerst visuell zu untersuchen. Denn wenn die palpierenden Hände erst auf dem Körper des Patienten liegen, blockieren sie sämtliche visuellen Informationen, die möglicherweise vorhanden sind.

So grundlegend, wie sie zur Lagebestimmung erscheint, ist die Palpation ein höchst wichtiger erster Schritt, weil daraus folgt, dass sich eine Struktur, die nicht korrekt lokalisiert werden kann, auch nicht korrekt beurteilen lässt. Nach dem Auffinden der Zielstruktur kann mit der Beurteilung begonnen werden. Die Beurteilung erfordert eine Interpretation dessen, was die palpierenden Finger an der Zielstruktur fühlen. Dazu gehört, sich die Qualitäten der Zielstruktur, ihre Größe, Form und anderen Charakteristika bewusst zu machen. Ist sie weich? Ist sie geschwollen? Ist sie angespannt oder hart? All diese Faktoren müssen bei der Beurteilung des Gesundheitszustands der Zielstruktur berücksichtigt werden.

Es lohnt sich zu erwähnen, dass trotz aller hochtechnisierten diagnostischen und Untersuchungsgeräte, die in der westlichen Medizin fortlaufend entwickelt werden, für Körpertherapeuten die tastenden Hände das primäre Untersuchungswerkzeug sind und bleiben. Tatsächlich bildet für einen Körpertherapeuten die Palpation, der Akt der Informationsgewinnung durch Berührung, den eigentlichen Kern der Untersuchung und Beurteilung. Nachdem er durch sorgfältige Palpation die Lage und den Gesundheitszustand der Zielstruktur korrekt bestimmt hat, kann der Körpertherapeut einen probaten Behandlungsplan entwickeln, der sich vertrauensvoll verwirklichen lässt.

❚ Abb. 1: Palpation ist sowohl ein Akt des Verstandes als auch der palpierenden Finger. Die von den Fingern des Therapeuten aufgenommenen sensorischen Informationen müssen mit dem anatomischen Wissen in Übereinstimmung gebracht werden.

Obwohl die Palpation entscheidend für die Beurteilung ist, trägt sie doch nur einen Teil zum Gesamtbild bei einer erfolgreichen Untersuchung bei. Für eine korrekte Beurteilung des Patienten müssen visuelle Beobachtung, Anamnese, spezielle orthopädische Untersuchungsbefunde und das Ansprechen des Patienten auf die Behandlungen berücksichtigt werden.

Eine Übung, um sich die Ineffektivität von zu hohem Druck bewusst zu machen, ist ca. 5 bis 10 Sekunden langes kraftvolles Drücken des Daumenballens gegen eine harte Oberfläche. Versuchen Sie direkt im Anschluss, etwas auf dem Körper des Patienten zu palpieren und Sie werden merken, wie viel Sensibilität verloren gegangen ist.

Durchführung der Palpation

Langsame Bewegungen

Da Palpation eine Zusammenarbeit von Händen und Verstand erfordert, muss dem Verstand des Therapeuten ausreichend Zeit zur Interpretation und Verarbeitung der von den palpierenden Fingern kommenden sensorischen Stimuli gegeben werden. Das setzt voraus, dass die Palpation langsam ausgeführt wird. Zu schnelle Bewegungen oder ein unruhiges Hin- und Herspringen um den Körper des Patienten verhindern eine effektive und achtsame Palpation.

Adäquater Druck

Die nächste Frage, die sich beim Erforschen der richtigen Palpationsweise stellt, ist die Frage nach der Druckstärke. Anders gesagt: Welcher Druck ist angemessen (adäquat)? Da Palpation eine Wahrnehmungsübung ist, ist es unerlässlich, dass die Finger des Therapeuten das Gewebe des Patienten sensibel ertasten. Eine quantitative Angabe zum Druck ist jedoch schwierig. Die Empfehlungen für den Palpationsdruck variieren zwischen 5 Gramm und 4 Kilogramm. Dies entspricht einer 800-fachen Differenz zwischen beiden Zahlen! Als Methode zum Abschätzen von leichtem Druck empfiehlt es sich, auf die eigenen Augenlider zu drücken. Solange Sie den Druck als angenehm empfinden, ist er als angemessener Druck für eine leichte Palpation anzusehen. Und wie viel Druck ist zu viel bei einer Palpation in die Tiefe? Ein gutes Maß ist, auf die Fingernägel der palpierenden Finger zu achten. Erblassen sie, dürfte ein Großteil der Sensibilität verloren gegangen sein.

Unerfahrene Therapeuten verwenden im Allgemeinen zu geringen Druck, vermutlich weil sie Angst haben, dem Patienten Schmerzen zuzufügen. Aus Unsicherheit, welche Gewebe und Strukturen genau unter der Haut des Patienten liegen, fürchten sie sich davor, Gewebe zu beschädigen oder den Patienten zu verletzen. Mit zunehmenden anatomischen Grundkenntnissen und wachsender praktischer Erfahrung lässt diese Angst gewöhnlich nach. Auf der anderen Seite gibt es jene Therapeuten, die fest zupacken, zu viel Druck anwenden und nicht wahrnehmen, ob sich der Patient dabei wohlfühlt. Spannt der Patient den Zielmuskel wegen des schmerzhaften Palpationsdrucks an, ist eine korrekte Beurteilung des Muskeltonus nicht möglich. Dieser Druck wäre demnach als zu hoch anzusehen.

Es gibt Techniken, bei denen mehr Druck angewendet werden kann und der Patient es dennoch als angenehm empfindet. Geht man langsam in das Gewebe des Patienten und fordert ihn auf, tief und gleichmäßig zu atmen, so löst die tiefere Palpation im Allgemeinen kein unangenehmes Gefühl beim Patienten aus.

Optimal ist ein Druck, der den Umständen angepasst ist. Manchen Patienten ist starker Druck unangenehm, weil er ihnen weh tut; andere mögen es. Manche Patienten empfinden zu leichten Druck als unangenehm; er kitzelt auf der Haut und/oder ist lästig, da das subkutane Gewebe nicht mit einbezogen wird. Andere ziehen leichten Druck vor. Es kann sogar vorkommen, dass ein Patient in einer Körperregion leichten und in einer anderen festen Druck bevorzugt.
Obwohl Gesundheit und Wohlbefinden des Patienten immer im Vordergrund ste-

hen sollten, darf der Therapeut nicht vergessen, dass die Palpation primär zum Auffinden und zur Beurteilung von Körperstrukturen des Patienten dient. Während sie Druck auf die Gewebe des Patienten ausüben, sinken die Finger für gewöhnlich bis zur Gewebebegrenze ein. Zeigt sich zunehmender Widerstand der Gewebe gegen den Druck der Therapeutenfinger, so entspricht dies einer gefühlten Gewebebegrenze. Das Gewebe, das diesen Widerstand aufweist, entspricht häufig dem Gewebe, das aufgefunden und beurteilt werden muss. Es ist wichtig, diese Gewebebegrenze nicht einfach blind zu durchbrechen, sondern sich stattdessen dem Gewebewiderstand anzupassen und das Gewebe genauer zu untersuchen. Daher ist der Druck, mit dem das Gewebe des Patienten, das die Gewebebegrenze aufweist, erreicht und untersucht werden kann, häufig auch der adäquate Palpationsdruck.
Liegt eine Struktur unter mehreren Gewebeschichten, kann es für die Palpation unerlässlich sein, stärkeren Druck anzuwenden. So erfordert die Palpation des M. psoas major tief in der Bauchhöhle zum Beispiel beträchtlichen Druck. Dies bedeutet nicht, dass der Therapeut grob vorgehen soll. Wendet er jedoch zu geringen Druck an, kann der Muskel nicht erreicht und somit nicht palpiert, aufgefunden und beurteilt werden. Im Rahmen der klinischen Arbeit muss der Gesundheitszustand einer Körperstruktur des Patienten korrekt beurteilt werden. Geschieht dies nicht, weil der erforderliche tiefe Druck dem Patienten vorübergehend unangenehm sein könnte, wird es nicht möglich sein, den Zustand des Patienten richtig zu beurteilen. Ohne korrekte Beurteilung kann keine Behandlung stattfinden, die den Zustand des Patienten verbessert und das Wohlbefinden steigert. Andererseits sollte leichter Druck angewandt werden, wann immer es möglich ist. Für die Palpation des medialen bzw. lateralen Epicondylus humeri gibt es beispielsweise keinen Grund, mehr als nur sehr leichten Druck anzuwenden, da diese Strukturen oberflächlich liegen (▎ Abb. 2). Dies gilt auch für dünne, oberflächlich gelegene Muskeln im Körper.

Einführung II

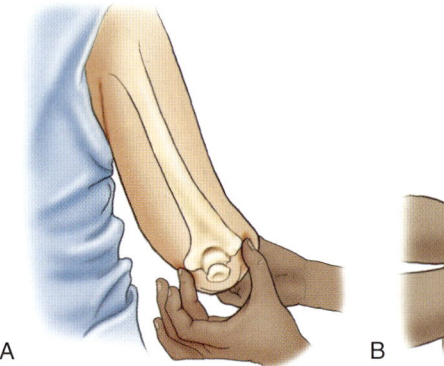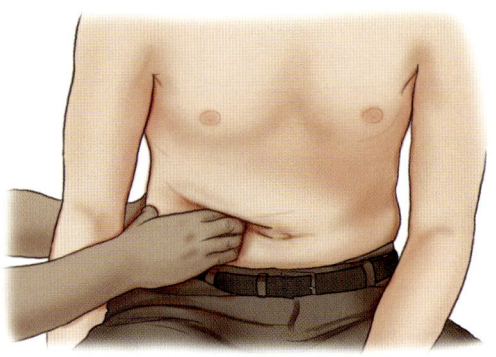

Abb. 2: Veranschaulichung des adäquaten Drucks auf eine zu palpierende Struktur. A) Die Palpation des medialen bzw. lateralen Epicondylus humeri erfolgt mit sehr leichtem Druck. B) Die Palpation des M. psoas major erfordert dagegen tieferen Druck.

Qualität der Berührung

Als weiterer Gesichtspunkt der Palpation ist die Qualität der Berührung zu erwähnen. Die Art der Berührung bei der Palpation sollte für den Patienten angenehm sein. Die Palpation wird am besten mit den Fingern des Therapeuten ausgeführt. Bei der Palpation mit den Fingern sollten nicht die Fingerspitzen, sondern die Fingerbeeren eingesetzt werden. Die Palpation mit den Fingerspitzen empfindet der Patient oft wie ein Stochern, nicht wie ein Palpieren. Auch aus Sicht des Therapeuten ist die Palpation mit den Fingerbeeren wünschenswert, da diese sehr viel empfindsamer als die Fingerspitzen sind und daher feine palpatorische Hinweise aus dem Körper des Patienten besser wahrnehmen können.

Wann wird palpiert?

Jederzeit. Sobald der Patient berührt wird, sollte eine Palpation stattfinden. Dies gilt nicht nur für die Untersuchungsphase, sondern für die gesamte Behandlungsdauer. Viel zu viele Therapeuten sehen Palpation und Behandlung als separate Einheiten einer Behandlungssitzung. Häufig widmet der Therapeut den ersten Teil der Behandlungssitzung der Palpation und dem Sammeln sensorischer Informationen im Sinne der Beurteilung und Auswertung. Aufgrund der in der Palpations- und Untersuchungsphase gewonnenen Informationen wird dann ein Behandlungsplan aufgestellt. Die verbleibende Behandlungszeit verbringt der Therapeut mit der Umsetzung des Behandlungsplans, indem er Druck auf die Gewebe des Patienten ausübt. Streng genommen können Palpation und Behandlung in diesem Fall als Einbahnstraße betrachtet werden: Die Palpation entspricht einer vom Patienten eingehenden *sensorischen Information*, die Behandlung einem ausgehenden *motorischen Druck* zum Patienten hin. Das Problem hierbei ist, dass auch während der Behandlung noch wertvolle Informationen zur Beurteilung gesammelt werden können. Die Behandlung sollte in beide Richtungen funktionieren. Dies beinhaltet nicht nur motorischen Druck auf das Gewebe des Patienten, sondern auch fortlaufend eingehende sensorische Informationen aus dem Körper des Patienten (**Abb. 3**). Wird Druck auf das Gewebe des Patienten ausgeübt, lässt sich zur selben Zeit die Qualität des Gewebes sowie die Antwort auf den Druck wahrnehmen. Diese neu gewonnene Information kann zu einer Veränderung oder Feinabstimmung der Behandlung des Patienten führen. Folglich werden auch während der Behandlung weiterhin Informationen gesammelt, die Geschwindigkeit, Tiefe oder Richtung der nächsten Bewegung lenken. Im Idealfall sollte kein einziger Behandlungsstrich nach Schema F – wie von einem Autopiloten – ausgeführt werden. Behandeln ist ein dynamischer Prozess. Wie sich die Bewegung entwickelt und endet, sollte von der Reaktion des Patienten auf die jeweils ausgeführte Bewegung abhängig gemacht werden. Dies ist die Essenz der achtsamen Berührung, ein fließendes Wechselspiel zwischen Beurteilung und Behandlung. Die Beurteilung informiert über die Behandlung, und die Behandlung informiert über die Beurteilung, so dass eine optimale therapeutische Betreuung des Patienten ermöglicht wird.

Palpieren erlernen

Eine altbekannte Übung zur Schulung der Palpation besteht darin, ein Haar unter eine Buchseite zu legen, ohne hinzuschauen, wo es liegt. Die Palpation erfolgt mit geschlossenen Augen. Das Haar wird gesucht, bis seine Form unter der Seite verfolgt werden kann. Nach dem Auffinden wird das Haar herausgenommen und das nächste Mal unter zwei Seiten gelegt. Nun wird wieder palpiert, um es aufzuspüren. Das Haar wird unter zunehmend mehr Seiten gelegt, bis man es nicht mehr finden kann. Wird diese Übung wiederholt ausgeführt, erhöht sich langsam die Anzahl der Seiten, unter denen das Haar noch auszumachen ist und verfolgt werden kann, und die Sensibilität verbessert sich.

Wichtiger noch als Palpationsübungen mit Büchern ist jedoch ihre direkte An-

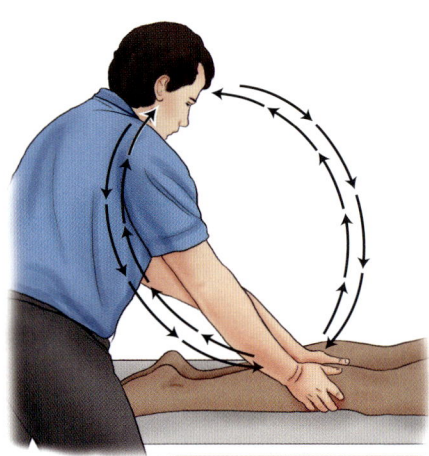

Abb. 3: Jede Berührung des Patienten durch den Therapeuten sollte als Palpation stattfinden, selbst beim Anwenden von therapeutischen Streichungen. Während sie motorischen Druck auf das Gewebe des Patienten ausüben, sollten die Hände zugleich alle palpatorischen sensorischen Signale aufnehmen, die bei der Beurteilung weiterhelfen. Mit anderen Worten: Behandlung ist keine Einbahnstraße, denn motorische Signale gehen heraus und sensorische Signale kommen herein und informieren schon während der Ausübung über die Behandlung.

wendung am Patienten. Sobald die Hände an Mitstudenten in der Ausbildung oder an Patienten in der Praxis angelegt werden, sollte kontinuierlich versucht werden, die Strukturen, die durch das Anatomie-, Physiologie- und Kinesiologiestudium im Unterricht vermittelt wurden, zu fühlen. Während die Hände sich über die Haut des Patienten bewegen, werden die Augen geschlossen, um nicht zum Thema gehörende Stimuli auszuschalten. Man versucht sich sämtliche subkutanen Strukturen, über welche die Hände gleiten, vorzustellen. Je besser man sich eine darunter liegende Struktur vorstellen kann, desto besser fühlt man nicht nur mit den palpierenden Händen, sondern auch mit dem Verstand. Wurde eine Struktur ertastet, liegt der Fokus auf der exakten Lokalisierung und dem Beurteilen ihrer Gewebequalität.

Die Grundlage aller manuellen Fertigkeiten beruht auf unserer Palpationsfähigkeit und dem Verständnis der Hinweise und Anzeichen, die der Körper des Patienten bietet. Mit der Vervollkommnung unserer Fertigkeiten steigt unsere „palpatorische Belesenheit". Die Perfektionierung unserer „palpatorischen Belesenheit" ist nie abgeschlossen. Es ist eine endlose Reise. Je mehr wir diese Fertigkeit aufpolieren und perfektionieren, desto größer wird unser therapeutisches Potenzial, was unseren Patienten zugute kommt. Geschriebenes kann jedoch nur als Richtlinie und Rahmen für die Vorgehensweise bei der Palpation dienen. Schlussendlich ist die Palpation eine kinetische Fertigkeit und kann als solche nur kinetisch erlernt werden. Mit anderen Worten: „Palpation kann nicht durch Lesen oder Zuhören, sondern nur durch Palpation erlernt werden."

Schultergürtelmuskulatur

Schultergürtel-muskulatur

M. trapezius

Palpation in Bauchlage

Zur Stabilisierung der Skapula bei Abduktion des Armes im Schultergelenk bedarf es einer auswärts gerichteten Rotationskraft der Partes superior und inferior des M. trapezius. Die Retraktion der Skapula beansprucht den gesamten M. trapezius, insbesondere die Pars medialis.

Wird der Patient dazu aufgefordert, die Skapula zu retrahieren, so hebt er dabei häufig den Arm an. Betonen Sie, dass er „die Schulterblätter hinten zusammenpressen" soll. Der Patient sollte die Skapula jedoch nicht zu stark retrahieren, da sie sonst zu nahe an die Wirbelsäule kommt und die retrahierenden Muskeln sich zu stark aufwerfen. Dies erschwert eine Palpation der Pars medialis des M. trapezius.

Wird der Patient gebeten, den Nacken zu extendieren, um eine vermehrte Aktivierung der Pars superior des M. trapezius zu erhalten, so sollte er nicht zu weit extendieren, da sonst die Palpation des Nackens erschwert wird.

Bevor die Hände zur Palpation am Patienten angelegt werden, wird der, meist klar zu erkennende, laterale Rand der Pars inferior des M. trapezius aufgesucht.

> Praxistipp: Fliegen wie ein Flugzeug: Werden beide Mm. trapezii zur selben Zeit palpiert, so erinnert die Haltung des Patienten mit den beiden zur Seite ausgebreiteten Armen an ein Flugzeug.

Triggerpunkte

Triggerpunkte (TrP) in der Pars superior des M. trapezius resultieren häufig aus der akuten oder chronischen Überbeanspruchung des Muskels oder werden durch sie aufrechterhalten. Beispiele für diese Überbelastung sind chronisches Anheben des Schultergürtels, Protraktion des Kopfes, jede chronische Körperhaltung aufgrund schlechter Ergonomie, insbesondere während des Sitzens vor dem Computer oder Einklemmen des Telefonhörers zwischen Schulter und Ohr; anhaltende Depression des Schultergürtels bei herabhängender oberer Extremität, insbesondere wenn diese ein Gewicht trägt, Trauma (z. B. Schleudertrauma), Kompressionskräfte (z. B. Tragen einer schweren Tasche oder eines schweren Rucksacks über der Schulter oder zu enger BH-Träger) oder chronische Belastung/Spannung (mit ständiger Anspannung des Schultergürtels). TrP in der Pars medialis des M. trapezius werden durch eine chronisch gebeugte Körperhaltung mit nach vorn hängenden Schultern oder durch hohes Fassen des Lenkrads beim Autofahren aktiviert/unterhalten. TrP in der Pars inferior des M. trapezius werden durch chronisches Senken des Schultergürtels (z. B. Abstützen des Kinns auf der Hand; Pressen der Handflächen auf die Sitzfläche beim Sitzen) aktiviert bzw. unterhalten.

TrP in der Pars superior des M. trapezius können zum typischen steifen Nacken mit in den Wirbelgelenken eingeschränkter kontralateraler Lateralflexion und ipsilateraler Rotation des Nackens, angehobenem Schultergürtel, Schmerzen bei endgradiger Rotation des Nackens zur Gegenseite und Spannungskopfschmerzen führen. TrP in der Pars medialis des M. trapezius können zu Schwäche und Inhibierung der Pars medialis des M. trapezius führen, was wiederum einen chronisch protrahierten Schultergürtel (nach vorn gerundete Schultern) und Gänsehaut am Arm (und manchmal am Oberschenkel) bewirkt. TrP in der Pars inferior des M. trapezius können zu brennenden Schmerzen und Inhibition und Schwäche der Pars inferior des M. trapezius führen. Letztere führen zu hochgezogenen Schultern. TrP in allen Anteilen des M. trapezius können Dysfunktionen derjenigen Wirbelgelenke hervorrufen, an denen sie inserieren.

Die Ausstrahlungsmuster der TrP in der Pars superior des M. trapezius müssen von denen der TrP im M. sternocleidomastoideus, M. masseter, M. temporalis, M. occipitalis, M. splenius cervicis, M. levator scapulae, M. semispinalis capitis, M. multifidus cervicis und denen in der Pars inferior

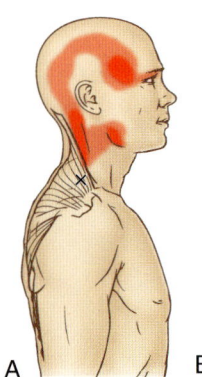 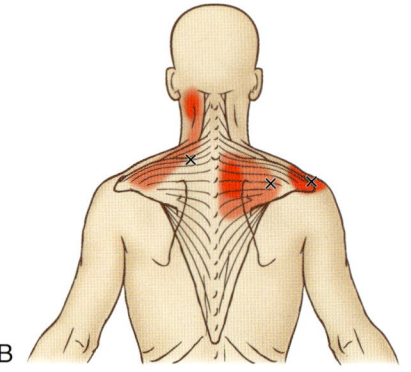 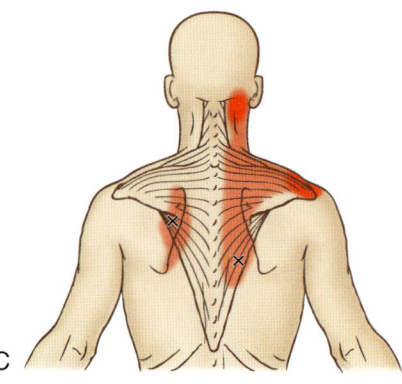

A   B   C

Abb. 1: Typische TrP im M. trapezius und die korrespondierenden Ausstrahlungszonen. A) Ansicht von lateral: Lokalisation eines TrP in den am stärksten vertikal verlaufenden Fasern der Pars superior des M. trapezius. B) Links: weiterer TrP im M. trapezius, rechts: TrP in der Pars medialis des M. trapezius. C) TrP in der Pars inferior der beiden Mm. trapezii und deren Ausstrahlungszonen.

des M. trapezius abgegrenzt werden. Die Ausstrahlungsmuster der TrP in der Pars medialis des M. trapezius müssen von denen der TrP im M. levator scapulae, M. erector spinae, im Rumpfanteil des M. transversospinalis und der Pars inferior des M. trapezius abgegrenzt werden. Ausstrahlungsmuster der TrP in der Pars inferior des M. trapezius müssen von denen der TrP im M. multifidus cervicis, M. levator scapulae, Mm. rhomboidei, Mm. scaleni, M. infraspinatus, M. latissimus dorsi, M. serratus anterior, M. erector spinae, im Rumpfanteil des M. transversospinalis, in den Mm. intercostales und in der Pars superior des M trapezius abgegrenzt werden.

TrP im M. trapezius werden häufig fälschlicherweise als Diskussyndrom der HWS, Kiefergelenksyndrom oder Okzipitalneuralgie diagnostiziert.

TrP mit Bezug zur Pars superior des M. trapezius finden sich häufig in den Mm. scaleni, Mm. splenius capitis und cervicis, Mm. rhomboidei, im M. levator scapulae, M. semispinalis capitis, M. temporalis, M. masseter und in der Pars superior des kontralateralen M. trapezius. TrP in Bezug zur Pars medialis des M. trapezius finden sich häufig in den M. pectoralis major, M. pectoralis minor und M. erector spinae, im Rumpfanteil des M. transversospinalis. TrP mit Bezug zur Pars inferior des M. trapezius finden sich häufig im M. latissimus dorsi und der Pars superior des ipsilateralen M. trapezius.

Anmerkung: Im M. trapezius werden am häufigsten TrP vorgefunden. Insbesondere die Pars superior des M. trapezius hat den im Körper am häufigsten vorgefundenen TrP. Überdies breiten sich die ausstrahlenden Symptome dieser TrP gelegentlich bis auf die andere Körperseite aus.

Selbstdehnung

Zur Dehnung der drei funktionellen Anteile des M. trapezius bieten sich folgende Übungen an:

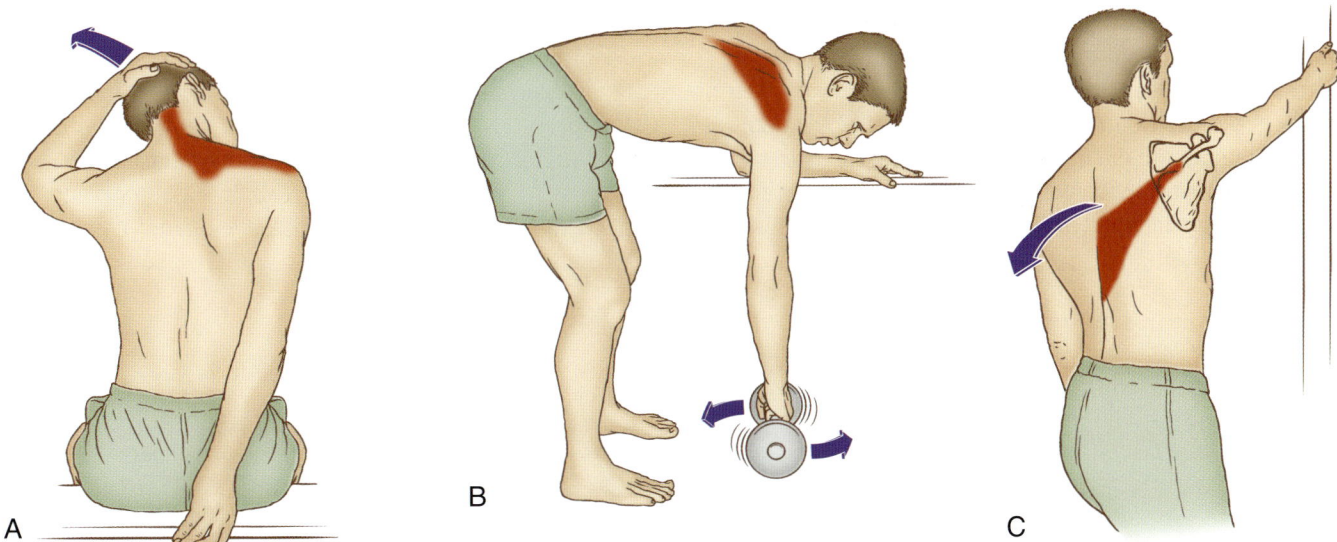

A   B   C

■ Abb. 2: A) Dehnung der rechten Pars superior des M. trapezius. Der Nacken ist in Flexion, Linkslateralflexion und ipsilateraler Rechtsrotation. Indem die Hand des Patienten die hintere Bankkante ergreift, bleibt der Schultergürtel gesenkt. B) Dehnung der Pars medialis des rechten M. trapezius. Die rechte Hand hält ein Gewicht. Die dadurch entstehende Traktionskraft protrahiert die Schulter und dehnt die Pars medialis des M. trapezius. Innenrotation des rechten Armes verstärkt die Dehnung. C) Dehnung der Pars inferior des rechten M. trapezius. Der Patient ergreift ca. in Kopfhöhe eine Stange und lehnt sich zurück. Dies führt zur Protraktion und Elevation der Skapula.

Mm. rhomboidei und M. levator scapulae

Palpation in Bauchlage

Soll der Patient die Hand über die LWS legen, so erfordert dies eine Extension des Armes im Schultergelenk. Hierfür bedarf es einer damit gekoppelten Rückrotation der Skapula im skapulothorakalen Gelenk. Aufgrund der reziproken Inhibition führt dies zur Entspannung des M. trapezius, so dass durch den Muskel hindurch palpiert werden kann. Des Weiteren werden die Mm. rhomboidei beansprucht, deren Kontraktion deutlich palpiert werden kann.

Der superiore Rand der Mm. rhomboidei ist schwieriger zu visualisieren und palpieren als der inferiore Rand. Wird jedoch die Lücke zwischen Mm. rhomboidei und M. levator scapulae aufgesucht, so gelingt die Palpation meist. Eine deutliche Grenze zwischen M. rhomboideus major und M. rhomboideus minor ist meist nicht palpierbar.

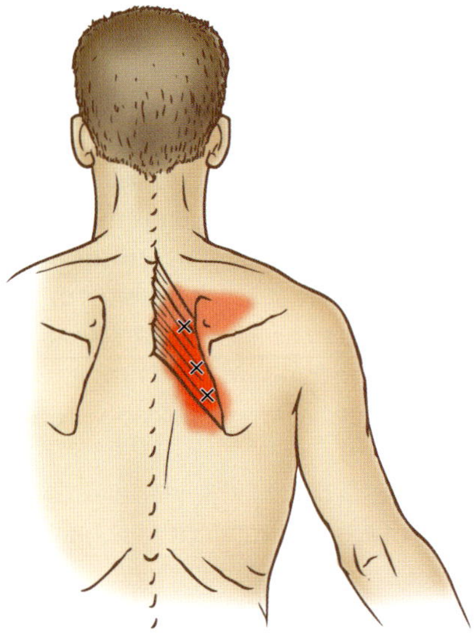

Praxistipp: Die Hand des Patienten liegt über der LWS.

Abb. 1: Ansicht von posterior: die typischen TrP der Mm. rhomboidei und ihre Ausstrahlungszonen.

Triggerpunkte

Triggerpunkte (TrP) in den Mm. rhomboidei resultieren häufig aus der akuten oder chronischen Überbeanspruchung der Muskeln (sowohl durch Ausführung der Skapularetraktion als auch durch Stabilisierung der Skapula bei Bewegung des Arms im Schultergelenk) oder werden durch sie aufrechterhalten; durch chronische Dehnung bei dauerhafter Körperhaltung mit nach vorn gerundeten Schultern, bedingt durch zu stark beanspruchte anteriore Pektoralismuskulatur und durch TrP im M. trapezius.

TrP in den Mm. rhomboidei können zu oberflächlichen Schmerzen führen, die in Ruhe und bei Bewegung der Muskulatur wahrgenommen werden. Des Weiteren können sie Dysfunktionen derjenigen Wirbelgelenke hervorrufen, an denen sie inserieren.

Die Ausstrahlungsmuster der TrP in den Mm. rhomboidei müssen von denen der TrP im M. levator scapulae, in den Mm. scaleni, der Pars medialis des M. trapezius, im M. infraspinatus, M. latissimus dorsi, M. serratus posterior superior, im Rumpfanteil des M. transversospinalis und M. serratus anterior abgegrenzt werden.

TrP in den Mm. rhomboidei werden häufig fälschlicherweise als Fibromyalgie diagnostiziert.

TrP in Bezug zu den Mm. rhomboidei finden sich häufig im M. trapezius, M. levator scapulae, M. pectoralis major, M. pectoralis minor, M. serratus anterior und M. infraspinatus.

Selbstdehnung

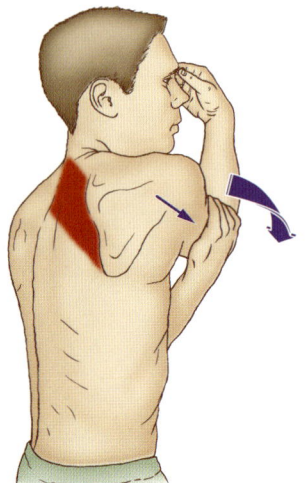

Abb. 2: Dehnung der rechten Mm. rhomboideus. Die rechte Skapula wird mithilfe des Arms des Patienten protrahiert und abgesenkt.

Palpation in Bauchlage

Soll der Patient die Hand über die LWS legen, so erfordert dies eine Extension und Adduktion des Arms im Schultergelenk. Hierfür bedarf es einer damit gekoppelten Rückrotation der Skapula im skapulothorakalen Gelenk. Aufgrund der reziproken Inhibition führt dies zur Entspannung der Pars superior des M. trapezius und zusätzlich zur Kontraktion des M. levator scapulae. So kann die inferiore Insertion des M. levator scapulae deutlich palpiert werden.

Führt der Patient die Elevation der Skapula zu kraftvoll aus, so wird der Reflex der reziproken Inhibition überlagert und die Pars superior des M. trapezius kontrahiert. Dies blockiert die Palpation der inferioren Insertion des M. levator scapulae.

Der Patient kann die Hand von der LWS nehmen, sobald der M. levator scapulae im posterioren Nackendreieck palpiert wird. Die Inhibition (Entspannung) der Pars superior des M. trapezius ist nicht weiter erforderlich. Wird der M. levator scapulae im posterioren Nackendreieck palpiert, kann zur Erleichterung der Palpation und Lokalisierung zusätzlich eine kraftvolle Kontraktion desselben genutzt werden.

Bei Erwachsenen mittleren oder höheren Alters ist der M. levator scapulae häufig im posterioren Nackendreieck sichtbar.

Die Palpation des am meisten kranialwärts gelegenen Anteils des M. levator scapulae unter dem M. sternocleidomastoideus kann sich als schwierig erweisen. Leichte Flexion und ipsilaterale Lateralflexion des Nackens nähern den M. sternocleidomastoideus an und erleichtern somit die Palpation der Processus transversi von C1 bis C4 durch ihn hindurch.

Anmerkung: der Processus transversus von C1 liegt direkt unterhalb des Ohres (zwischen Processus mastoideus und Ramus mandibulae).

Praxistipp: Die Hand des Patienten liegt über der LWS.

Triggerpunkte

Triggerpunkte (TrP) im M. levator scapulae resultieren häufig aus der akuten oder chronischen Überbeanspruchung des Muskels oder werden durch sie aufrechterhalten. Beispiele für die Überlastung sind das Tragen einer Tasche oder

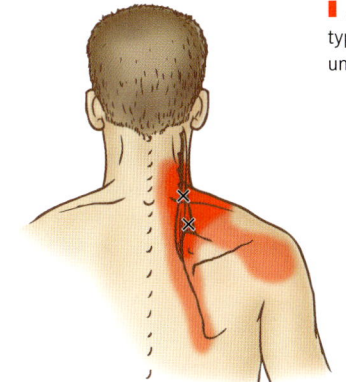

Abb. 3: Ansicht von posterior: die typischen TrP im M. levator scapulae und ihre Ausstrahlungszonen.

Handtasche über der Schulter; Einklemmen des Telefonhörers zwischen Schulter und Ohr; exzessives Trainieren, z. B. Tennis; ständiges Anspannen der Schultern; chronische Verkürzung oder Dehnung des Muskels aufgrund schlechter Körperhaltung bei der Arbeit oder in der Freizeit (z. B. schlecht positionierter Computerbildschirm, Lesen mit vorgebeugtem Kopf); Autounfälle; kalter Zug im Nacken oder psychische Überbelastung.

TrP im M. levator scapulae können zum typischen steifen Nacken mit eingeschränkter kontralateraler Rotation des Nackens führen (häufig als Torticollis oder Schiefhals bezeichnet).

Die Ausstrahlungsmuster der TrP im M. levator scapulae müssen von denen der TrP in den Mm. scaleni, Mm. rhomboidei, im M. supraspinatus und M. infraspinatus abgegrenzt werden.

TrP im M. levator scapulae werden häufig fälschlicherweise als Dysfunktionen der Wirbelgelenke der HWS diagnostiziert. TrP mit Bezug zum M. levator scapulae finden sich häufig in der Pars superior des M. trapezius, im M. splenius cervicis, in den Mm. scaleni und im M. erector spinae der HWS.

Selbstdehnung

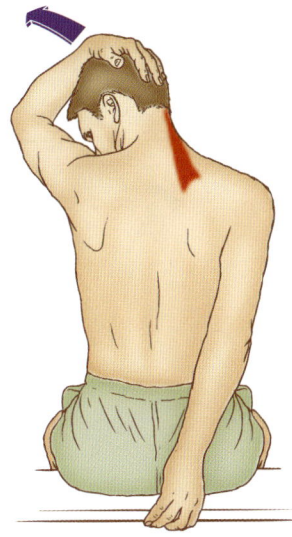

Abb. 4: Dehnung des rechten M. levator scapulae. Der Nacken des Patienten ist in Flexion, Linkslateralflexion und Linksrotation (kontralateral). Indem der Patient mit der rechten Hand die Bankkante ergreift, bleibt der Schultergürtel gesenkt.

M. deltoideus posterior

Palpation in Bauchlage

Obwohl der posteriore Faseranteil des M. deltoideus den Arm im Schultergelenk nach außen rotiert, wird der Patient bei Palpation des posterioren M. deltoideus dazu aufgefordert, dies zu vermeiden, da es hierbei gleichzeitig zur Kontraktion von M. infraspinatus und M. teres minor kommt. Dies erschwert die Abgrenzung des inferioren Rands des M. deltoideus posterior von jenen Muskeln.

Der M. deltoideus posterior inseriert an der Margo medialis der Spina scapulae nahe ihrer Wurzel.

Praxistipp: Widerstand gegen horizontale Extension des Armes.

Triggerpunkte

Triggerpunkte (TrP) im M. deltoideus posterior resultieren häufig aus der akuten oder chronischen Überbeanspruchung des Muskels oder werden durch sie aufrechterhalten. Beispiele für die Überbelastung sind ein Heben des Arms in Abduktion oder Extension über einen längeren Zeitraum hinweg, wie beim Arbeiten mit einer Computertastatur; direktes Trauma (z. B. direkter Aufprall beim Sport) und durch TrP im M. infraspinatus.

Triggerpunkte (TrP) im M. deltoideus posterior können zu Schwäche bei Abduktion oder Extension im Schultergelenk führen.

Die Ausstrahlungsmuster der TrP im M. deltoideus posterior müssen von denen der TrP im M. levator scapulae, in den

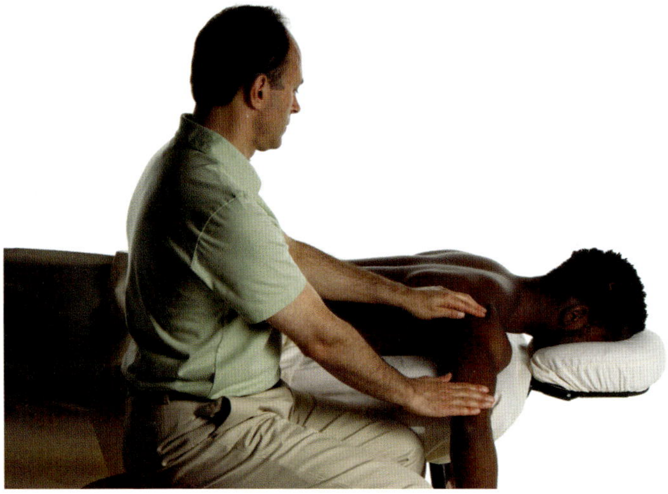

Abb. 1: Ausgangsposition für die Palpation des rechten M. deltoideus posterior in Bauchlage.

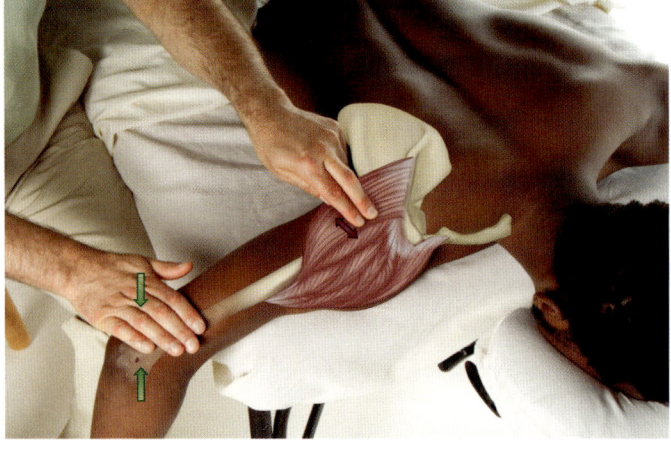

Abb. 2: Palpation des rechten M. deltoideus posterior. Der Patient wird aufgefordert, den Arm horizontal gegen Widerstand anzuheben.

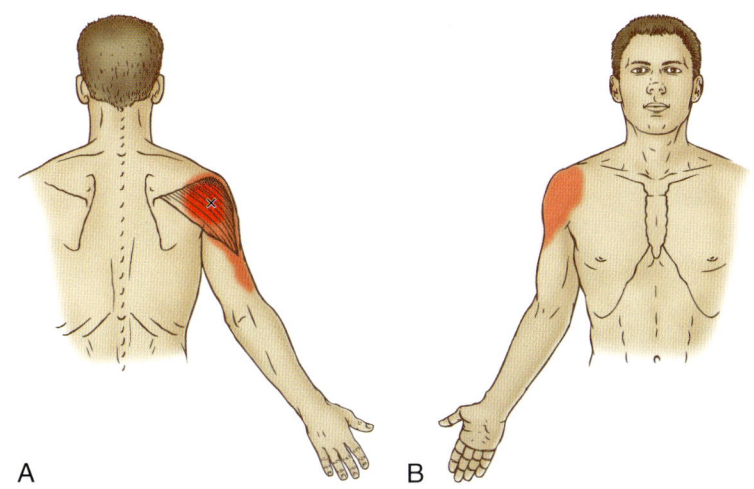

A   B

■ Abb. 3: A) Posteriore Ansicht eines typischen TrP im M. deltoideus posterior und der Ausstrahlungszone. B) Anteriore Ansicht der Ausstrahlungszone.

Mm. scaleni, im M. supraspinatus, M. infraspinatus, M. teres minor, M. subscapularis, M. teres major, M. triceps brachii und M. serratus posterior superior abgegrenzt werden.

TrP im M. deltoideus posterior werden häufig fälschlicherweise als Ruptur der Rotatorenmanschette, Bursitis subdel-toidea/subacromialis oder Arthritis des Glenohumeral- oder Akromioklavikular-gelenks diagnostiziert.

TrP mit Bezug zum M. deltoideus posterior finden sich häufig im M. supraspinatus, M. teres major, M. infraspinatus, M. teres minor, M. triceps brachii und M. latissimus dorsi.

Selbstdehnung

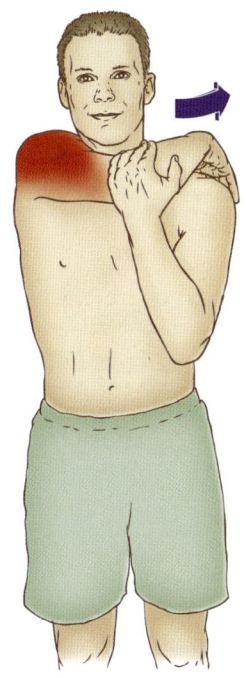

■ Abb. 4: Dehnung des rechten M. deltoideus posterior. Der rechte Arm des Patienten ist horizontal angewinkelt, der Rumpf bleibt nach vorn ausgerichtet.

M. infraspinatus und M. teres minor

Palpation in Bauchlage

Die distalen Sehnen des M. infraspinatus und M. teres minor verlaufen unter dem M. deltoideus posterior. Da der M. deltoideus posterior auch bei Außenrotation des Arms im Schultergelenk kontrahiert, kann sich die Palpation der distalen Sehnen über den gesamten Verlauf bis zum Tuberculum majus als schwierig erweisen. Wird der Patient aufgefordert, eine sehr leichte Kontraktion in Außenrotation auszuführen, sodass der M. deltoideus posterior nicht kontrahiert, so erleichtert dies die Palpation. Eine andere Möglichkeit ist, den Arm des Patienten in Flexion zu halten (hierzu muss sich der Patient nicht in Bauchlage, sondern im Sitzen befinden). Dies führt bei sanfter Außenrotation des Arms zur reziproken Inhibition des M. deltoideus posterior.

Die Abgrenzung von M. infraspinatus und M. teres minor (d. h. das Auffinden der Grenze zwischen den beiden Muskeln) erweist sich manchmal als schwierig.

Die Abgrenzung von inferiorem Rand des M. teres minor und superiorem Rand des M. teres major ist hingegen einfach. Der Patient wird aufgefordert, den Arm alternierend in Außen- bzw. Innenrotation im Schultergelenk anzuspannen (in beiden Fällen gegen Widerstand durch das Knie des Therapeuten). Die Kontraktion des M. teres minor wird bei Außenrotation, die Kontraktion des M. teres major bei Innenrotation palpiert.

Praxistipp: Der Therapeut nimmt den Unterarm des Patienten zwischen die Knie. Die Knie geben Widerstand.

Triggerpunkte

Triggerpunkte (TrP) in den M. infraspinatus und M. teres minor resultieren häufig aus der akuten oder chronischen Überbeanspruchung der Muskeln oder werden durch sie häufig aufrechterhalten. Beispiele für die Überbelastung sind das Fassen hinter den Körper mit Außenrotation des Arms im Schultergelenk oder ein Trauma, z. B. Dislokationen des Schultergelenks.

Triggerpunkte (TrP) sowohl im M. infraspinatus als auch im M. teres minor können zu einer Einschränkung der Innenrotation des Armes im Schultergelenk (z. B. beim Nach-hinten-Fassen in den Lendenwirbelbereich) und zu Beschwerden beim Schlafen auf der betroffenen Seite führen. TrP im M. infraspinatus können auch zu starken, tief liegenden Schmerzen im anterioren Schulterbereich oder Beschwerden beim Schlafen auf dem Rücken (aufgrund von Druck auf die TrP) führen. (Schläft man auf der nicht betroffenen Seite, so ist es u. U. erforderlich, den betroffenen Arm mit einem Kissen zu unterstützen.) TrP im M. teres minor können auch zu einem klar zu lokalisierenden tiefen Schmerz, veränderter Sensitivität in Ring- und kleinem Finger oder einem Quadrilateral-Space-Syndrom (Einklemmung des N. axillaris zwischen M. teres minor und M. teres major) führen.

M. infraspinatus:

Die Ausstrahlungsmuster der TrP im M. infraspinatus müssen von denen der TrP im M. teres minor, M. supraspinatus, M. latissimus dorsi, M. teres major, M. subscapularis, in den Mm. rhomboidei, im M. deltoideus, M. coracobrachialis,

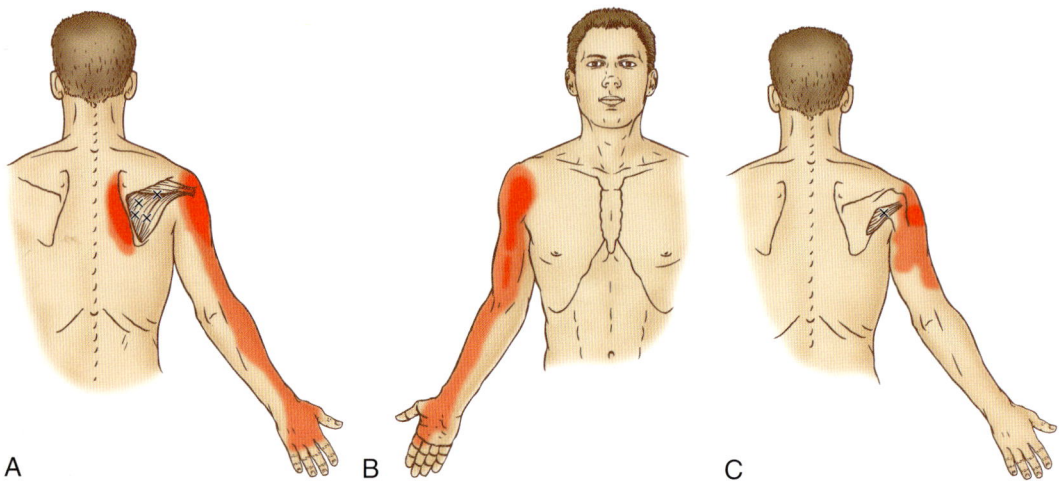

A   B   C

Abb. 1: A) Posteriore Ansicht der typischen TrP im M. infraspinatus und der korrespondierenden Ausstrahlungszonen. B) Anteriore Ansicht der entsprechenden Anteile der Ausstrahlungszonen. C) Posteriore Ansicht eines typischen TrP im M. teres minor und der korrespondierenden Ausstrahlungszone.

M. biceps brachii, M. triceps brachii, in den Mm. scaleni, Mm. pectoralis major, im M. pectoralis minor, M. subclavius, M. serratus posterior superior und M. transversospinalis thoracis abgegrenzt werden.

M. teres minor:

Die Ausstrahlungsmuster der TrP im M. teres minor müssen von denen der TrP in den M. infraspinatus, M. supraspinatus, M. teres major, M. subscapularis, M. deltoideus, M. triceps brachii, M. serratus posterior superior, M. levator scapulae und in den Mm. scaleni abgegrenzt werden.

TrP im M. infraspinatus und M. teres minor werden häufig fälschlicherweise als Ruptur der Rotatorenmanschette oder Diskussyndrom der HWS diagnostiziert.

TrP im M. infraspinatus werden zudem häufig fälschlicherweise als Osteoarthritis des Schultergelenks, Einklemmung des N. suprascapularis oder Tendinitis der Bizepssehne diagnostiziert.

TrP im M. teres minor werden zudem häufig fälschlicherweise als Bursitis der Schulter oder als Diskussyndrom der HWS diagnostiziert.

TrP mit Bezug zum M. infraspinatus und M. teres minor finden sich häufig im jeweils anderen Muskel sowie im M. teres major, M. supraspinatus, M. deltoideus anterior, M. subscapularis und M. pectoralis major.

Selbstdehnung

Zur Dehnung des rechten M. infraspinatus und M. teres minor eignet sich folgende Übung:

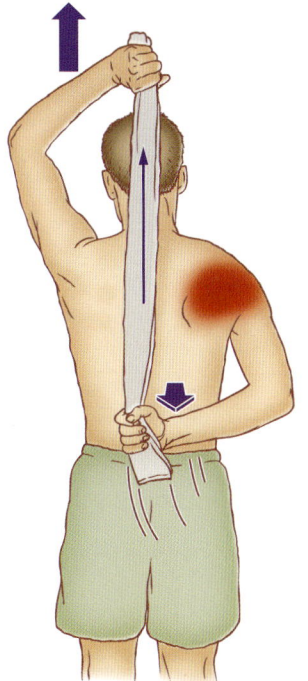

■ Abb. 2: Dehnung der rechten M. infraspinatus und M. teres minor. Der rechte Arm des Patienten ist innenrotiert und wird unter Zuhilfenahme eines Handtuches nach oben und posterior (vom Rücken weg) gezogen.

M. teres major und M. supraspinatus

Palpation des M. teres major in Bauchlage

Die Abgrenzung von superiorem Rand des M. teres major und inferiorem Rand des M. teres minor ist einfach. Der Patient wird aufgefordert, alternierend in Innen- bzw. Außenrotation des Arms im Schultergelenk die Muskeln anzuspannen (in beiden Fällen gegen Widerstand durch das Knie des Therapeuten). Der M. teres major kontrahiert bei Innenrotation, der M. teres minor bei Außenrotation.
Die Abgrenzung vom Muskelbauch des M. teres major und dem des M. latissimus dorsi kann sich als schwierig erweisen, da sie direkt nebeneinander liegen und bei den gleichen Bewegungen des Arms im Schultergelenk kontrahieren. Der M. latissimus dorsi inseriert etwas weiter anterior am Humerus, der M. teres major etwas weiter distal.

> Praxistipp: Der Unterarm des Patienten wird zwischen die Knie genommen. Die Knie üben Widerstand aus.

Triggerpunkte des M. teres major

Triggerpunkte (TrP) im M. teres major resultieren häufig aus der akuten oder chronischen Überbeanspruchung des Muskels oder werden durch sie häufig aufrechterhalten. Beispiel für die Überbelastung ist die kraftvolle Extension des Arms wie beim Rudern.
Triggerpunkte (TrP) im M. teres major können bei Kontraktion oder Dehnung des Muskels zu tiefen Schmerzen im pos-

Selbstdehnung M. teres major

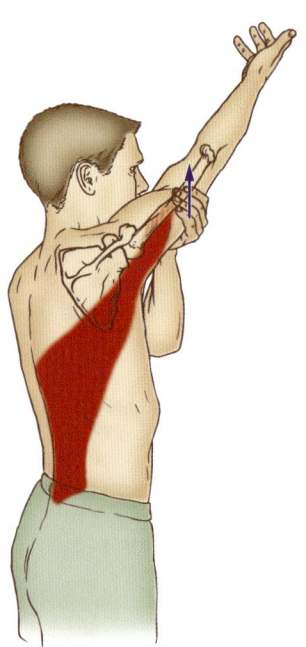

Abb. 2: Dehnung des rechten M. teres major. Der Patient führt seinen Arm passiv in Außenrotation, Flexion und Adduktion vor den Körper. Anmerkung: Dies führt auch zu einer Dehnung des M. latissimus dorsi.

Abb. 1: Posteriore Ansicht der typischen TrP im M. teres major und der korrespondierenden Ausstrahlungszonen.

terioren Schulterbereich und in der Folge zur Einschränkung der Abduktion im Schultergelenk oder zur Flügelstellung (seitliches Abkippen, Scapula alata) der Skapula führen.
Die Ausstrahlungsmuster der TrP im M. teres major müssen von denen der TrP im M. deltoideus, M. biceps brachii, M. serratus posterior superior, M. supraspinatus, M. infraspinatus, M. teres minor und M. subscapularis abgegrenzt werden.
TrP im M. teres major werden häufig fälschlicherweise als Gelenkdysfunktionen des Glenohumeral- oder Akromioklavikulargelenks, Zerrung des M. deltoideus oder Erkrankung der Rotatorenmanschette diagnostiziert.
TrP mit Bezug zum M. teres major finden sich häufig in M. latissimus dorsi, M. triceps brachii, M. deltoideus posterior, M. teres minor, M. subscapularis, in den Mm. rhomboidei, der Pars medialis des M. trapezius und im M. serratus anterior.

Palpation des M. supraspinatus in Bauchlage

Die Palpation des Muskelbauchs des M. supraspinatus wird durch die Pars superior des M. trapezius erschwert. Sie liegt auf dem M. supraspinatus und kontrahiert bei Abduktion des Arms, um die Skapula zu stabilisieren. Wird der Patient aufgefordert, den Arm aktiv in einem Winkel zwischen Abduktion und Flexion zu bewegen, so minimiert dies die Kontraktion der Pars superior des M. trapezius. Befindet sich der Patient in Bauchlage, so ist die Ausführung schwierig, sofern nicht der gesamte Arm von der Behandlungsbank herabhängt. Wird die Palpation des M. supraspinatus am sitzenden Patienten durchgeführt, ist sie jedoch einfach.
Es gibt zwei Möglichkeiten, die distale Sehne des M. supraspinatus zu finden. Die Linie der Spina scapulae kann bis zum Humeruskopf verlängert werden (ein wenig distal des Akrom-

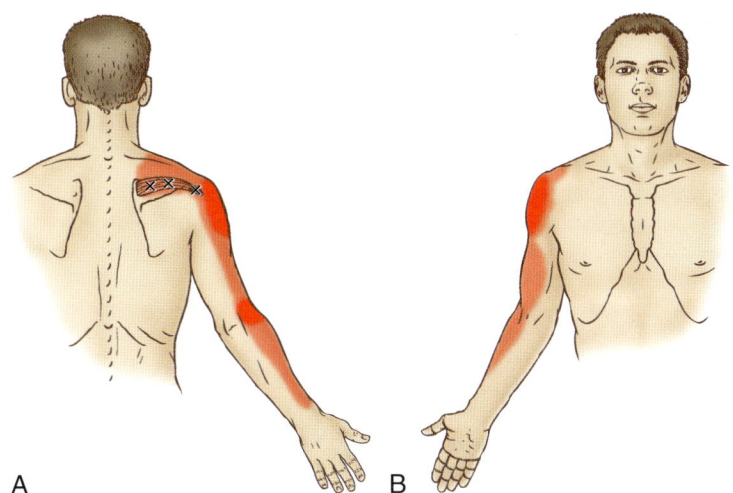

Abb. 3: A) Ansicht von posterior der typischen TrP im M. supraspinatus und der korrespondierenden Ausstrahlungszonen. B) Ansicht von anterior mit der entsprechenden Ausstrahlungszone.

A

B

ions). Die Palpation der Sehne erfolgt direkt anterior dieser Linie. Die andere Möglichkeit ist das Aufsuchen des Sulcus intertubercularis. Die Palpation erfolgt direkt posterior davon auf dem Tuberculum majus.
Innenrotation des Arms im Schultergelenk kann den Zugang zur Insertionsstelle des M. supraspinatus am Tuberculum majus erleichtern.

> Praxistipp: Der Patient führt eine sanfte Abduktion von nur wenigen Graden aus.

Triggerpunkte des M. supraspinatus

Triggerpunkte (TrP) im M. supraspinatus resultieren häufig aus der akuten oder chronischen Überbeanspruchung des Muskels oder werden durch sie aufrechterhalten. Beispiel für die Überbelastung sind Körperhaltungen, die eine dauerhafte Armhaltung in Abduktion, insbesondere auf Schulterhöhe oder darüber, erfordern; das Halten schwerer Gegenstände mit an der Seite des Körpers herabhängendem Arm oder das Ausführen eines Hundes, der ständig an der Leine zieht (beides erfordert eine Kontraktion des M. supraspinatus, um den Humeruskopf in der Fossa glenoidalis zu stabilisieren) und ein Trauma (z. B. Dislokationen des Schultergelenks). Triggerpunkte (TrP) im M. supraspinatus können zu Krepitationen im Gelenk, Schwierigkeiten und starken Schmerzen bei Ausführung der Abduktion, dumpfen Schmerzen in Ruhe, steifer Schulter, schmerzbedingten Schlafstörungen und extremer Empfindlichkeit der Insertionen am Humerus führen. Die Ausstrahlungsmuster der TrP im M. supraspinatus müssen von denen der TrP im M. infraspinatus, M. teres minor, M. teres major, M. deltoideus, M. coracobrachialis, M. biceps brachii, M. triceps brachii, M. brachioradialis, M. extensor carpi radialis longus, M. extensor digitorum, M. supinator, M. pectoralis major, M. pectoralis minor, M. subclavius,

Mm. scaleni und M. serratus posterior superior abgegrenzt werden.
TrP im M. supraspinatus werden häufig fälschlicherweise als Tendinitis oder Ruptur der Rotatorenmanschette, Bursitis der Schulter, Diskussyndrom der HWS, Frozen-Shoulder oder Epicondylitis lateralis diagnostiziert.
TrP mit Bezug zum M. supraspinatus finden sich häufig im M. infraspinatus, M. teres minor, M. subscapularis, in der Pars superior des M. trapezius, im M. deltoideus und M. latissimus dorsi.
Anmerkung: M. supraspinatus und M. infraspinatus teilen sich die Ausstrahlungszone an der Außenseite des Schultergelenks. Ausstrahlende Schmerzen des M. infraspinatus werden jedoch meist als tiefer liegend als die ausstrahlenden Schmerzen des M. supraspinatus empfunden.

Selbstdehnung M. supraspinatus

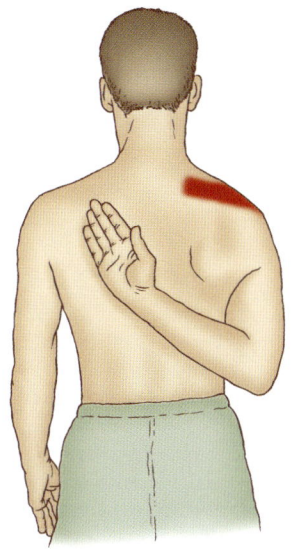

Abb. 4: Dehnung des rechten M. supraspinatus. Der rechte Arm des Patienten ist extendiert und hinter dem Körper adduziert.

M. deltoideus anterior und M. subscapularis

Palpation des M. deltoideus anterior in Rückenlage

Wird der Patient aufgefordert, den Arm im Schultergelenk horizontal zu adduzieren, so kontrahiert der M. deltoideus anterior auch in Rückenlage und kann palpiert werden. Der Widerstand der Schwerkraft ist in dieser Position oft ausreichend, doch die Hand des Therapeuten kann zusätzlichen Widerstand geben.
Bei horizontaler Adduktion des Arms im Schultergelenk kontrahiert meist auch die Pars clavicularis des M. pectoralis major.
Die Kontraktion von M. deltoideus anterior und Pars clavicularis des M. pectoralis major führt meist zu einer kleinen, sichtbaren Lücke zwischen den beiden Muskelbäuchen.

> Praxistipp: Heben des Arms zwischen Flexion und Abduktion.

Triggerpunkte des M. deltoideus anterior

Triggerpunkte (TrP) im M. deltoideus anterior resultieren häufig aus der akuten oder chronischen Überbeanspruchung des Muskels oder werden durch sie aufrechterhalten. Beispiel für die Überbelastung sind Heben des Arms in Abduktion oder Flexion über einen längeren Zeitraum hinweg, wie beim Arbeiten mit einer Computertastatur; ein direktes Trauma (z. B. direkter Aufprall beim Sport) und durch TrP im M. supraspinatus.
Triggerpunkte (TrP) im M. deltoideus anterior können zu Schwäche bei der Ausführung von Abduktion oder Flexion im Schultergelenk führen.
Die Ausstrahlungsmuster der TrP im M. deltoideus anterior müssen von denen der TrP in den Mm. scaleni, im M. pectoralis major, M. pectoralis minor, M. coracobrachialis, M. supraspinatus, M. infraspinatus und M. biceps brachii abgegrenzt werden.
TrP im M. deltoideus anterior werden häufig fälschlicherweise als Ruptur der Rotatorenmanschette, Tendinitis der Bizepssehne, Bursitis subdeltoidea/subacromialis, Arthritis des Glenohumeral- oder Akromioklavikulargelenks oder Nervenkompression in Höhe C5 diagnostiziert.

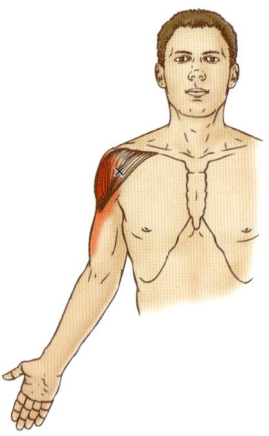

Abb. 1: Anteriore Ansicht eines typischen TrP im M. deltoideus anterior und der korrespondierenden Ausstrahlungszone.

TrP mit Bezug zum M. deltoideus anterior finden sich häufig in der Pars clavicularis des M. pectoralis major, in den M. supraspinatus, M. biceps brachii, M. latissimus dorsi und M. teres major.

Selbstdehnung M. deltoideus anterior

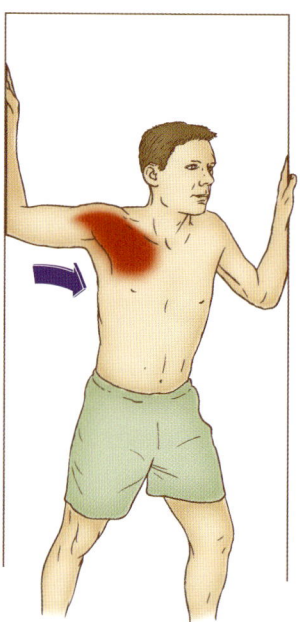

Abb. 2: Dehnung des rechten M. deltoideus anterior. Der Patient lehnt sich mit horizontal gehaltenem Arm gegen den Türrahmen. Dies führt zu horizontaler Extension des rechten Arms. Anmerkung: Dies führt auch zur Dehnung des M. pectoralis major.

Palpation des M. subscapularis in Rückenlage

Tiefes Arbeiten, um den M. subscapularis zu erreichen, ist nicht zwingend schmerzhaft. Der Patient wird aufgefordert, tief zu atmen. Gleichzeitig sinkt man langsam mit einem klaren, sicheren Griff in das Gewebe.
Zur Lokalisation der distalen Insertion der Sehne des M. subscapularis auf dem Tuberculum minus humeri wird der Patient aufgefordert, den Arm auf der Schulter des Therapeuten abzulegen. Der Muskelverlauf wird von der Fossa subscapularis aus in kleinsten Etappen in Richtung Humerus verfolgt. Indem der Patient aufgefordert wird, eine Innenrotation im Schultergelenk auszuführen, kann sichergestellt werden, dass die Palpation auf dem Muskel erfolgt. Nach Erreichen der distalen Insertionsstelle wird der Patient aufgefordert, den M. subscapularis sowie die übrige Muskulatur des Arms vollständig zu entspannen. Dies erleichtert das Palpieren der Insertion am Tuberculum minus und die Abgrenzung von der distalen Sehne des M. subscapularis.
M. subscapularis und M. serratus anterior liegen beide zwischen der Skapula und dem Brustkorb. Zur Palpation des M. subscapularis werden die Fingerspitzen gegen die anteriore Oberfläche der Skapula ausgerichtet. Zur Palpation von M. serratus anterior werden die Fingerspitzen gegen die Brustkorbwand ausgerichtet.
Die Insertion des M. subscapularis am Humerus kann auch durch den M. deltoideus anterior hindurch palpiert werden. Hierfür wird das Tuberculum minus humeri aufgesucht und

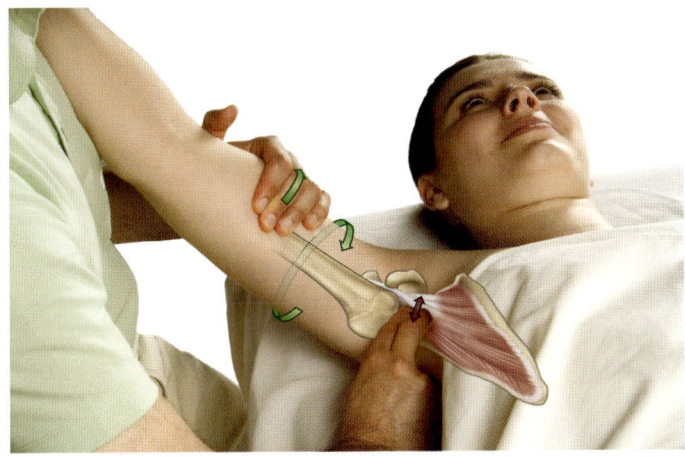

■ Abb. 3: Palpation der Sehne des rechten M. subscapularis am Humerus. Der Patient wird aufgefordert, eine Innenrotation gegen Widerstand auszuführen.

entlang dessen vertikalen Verlauf wie an einer Gitarrensehne gezupft, bis die Sehne des M. subscapularis palpiert wird. Alternativ können die beiden Köpfe des M. biceps brachii aufgesucht und zwischen ihnen die Sehne des M. subscapularis palpiert werden.

> Praxistipp: Der Patient ruht entspannt. Die unterstützende Hand des Therapeuten zieht die Skapula nach außen.

Triggerpunkte des M. subscapularis

Triggerpunkte (TrP) im M. subscapularis resultieren häufig aus der akuten oder chronischen Überbeanspruchung des Muskels oder werden durch sie aufrechterhalten. Beispiel für die Überbelastung sind Schwimmen; ein Trauma (z. B. Dislokation des Schultergelenks); lang anhaltende Immobilisierung (z. B. Arm in Innenrotation in Schlinge oder Gips) und durch chronische Verkürzung des Muskels (z. B. Körperhaltung des Patienten mit chronisch nach vorn gerundeten Schultern und nach innen rotierten Armen).
Triggerpunkte (TrP) im M. subscapularis können zu eingeschränkter und schmerzhafter Außenrotation des Arms im Schultergelenk (da die vollständige Abduktion des Arms eine Außenrotation erfordert, ist auch häufig die Abduktion ein-

geschränkt), Ruheschmerzen oder extremer Empfindlichkeit der Insertionsstelle am Humerus führen.
Die Ausstrahlungsmuster der TrP im M. subscapularis müssen von denen der TrP in den Mm. scaleni, im M. teres minor, M. teres major, M. deltoideus posterior, M. triceps brachii, M. extensor carpi radials brevis, M. extensor carpi ulnaris, M. extensor carpi radialis longus, M. extensor indicis und M. serratus posterior superior abgegrenzt werden.
TrP im M. subscapularis werden häufig fälschlicherweise als Frozen-Shoulder, Läsionen der Rotatorenmanschette, Diskussyndrom der HWS oder Thoracic-Outlet-Syndrom diagnostiziert.
TrP mit Bezug zum M. subscapularis finden sich häufig im M. pectoralis major, M. latissimus dorsi, M. teres major und M. deltoideus anterior.

Selbstdehnung M. subscapularis

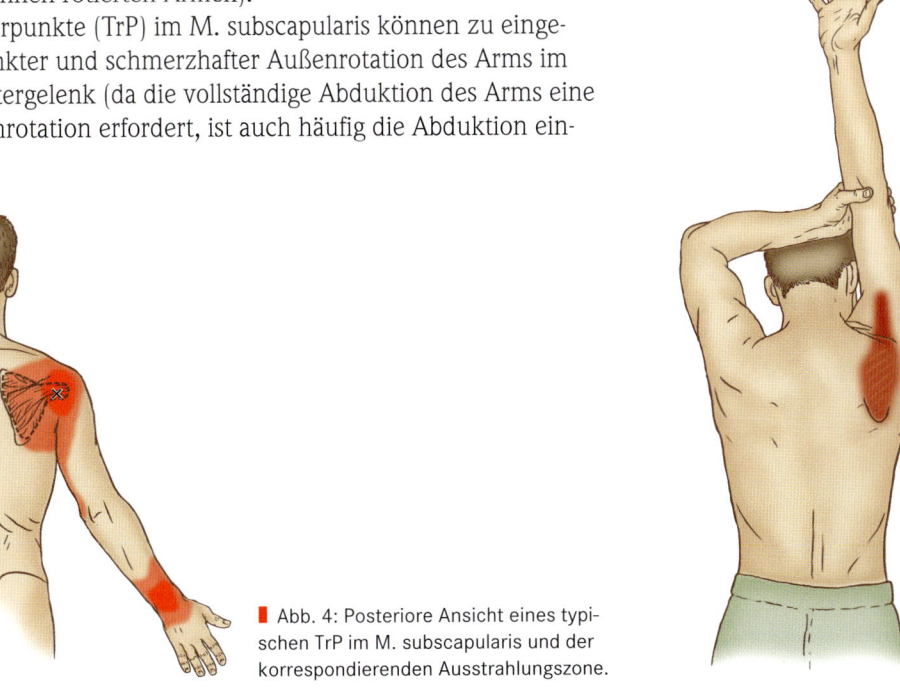

■ Abb. 5: Dehnung des rechten M. subscapularis. Der Patient rotiert den Arm nach außen und reckt ihn zur Zimmerdecke.

■ Abb. 4: Posteriore Ansicht eines typischen TrP im M. subscapularis und der korrespondierenden Ausstrahlungszone.

M. serratus anterior

Palpation in Rückenlage

Die Palpation der Insertionen des superioren Faseranteils am Brustkorb erfolgt mit klarem, sicherem Griff durch langsames Einsinken tief in den M. pectoralis major in Richtung Brustkorb. Der Zugang zu den Faseranteilen an den ersten zwei Rippen kann sich außerordentlich schwierig gestalten. Um sie näher im Bereich der Insertion an der Skapula zu palpieren, wird mit klarem, sicherem Griff durch langsames Einsinken zwischen Skapula und Brustkorb in Richtung Brustkorb palpiert.

Für eine verstärkte Kontraktion des superioren Faseranteils des M. serratus anterior wird der Patient aufgefordert, den Arm nach oben abzuwinkeln (ca. 135 Grad Flexion). Dies protrahiert die Skapula und führt zu einer Elevation im skapulothorakalen Gelenk. Für eine verstärkte Kontraktion des inferioren Faseranteils wird der Patient aufgefordert, den Arm nach unten abzuwinkeln (ca. 45 Grad Flexion). Dies protrahiert die Skapula und führt zu einer Depression im skapulothorakalen Gelenk.

M. serratus anterior und M. subscapularis liegen beide zwischen Skapula und Brustkorb. Zur Palpation des M. serratus anterior werden die Fingerspitzen gegen die Brustkorbwand ausgerichtet. Zur Palpation vom M. serratus anterior werden die Fingerspitzen gegen die anteriore Oberfläche der Skapula ausgerichtet.

> Praxistipp: Der Patient reckt sich in Richtung Zimmerdecke.

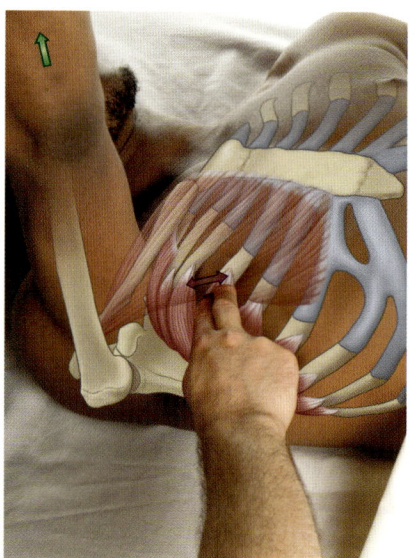

Abb. 1: Palpation des rechten M. serratus anterior unter dem M. pectoralis major.

Triggerpunkte

Triggerpunkte (TrP) im M. serratus anterior resultieren häufig aus der akuten oder chronischen Überbeanspruchung des Muskels oder werden durch sie aufrechterhalten. Beispiel für die Überbelastung sind Liegestützen oder jegliche Bewegung, die eine Protraktion der Skapula mit sich bringt, wie die Ausführung eines Schlags im Kampfsport; Schwingen eines Tennisschlägers; Werfen eines Balls, kraftvolle Stoßbewegungen oder angestrengtes Atmen/Atemnot (aufgrund seiner Funktion als Atemhilfsmuskel).

Triggerpunkte (TrP) im M. serratus anterior können zu einer Einschränkung der Skapularetraktion im skapulothorakalen Gelenk führen. Liegen auf der betroffenen Seite komprimiert die TrP und beeinträchtigt dadurch den Schlaf. Beim Liegen auf der Gegenseite fällt die Skapula nach anterior (Protraktion), was zu einer Verkürzung des Muskels führt und tiefe Atemzüge erschwert oder bei schnellem Rennen mit Armpendeln zu „Seitenstechen" führt.

Die Ausstrahlungsmuster der TrP im M. serratus anterior müssen von denen der TrP in der Interkostalmuskulatur, der

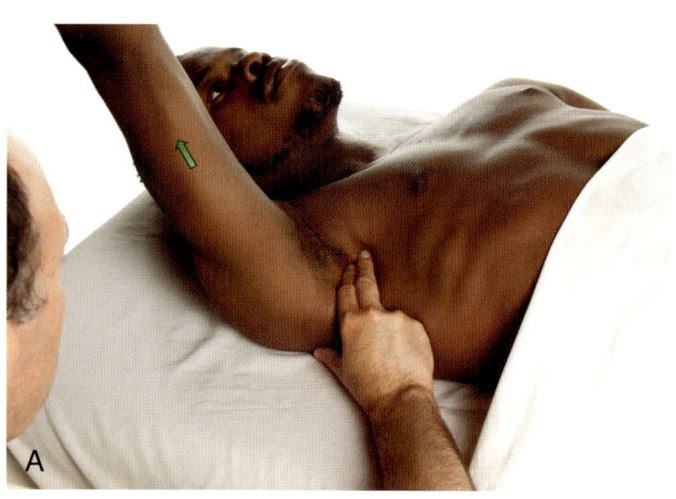

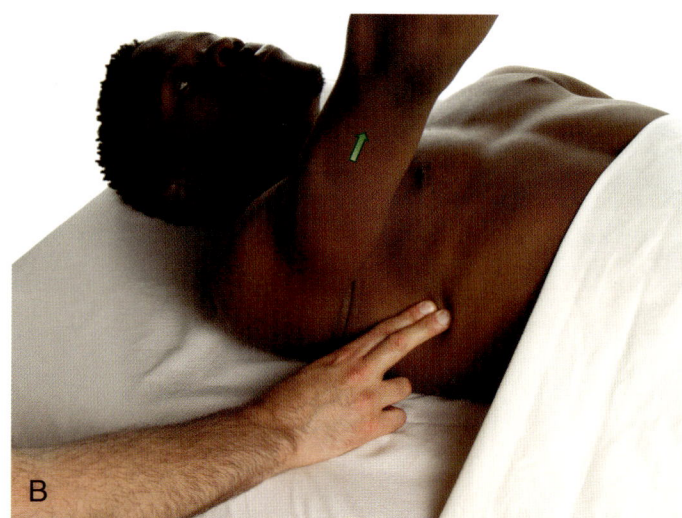

Abb. 2: Für die Palpation der superioren Fasern des M. serratus anterior wird der Arm des Patienten in Protraktion nach oben geführt (A). Für die Palpation der inferioren Fasern des M. serratus anterior wird der Arm des Patienten in Protraktion nach weiter unten geführt (B).

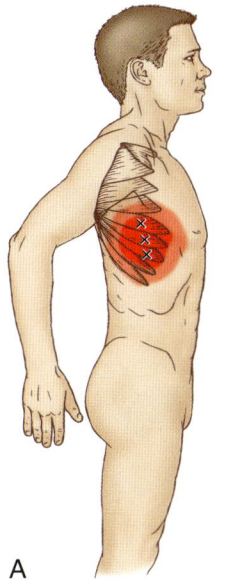 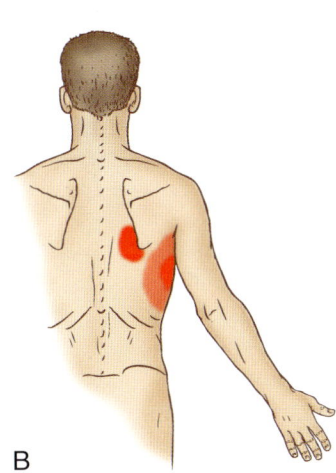

A   B

Abb. 3: A) Laterale Ansicht eines typischen TrP im M. serratus anterior und der korrespondierenden Ausstrahlungszone. B) Posteriore Ansicht des entsprechenden Anteils der Ausstrahlungszone.

Pars medialis des M. trapezius, den Mm. rhomboidei, Mm. erector spinae und transversospinalis der thorakalen Wirbelsäule, im M. latissimus dorsi, M. infraspinatus und dem Diaphragma abgegrenzt werden.

TrP im M. serratus anterior werden häufig fälschlicherweise als Angina pectoris oder als ausstrahlende Schmerzen eines Herzinfarkts (bei linksseitig betroffenem Muskel), Dysfunktion eines Rippengelenks oder Rippenfraktur, Einklemmung von Interkostalnerven, Kostochondritis, Diskussyndrom der HWS, Thoracic-Outlet-Syndrom, Herpeszoster oder TrP in der Interkostalmuskulatur diagnostiziert.

TrP mit Bezug zum M. serratus anterior finden sich häufig in den Mm. erector spinae und transversospinalis der thorakalen Wirbelsäule, Mm. rhomboidei, der Pars medialis des M. trapezius, im M. serratus posterior superior, M. latissimus dorsi, in den Mm. scaleni und im M. sternocleidomastoideus.

Anmerkung: In jedem der neun Muskelbäuche des M. serratus anterior können TrP zentral oder an den Insertionen vorgefunden werden. TrP im M. serratus anterior können auch über die ulnare Seite der gesamten oberen Extremität ausstrahlen.

Selbstdehnung

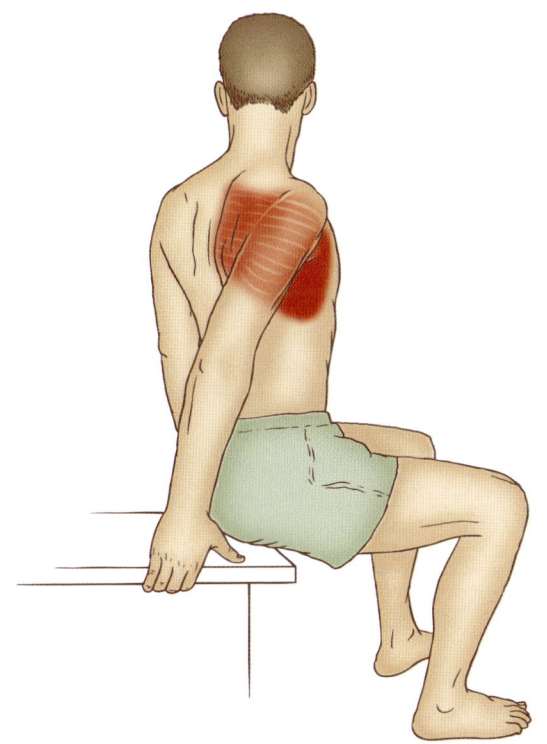

Abb. 4: Dehnung des rechten M. serratus anterior. Der Patient wird aufgefordert, den Arm zu extendieren und die hintere Bankkante zu ergreifen. Sodann rotiert er den Körper zur entgegen gesetzten Seite (dies führt zu einer Retraktion der Skapula).

M. pectoralis major

Palpation in Rückenlage

Der Patient wird aufgefordert, den Arm im Schultergelenk zu abduzieren. Nun wird die anteriore Falte des Achselgewebes erfasst. Der Patient wird aufgefordert, den Arm wieder zu entspannen und am Rumpf ruhen lassen. Man hält nun den M. pectoralis major des Patienten in der Hand.

Meist ist eine klar erkennbare Furche zwischen Pars clavicularis des M. pectoralis major und M. deltoideus anterior erkennbar.

Zur Aktivierung des gesamten M. pectoralis major wird der Patient aufgefordert, eine horizontale Flexion des Arms im Schultergelenk gegen Widerstand auszuführen. (Anmerkung: Dies führt auch zur Kontraktion des M. deltoideus anterior.) Die Ausführung ist am einfachsten am sitzenden Patienten. Führt der Patient eine horizontale Flexion gegen Widerstand aus, so wird meist eine klar abgrenzbare Furche zwischen Pars clavicularis und Pars sternalis des M. pectoralis major sichtbar.

> Praxistipp: Palpieren der anterioren Gewebefalte der Axilla.

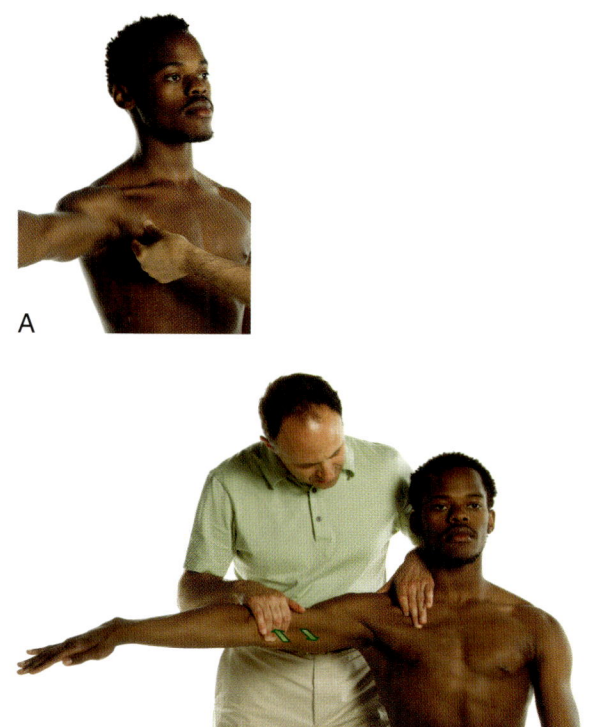

A

B

■ Abb. 1: Wird der Arm vom Körper abduziert, können die palpierenden Finger problemlos das Gewebe der vorderen Achselfalte, das den M. pectoralis major beinhaltet, ergreifen (A). Führt der sitzende Patient eine horizontale Flexion des Arms im Schultergelenk gegen Widerstand aus, so erleichtert dies die Palpation des gesamten M. pectoralis major (B).

Triggerpunkte

Triggerpunkte (TrP) im M. pectoralis major resultieren häufig aus der akuten oder chronischen Überbeanspruchung des Muskels oder werden durch sie aufrechterhalten. Beispiel für die Überbelastung sind wiederholtes Anheben vor dem Körper, jede Form von wiederholter Adduktion im Schultergelenk; andauernde Körperhaltung in einer Position, die zur Verkürzung des Muskels führt (z. B. chronische Körperhaltung mit nach vorn gerundeten Schultern, Verwendung einer Schlinge oder Tragen eines Gipses, Schlafen in Rückenlage mit vor dem Brustkorb verschränkten Armen, Schlafen auf der betroffenen Seite mit protrahiertem Schultergürtel); Verwendung von Stock oder Stockstützen; extrem feste BH-Träger, die den Muskel komprimieren, oder ein Myokardinfarkt. Triggerpunkte (TrP) im M. pectoralis major können zu einer Körperhaltung mit nach vorn gerundeten Schultern (und in der Folge u. U. zu Schmerzen in der Interskapularregion und zu einem Kostoklavikularsyndrom), eingeschränkter Abduk-

tion und horizontaler Extension des Arms im Schultergelenk oder Retraktion der Skapula im skapulothorakalen Gelenk, Schlafstörungen (aufgrund von Schmerzen) oder Schmerzen bzw. Schwellungen in der Brust führen. Zusätzlich kann ein TrP im M. pectoralis major der rechten Seite zwischen 5. und 6. Rippe zu einer kardialen Arrhythmie beitragen.

Die Ausstrahlungsmuster der TrP im M. pectoralis major müssen von denen der TrP im M. pectoralis minor, M. subclavius, in den Mm. intercostales, Mm. scaleni, im M. deltoideus anterior, M. supraspinatus, M. infraspinatus, M. coracobrachialis und M. biceps brachii abgegrenzt werden.

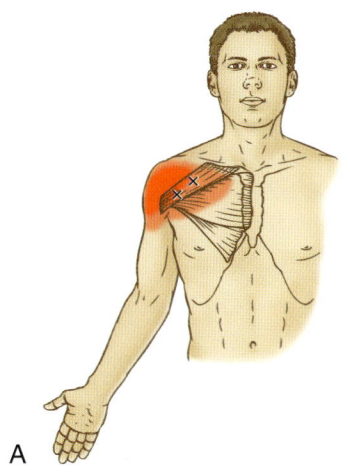

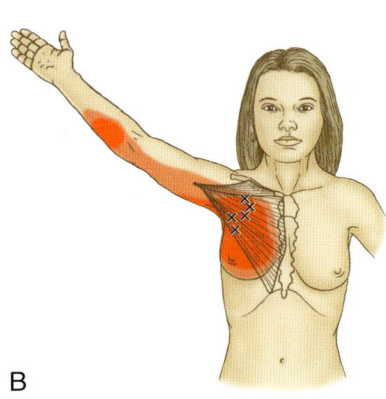

Abb. 2: Anteriore Ansicht typischer TrP im M. pectoralis major und der korrespondierenden Ausstrahlungszonen – in der Pars clavicularis (A) und in der Pars sternocostalis (B).

A

B

TrP im M. pectoralis major werden häufig fälschlicherweise als Angina pectoris oder Myokardinfarkt (bei linksseitigen TrP), Dysfunktionen der Rippengelenke, Kostochondritis, Hiatushernie, Tendinitis der Bizepssehne, Bursitis des Schultergelenks, Diskussyndrom der HWS oder Epicondylitis medialis diagnostiziert.

TrP mit Bezug zum M. pectoralis major finden sich häufig im M. deltoideus anterior, M. coracobrachialis, M. latissimus dorsi, M. subscapularis, M. serratus anterior, in den Mm. rhomboidei, der Pars medialis des M. trapezius, im M. sternocleidomastoideus, M. infraspinatus, M. teres minor und M. deltoideus posterior.

Selbstdehnung

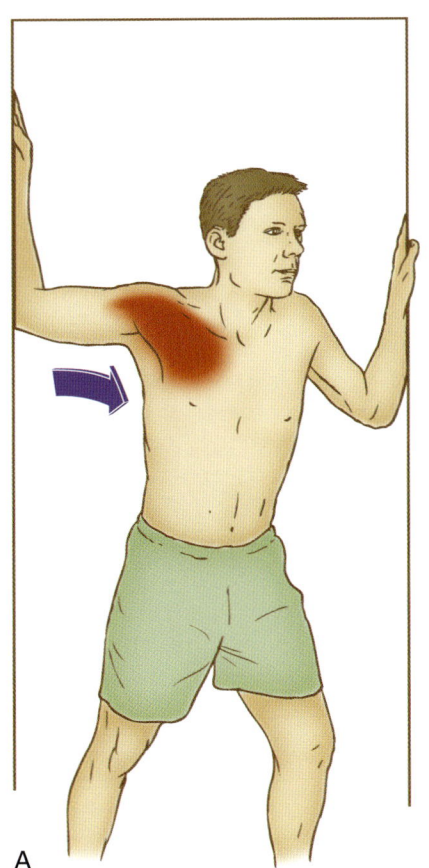

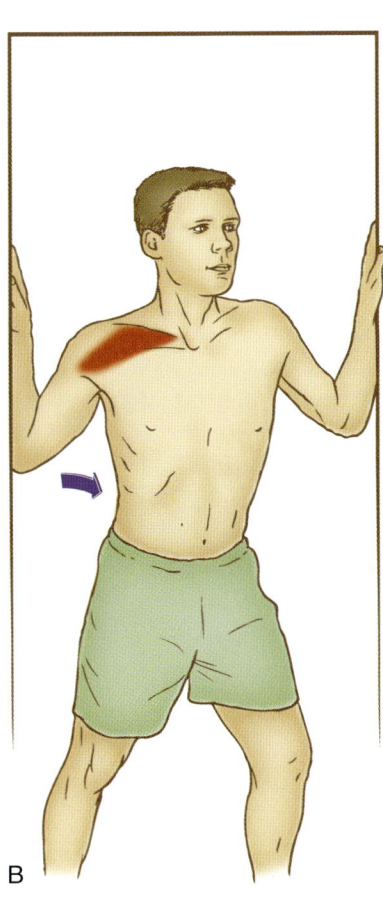

Abb. 3: Dehnung beider Anteile des rechten M. pectoralis major. A) Dehnung der Pars sternocostalis. Der Arm ist ca. 90 Grad abduziert und der Patient lehnt sich in die Türöffnung. B) Dehnung der Pars clavicularis. Der Arm ist ca. 45 Grad abduziert und der Patient lehnt sich in die Türöffnung. Anmerkung: Man beachte die unterschiedliche Armposition.

A

B

M. pectoralis minor und M. subclavius

Palpation in Rückenlage

Der Patient wird aufgefordert, Hand und Unterarm auf die Behandlungsbank zu pressen. Die hierfür benötigte Extension des Arms im Schultergelenk erfordert eine damit gekoppelte Innenrotation der Skapula im skapulothorakalen Gelenk. Dies ist eine Aktion des M. pectoralis minor. Die Ausführung ist am einfachsten im Sitzen.

Meist können alle 3 Muskelbäuche des M. pectoralis minor einzeln palpiert werden.

Alternativ kann der am weitesten lateral gelegene Faseranteil des M. pectoralis minor von lateral palpiert werden. Hierfür wird tief in den M. pectoralis major hineingedrückt. Diese Methode funktioniert zwar, sie kann für den Patienten jedoch sehr unangenehm sein. Da eine Palpation des M. pectoralis minor und seine Behandlung durch den M. pectoralis major hindurch problemlos möglich ist, besteht hierfür keine Notwendigkeit.

> Praxistipp: Hand des Patienten über der LWS.

Triggerpunkte

Triggerpunkte (TrP) im M. pectoralis minor resultieren häufig aus der akuten oder chronischen Überbeanspruchung des Muskels oder werden durch sie aufrechterhalten. Beispiel für die Überbelastung sind eine andauernde Körperhaltung in einer Position, die zur Verkürzung des Muskels führt (z. B. chronische Körperhaltung mit nach vorn gerundeten Schultern, die Verwendung einer Schlinge oder Tragen eines Gipses, Schlafen in Rückenlage mit vor dem Brustkorb verschränkten Armen, Schlafen auf der betroffenen Seite mit protrahiertem Schultergürtel); Verwendung von Stock oder Stockstützen; Myokardinfarkt; angestrengte Atmen/Atemnot; Kompression des Muskels (z. B. von Trägern eines schweren Rucksacks) oder von TrP in den M. pectoralis major oder Mm. scaleni.

Triggerpunkte (TrP) im M. pectoralis minor können zu einem Pectoralis-minor-Syndrom (neurologische und vaskuläre Symptome in der oberen Extremität), einer Körperhaltung mit nach vorn gerundeten Schultern (und in der Folge u. U. Schmerzen in der Interskapularregion und Kostoklavikularsyndrom), eingeschränkter Retraktion der Skapula im skapulothorakalen Gelenk oder Flügelstellung der Skapula (Scapula alata) führen.

Die Ausstrahlungsmuster der TrP im M. pectoralis minor müssen von denen der TrP im M. pectoralis major, M. deltoideus, M. coracobrachialis, in den Mm. scaleni, im M. supraspinatus, M. infraspinatus, M. biceps brachii und M. triceps brachii abgegrenzt werden.

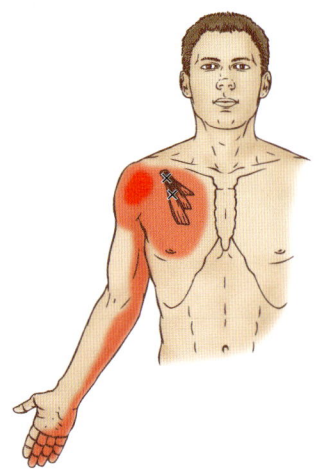

Abb. 1: Anteriore Ansicht der typischen TrP im M. pectoralis minor und der korrespondierenden Ausstrahlungszonen.

TrP im M. pectoralis minor werden häufig fälschlicherweise als Diskussyndrom der HWS, anteriores Scalenussyndrom, Costoclavicularsyndrom, Carpaltunnelsyndrom, Tendinitis der Bizepssehne, Angina pectoris bzw. Myokardinfarkt (bei linksseitigen TrP) diagnostiziert.

TrP mit Bezug zum M. pectoralis minor finden sich häufig im M. pectoralis major, M. deltoideus anterior, in den Mm. scaleni und im M. sternocleidomastoideus.

Selbstdehnung

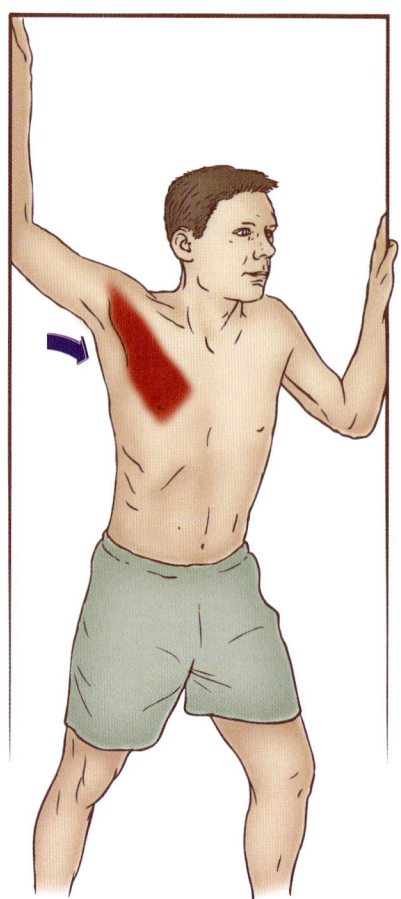

Abb. 2: Dehnung des rechten M. pectoralis minor. Der Arm ist ca. 135 Grad abduziert und der Patient lehnt sich in den Türrahmen.

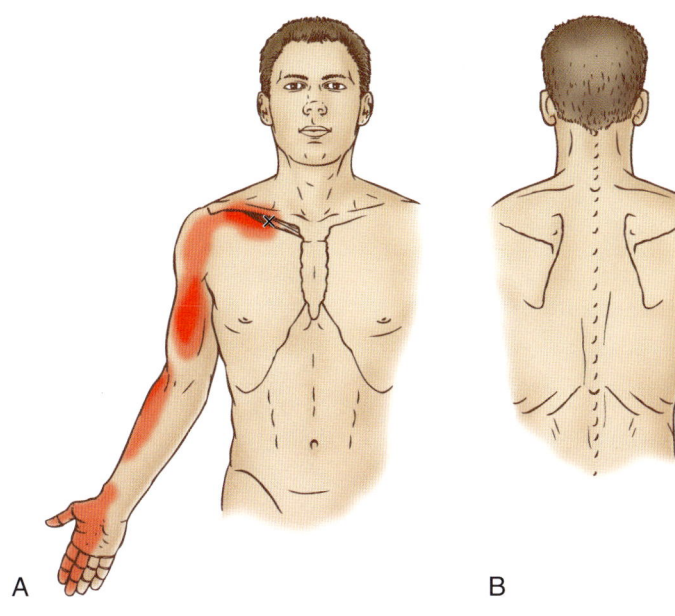

■ Abb. 3: A) Anteriore Ansicht eines typischen TrP im M. subclavius und der korrespondierenden Ausstrahlungszone. B) Posteriore Ansicht des entsprechenden Anteils der Ausstrahlungszone.

A   B

Palpation in Rückenlage

Der Patient wird aufgefordert, den Arm in passiver Innenrotation im Schultergelenk abzulegen. Dies führt zu etwas Spiel im M. pectoralis major, der auf dem M. subclavius liegt. Adduktion des Arms bewirkt zusätzliches Spiel.
Zur Palpation kann es sich auch als hilfreich erweisen, den Arm des Patienten in passiver Abduktion zu halten. Abduktion des Arms im Schultergelenk erfordert eine Aufwärtsrotation der Klavikula im sternoklavikulären Gelenk. Hierdurch wird der größte Teil der inferioren Oberfläche der Klavikula für die Palpation freigelegt. Wichtig ist eine passive Abduktion des Arms des Patienten, sodass die regionale Muskulatur entspannt ist.

> Praxistipp: Der Therapeut rollt die Fingerspitzen um die Klavikula.

Triggerpunkte

Triggerpunkte (TrP) im M. subclavius resultieren häufig aus der akuten oder chronischen Überbeanspruchung des Muskels oder werden durch sie aufrechterhalten. Beispiel für die Überbelastung sind eine andauernde Körperhaltung in einer Position, die zur Verkürzung des Muskels führt (z. B. chronische Körperhaltung mit nach vorn gerundeten Schultern, Verwendung einer Schlinge oder Tragen eines Gipses, Schlafen in Rückenlage mit vor dem Brustkorb verschränkten Armen, Schlafen auf der betroffenen Seite mit protrahiertem Schultergürtel) oder die Verwendung von Stock oder Stockstützen.
Triggerpunkte (TrP) im M. subclavius können zu einem Kostoklavikularsyndrom führen (neurologische und vaskuläre Symptome in der oberen Extremität).

Die Ausstrahlungsmuster der TrP im M. subclavius müssen von denen der TrP im M. biceps brachii, M. brachialis, in den Mm. scaleni, im M. supraspinatus, M. infraspinatus, M. brachioradialis, M. extensor carpi radialis longus, M. extensor digitorum, M. supinator, M. opponens pollicis und M. adductor pollicis abgegrenzt werden.
TrP im M. subclavius werden häufig fälschlicherweise als Diskussyndrom der HWS, anteriores Scalenussyndrom, Pectoralis-minor-Syndrom oder laterale Epicondylitis diagnostiziert. TrP mit Bezug zum M. subclavius finden sich häufig im M. pectoralis major und M. pectoralis minor.

Selbstdehnung

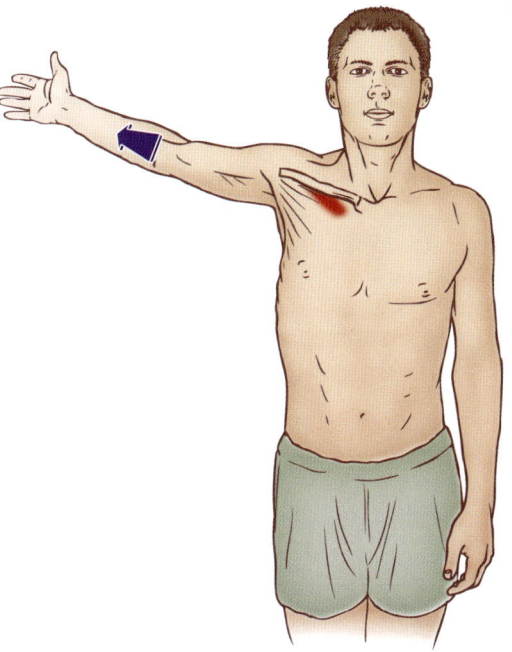

■ Abb. 4: Dehnung des M. subclavius. Der Arm ist abduziert, außenrotiert und extendiert, der Rumpf ist nach vorn ausgerichtet.

Nackenmuskulatur

Nackenmuskulatur

M. sternocleidomastoideus

Palpation in Rückenlage

Die Pars sternalis des M. sternocleidomastoideus ist meist sehr viel deutlicher sichtbar als die Pars clavicularis. Ist die Pars clavicularis nicht sichtbar, so erfolgt die Palpation ein wenig lateral des inferioren Anteils der Pars sternalis.
Anmerkung: Während häufig ein kleiner Spalt zwischen Pars sternalis und Pars clavicularis zu finden ist, gibt es Menschen, bei denen der Spalt sehr groß ist, und andere, die überhaupt keinen Spalt aufweisen.
Die Palpation des M. sternocleidomastoideus muss sehr vorsichtig ausgeführt werden, da unter dem M. sternocleidomastoideus der Sinus caroticus der A. carotis liegt. Druck gegen den Sinus caroticus kann einen blutdrucksenkenden Reflex auslösen. Daher wird oft empfohlen, den M. sternocleidomastoideus mit Pinzettengriff anstelle einer flachen Fingerstellung zu palpieren.
Da der M. sternocleidomastoideus die anteriore Kante des posterioren Nackendreiecks bildet, bietet er eine hervorragende Orientierungshilfe zur Lokalisierung von den Mm. scaleni, M. longus colli und M. longus capitis.

> Praxistipp: Kopf anheben und zur Gegenseite rotieren.

Triggerpunkte

Triggerpunkte (TrP) im M. sternocleidomastoideus resultieren häufig aus der akuten oder chronischen Überbeanspruchung des Muskels oder werden durch sie aufrechterhalten. Beispiele für die Überbelastung sind dauerhafte Körperhaltungen wie Sitzen mit Kopfrotation zu einer Seite oder Aufwärtsschauen beim Streichen der Zimmerdecke; chronischer Husten, wobei der Muskel hier in seiner respiratorischen Funktion zum Einsatz kommt; dauerhafte Körperhaltungen, die zu einer Verkürzung des Muskels führen (z. B. Körperhaltung mit Protraktion des Kopfes durch Flexion der unteren HWS wie beim Lesen eines Buches im Schoß mit gesenktem Blick, Schlafen mit zu dickem Kissen); Irritation durch Tragen einer Krawatte oder eines Hemdes mit engem Kragen oder ein Trauma (z. B. Schleudertrauma, Sturz).
TrP im M. sternocleidomastoideus können zu Kopfschmerzen, veränderter Körperhaltung mit ipsilateraler Lateralflexion des Nackens; eingeschränkter Nackenbeweglichkeit; Halsschmerzen; Symptomen des vegetativen Nervensystems (Pars sternalis: Augensymptome wie Ptosis des Oberlids, Verlust der Scharfsichtigkeit, exzessive Tränenproduktion. Pars clavicularis: lokale Vasokonstriktion, vermehrtes Schwitzen); propriozeptiven Symptomen (Pars sternalis: Benommenheit, Schwindel, Übelkeit, Ataxie. Pars clavicularis: Hörverlust) und selbst zur Einklemmung des XI. Hirnnervs (N. accessorius) führen.

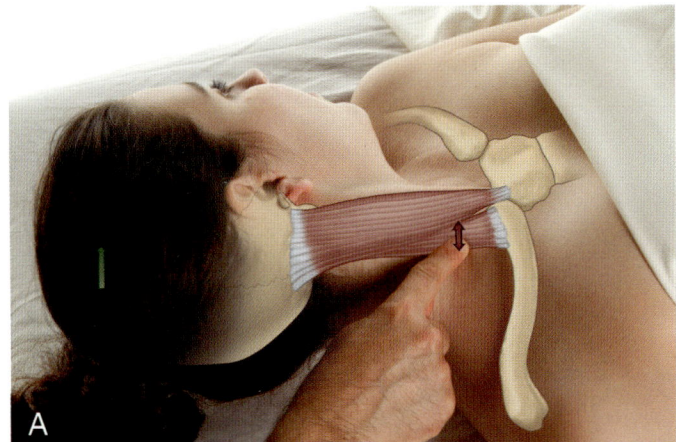

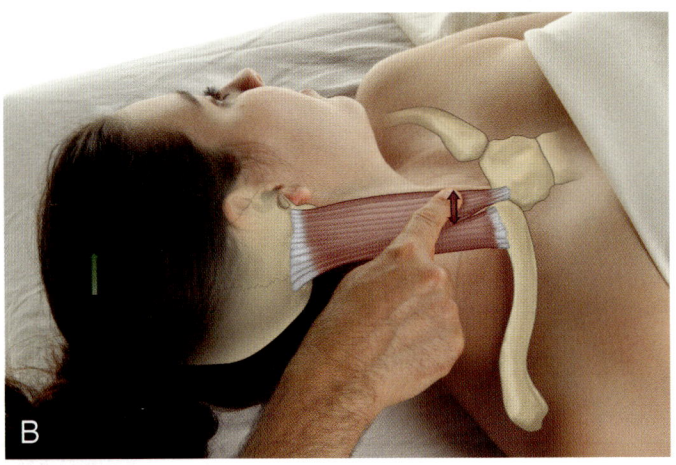

Abb. 1: Palpation des rechten Sternocleidomastoideus, während der Patient Kopf und Nacken vom Tisch anhebt: A) Pars clavicularis, B) Pars sternalis.

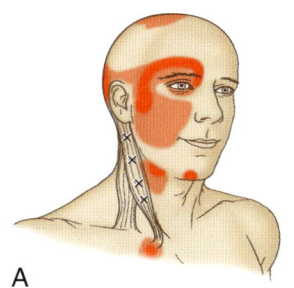
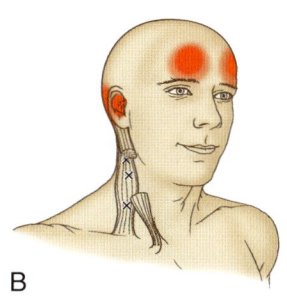

■ Abb. 2: Ansicht von anterolateral. Typische TrP im M. sternocleidomastoideus und ihre korrespondierenden Ausstrahlungszonen: A) Pars sternalis,
B) Pars clavicularis.

A

B

Die Ausstrahlungsmuster der TrP im M. sternocleidomastoideus müssen von denen der TrP im M. trapezius, M. semispinalis capitis, M. suboccipitalis, M. temporalis, M. masseter,
M. digastricus (aufgrund von ausstrahlenden Schmerzen und
möglichen Halssymptomen), in den Mm. pterygoideus lateralis und medialis, im M. occipitofrontalis, Platysma, in den
Mm. longus colli und capitis (aufgrund von möglichen Halssymptomen) und einigen mimischen Gesichtsmuskeln abgegrenzt werden.
TrP im M. sterrnocleidomastoideus werden häufig fälschlicherweise als geschwollene Lymphknoten; von den Nasennebenhöhlen ausgehende Kopfschmerzen oder Migräne;
Arthritis des Sternoklavikulargelenks; Trigeminusneuralgie;
Tic douloureux oder neurogener spastischer Torticollis
diagnostiziert.
TrP mit Bezug zum M. sternocleidomastoideus finden sich
häufig in den Mm. scaleni, im Platysma, M. levator scapulae,
M. trapezius, in den Mm. splenius capitis und cervicis, im
M. semispinalis capitis, M. temporalis, M. masseter, M. digastricus und kontralateralen M. sternocleidomastoideus.
Ausstrahlende Schmerzen der TrP des M. sternocleidomasto-
ideus können sich bis auf die andere Körperseite ausbreiten.

Selbstdehnung

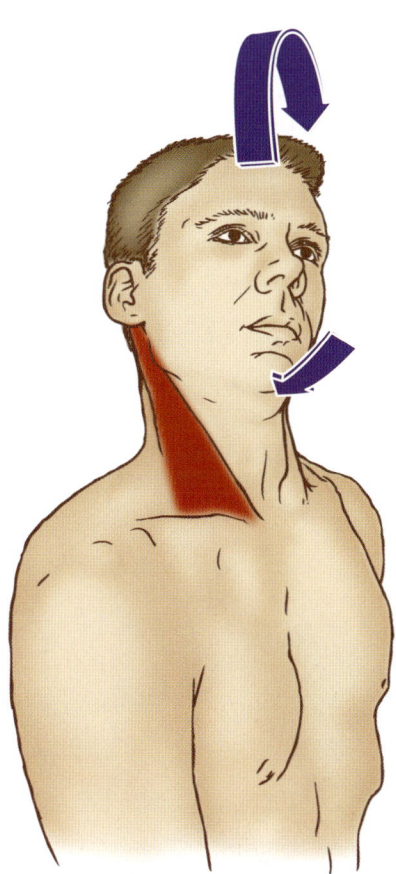

■ Abb. 3: Dehnung des rechten M. sternocleidomastoideus. Der
Patient führt eine Linkslateralflexion und Rechtsrotation der HWS
aus, wobei er die untere HWS extendiert, das Kinn aber zurück-
zieht (Inklination = Flexion der oberen HWS).

Mm. scaleni

Palpation in Rückenlage

Für kurze schnelle Atemzüge ist eine Kontraktion der Mm. scaleni erforderlich. Sie heben bei Inhalation die 1. und 2. Rippe zur Expansion des Brustkorbs.

Die Differenzierung von anteriorem, medialem und posteriorem M. scalenus kann sich als schwierig erweisen. Genaue Kenntnisse ihrer Lage und Faserverlaufsrichtung sind hilfreich. Der Großteil des M. scalenus anterior liegt unter dem M. sternocleidomastoideus. Die Fasern verlaufen in Richtung C3–C6. Der M. scalenus medialis liegt direkt neben dem M. scalenus anterior und ist am deutlichsten im posterioren Nackendreieck. Die Fasern verlaufen in Richtung C2–C7. Der M. scalenus posterior ist der am schwierigsten zu palpierende Muskel dieser drei, da er vorwiegend unter anderen Muskeln liegt. Er kann anterior der Pars superior des M. trapezius und des M. levator scapulae palpiert werden. Die Fasern verlaufen nahezu horizontal in Richtung C5–C7.

Die Palpation der Insertionen der Mm. scaleni an den Processus transversi der HWS unter dem M. sternocleidomastoideus erfolgt bei entspanntem und angenähertem M. sternocleidomastoideus. Hierfür wird der Nacken des Patienten passiv in Flexion und ipsilaterale Lateralflexion eingestellt. Die Palpation erfolgt nun durch langsames tiefes Einsinken in den M. sternocleidomastoideus, wobei die Fingerkuppen in Richtung Processus transversi der HWS drücken.

Sind die Mm. scaleni entspannt und angenähert, so erleichtert dies den Zugang zu den inferioren Insertionen der Mm. scaleni an der 1. und 2. Rippe posterior der Klavikula. Hierfür wird der Nacken des Patienten in ipsilaterale Lateralflexion der zu palpierenden Seite geführt. Meist gewährt dies den Fingern mehr Raum zur Palpation nach unten hinter die Klavikula in Richtung 1. und 2. Rippe.

Die Palpation der Mm. scaleni muss sehr vorsichtig ausgeführt werden, da der Plexus brachialis und die A. subclavia zwischen den M. scalenus anterior und M. scalenus medialis liegen.

> Praxistipp: Laterales Abgleiten vom M. sternocleidomastoideus auf die Mm. scaleni. Der Patient wird aufgefordert, mit kurzen, schnellen Atemzügen durch die Nase zu atmen.

Triggerpunkte

Triggerpunkte (TrP) in den Mm. scaleni resultieren häufig aus der akuten oder chronischen Überbeanspruchung des Muskels oder werden durch sie aufrechterhalten. Beispiele für die Überbelastung sind Husten, Beeinträchtigung der Atmung, besonders bei chronisch obstruktiven Atemerkrankungen oder durch Autounfälle.

TrP in den Mm. scaleni können zu einem Thoracic-Outlet-Syndrom (v. a. zum anterioren Skalenussyndrom, aber auch als Beitrag zum Kostoklavikularsyndrom und in der Folge u. U. zu neurologischen oder vaskulären Symptomen in der oberen Extremität); eingeschränkte Lateralflexion bzw. ipsilateraler Rotation des Nackens; Einklemmung von Nervenwurzeln, die Anteil haben am N. thoracicus longus (innerviert den M. serratus anterior); Gelenkdysfunktion der 1. bzw. 2. Rippe oder Schmerzen im Schlaf führen.

Die Ausstrahlungsmuster der TrP in den Mm. scaleni müssen von den Ausstrahlungsmustern der TrP im M. levator scapulae, in den Mm. rhomboidei, im M. serratus posterior superior, M. subclavius, M. supraspinatus, M. infraspinatus, M. teres minor, M. subscapularis, M. latissimus dorsi, M. teres major, M. deltoideus, M. coracobrachialis, M. biceps brachii, M. brachialis, M. triceps brachii, M. extensor carpi radialis brevis, M. extensor indicis und M. supinator abgegrenzt werden.

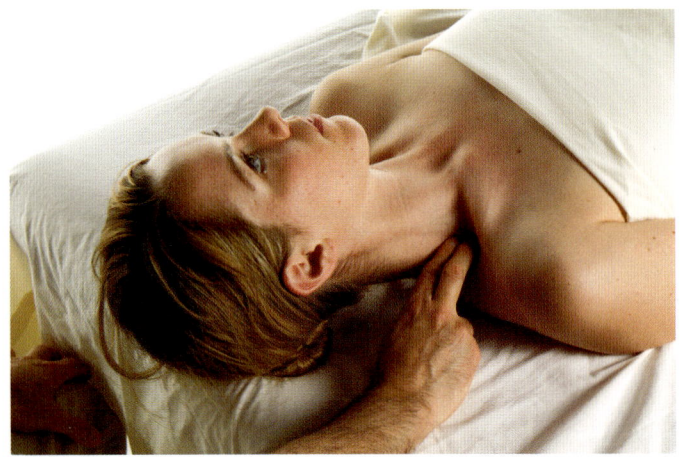
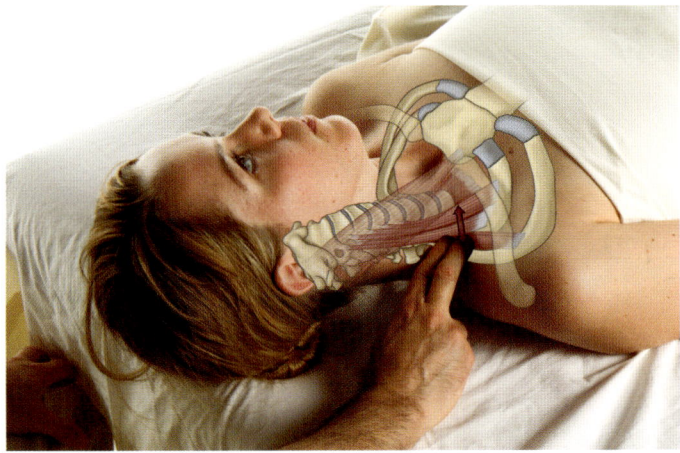

▌ Abb. 1: Ausgangsposition für die Palpation des rechten M. scalenus in Rückenlage, lateral des lateralen Randes der Pars clavicularis des M. sternocleidomastoideus. Die Palpation erfolgt, während der Patient kurze, schnelle Atemzüge durch die Nase vollführt.

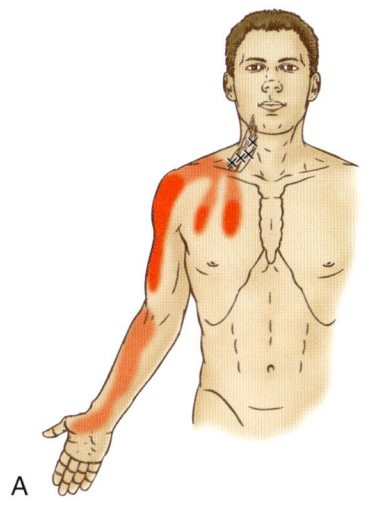 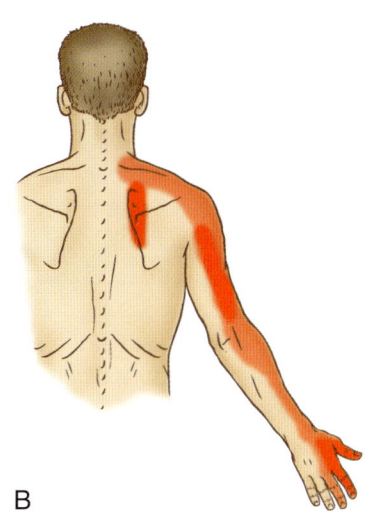

A   B

■ Abb. 2: Typische TrP der Mm. scaleni und die korrespondierenden Ausstrahlungszonen: A) Ansicht von anterior. B) Ansicht des entsprechenden Anteils der Ausstrahlungszonen von posterior.

TrP in den Mm. scaleni werden häufig fälschlicherweise als Diskussyndrom der HWS, Gelenkdysfunktionen der HWS, Angina (von linksseitigen TrP), Kostoklavikularsyndrom, Pectoralis-minor-Syndrom oder Carpaltunnelsyndrom diagnostiziert.

TrP mit Bezug zu den Mm. scaleni finden sich häufig im M. sternocleidomastoideus, in den Pars superior des M. trapezius, im M. splenius capitis, M. pectoralis major, M. pectoralis minor, M. deltoideus, M. triceps brachii, in der Extensormuskulatur am posterioren Unterarm und im M. brachialis.

Selbstdehnung

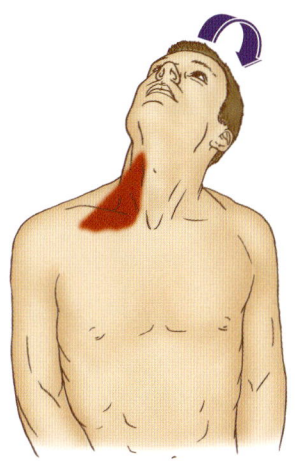

■ Abb. 3: Dehnung der rechten Mm. scaleni. Der Patient wird aufgefordert, den Nacken in Extension, Linkslateralflexion und Rechtsrotation (ipsilateral) zu bewegen. Bewegt die linke Hand den Nacken passiv weiter in diese Richtung, wird eine zusätzliche Dehnung erreicht.

Mm. longus colli/longus capitis und hyoidale Muskulatur

Palpation in Rückenlage

Im vorderen Halsbereich befinden sich einige sehr empfindliche Strukturen. Daher muss die Palpation in dieser Region vorsichtig durch langsames und sanftes Einsinken in das Gewebe ausgeführt werden, jedoch mit ausreichend Druck, um die Mm. longus colli und capitis zu erreichen.

Eine der Vorsichtsmaßnahmen bei Palpation der Mm. longus colli und capitis ist das Beachten des Sinus caroticus der A. carotis communis, der direkt lateral der Wirbelsäule liegt. Druck auf den Sinus caroticus kann einen neurologischen, blutdrucksenkenden Reflex auslösen.

Eine weitere Struktur, die einer vorsichtigen Palpation bedarf, ist die Trachea. Wird unbeabsichtigt zu hohen Druck gegen die Trachea ausgeübt, so muss der Patient unwillkürlich husten.

Trotz dieser vielen anfälligen und empfindlichen Strukturen im vorderen Halsbereich sollten Palpation und Behandlung der Mm. longus colli und capitis nicht vermieden werden, da sie für den Patienten sehr einträglich sein können. Gestaltet sich die Differenzierung von Mm. longus colli und capitis und M. sternocleidomastoideus schwierig, so wird der Patient aufgefordert, den Nacken zur palpierenden Seite zu rotieren. Dies führt zur Inhibition und Relaxation des M. sternocleidomastoideus.

Die Mm. longus colli und capitis werden häufig bei Schleudertraumata in Mitleidenschaft gezogen.

> Praxistipp: Mediales Abgleiten vom M. sternocleidomastoideus und Einsinken in Richtung Wirbelsäule.

Triggerpunkte

Triggerpunkte (TrP) in den Mm. longus colli und capitis resultieren häufig aus der akuten oder chronischen Überbeanspruchung der Muskeln und Traumata (z. B. Schleudertrauma) oder werden durch sie aufrechterhalten.

TrP in den Mm. longus colli und capitis können zu Halsschmerzen, Schluckbeschwerden und verspannter Nackenmuskulatur führen. Letztere arbeitet vermehrt, um eine Gegenkraft gegen die Spannung der festen Mm. longis colli und capitis zu bilden.

Die Ausstrahlungsmuster der TrP in den Mm. longus colli und capitis müssen von denen der TrP im anterioren Muskelbauch des M. digastricus und M. sternocleidomastoideus (aufgrund möglicher Halssymptome) abgegrenzt werden.

TrP in den Mm. longus colli und capitis werden häufig fälschlicherweise als Halsschmerzen diagnostiziert.

TrP mit Bezug zu den Mm. longus colli und capitis finden sich häufig in den posterioren Nackenmuskeln wie Pars superior des M. trapezius und M. semispinalis capitis.

Anmerkung: Die ausstrahlenden Schmerzmuster der Mm. longus colli und capitis sind bisher nur ungenügend beschrieben.

Selbstdehnung

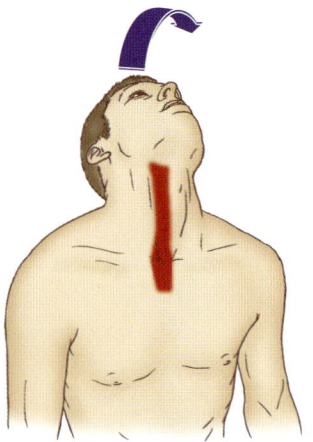

■ Abb. 1: Dehnung der rechten Mm. longus colli und capitis. Der Nacken des Patienten ist extendiert und zur kontralateralen Seite lateralflektiert.

Palpation in Rückenlage

Widerstand gegen Mundöffnung (Mandibuladepression) beansprucht sämtliche hyoidalen Muskeln. M. digastricus, M. mylohyoideus und M. geniohyoideus führen eine Depression der Mandibula in den temporomandibulären Gelenken (TMG) aus. Die übrige hyoidale Muskulatur stabilisiert durch ihre Kontraktion das Os hyoideum und stellt so eine stabile Basis für die auf die Mandibula wirkenden Zugkräfte von M. digastricus, M. mylohyoideus und M. geniohyoideus bereit.

Kontrahieren sämtliche hyoidalen Muskeln als Gruppe und ist die Mandibula durch die Kontraktion der die Mandibula anhebenden Muskeln wie M. temporalis bzw. M. masseter fixiert, so wirkt die Zugkraft der hyoidalen Muskulatur bis auf den Kopf und führt zur Nackenflexion in den Gelenken der HWS.

Die meisten der hyoidalen Muskeln sind klein und dünn. Eine Differenzierung kann sich daher schwierig gestalten.

Praxistipp: Widerstand gegen Mundöffnung.

Triggerpunkte

Die Ausstrahlungsmuster der Mm. digastrici sind von allen Muskeln der hyoidalen Gruppe am besten bekannt. Jeder Kopf des M. digastricus hat sein eigenes, typisches Ausstrahlungsmuster.

Triggerpunkte (TrP) im M. digastricus resultieren häufig aus der akuten oder chronischen Überbeanspruchung des Muskels oder werden durch sie aufrechterhalten. Beispiele für die Überbelastung sind eine Körperhaltung mit offenem Mund (häufig bei Personen zu finden, die gewohnheitsmäßig, evtl. bedingt durch nasale Kongestion, durch den Mund atmen) oder ein extremer Tonus der den angespannten Mandibulaelevatoren entgegenwirkenden Muskeln, wie M. temporalis, M. masseter und M. pterygoideus medialis; protrahierte Kopfhaltung (bewirkt einen chronischen Zug auf die hyoidale Muskulatur) oder Trauma (z. B. Schleudertrauma).

Triggerpunkte (TrP) im Venter posterior des M. digastricus können zu Schmerzen in den vier unteren Schneidezähnen (zwei auf der Seite der TrP, zwei auf der Gegenseite), Schmerzen der Zunge, Beschwerden im Halsbereich oder Schluckstörungen führen. TrP im Venter anterior des M. digastricus können zu TrP im M. occipitofrontalis führen.

Die Ausstrahlungsmuster der TrP im M. digastricus müssen von denen der TrP in den anderen hyoidalen Muskeln, im M. sternocleidomastoideus, in der Pars superior des M. trapezius, im M. pterygoideus medialis, in den Mm. longus colli und capitis (aufgrund möglicher Halssymptome) und im M. suboccipitalis abgegrenzt werden.

TrP im M. digastricus werden häufig fälschlicherweise als Zahnprobleme (z. B. Zahnkavität) oder verspannter M. sternocleidomastoideus diagnostiziert.

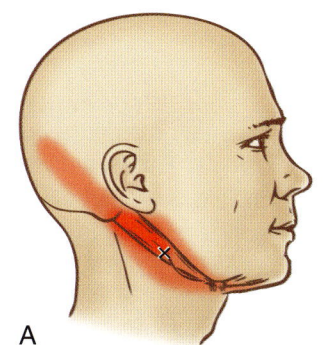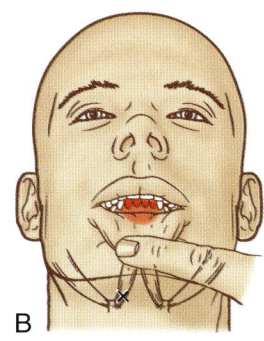

Abb. 2: Typische TrP im M. digastricus und ihre korrespondierenden Ausstrahlungszonen. A) Ansicht von lateral, B) Ansicht von anterior.

TrP mit Bezug zu den TrP im M. digastricus finden sich häufig ipsilateral oder kontralateral in den anderen hyoidalen Muskeln, im M. masseter, M. temporalis oder M. pterygoideus medialis.

Anmerkungen:

1. Der M. stylohyoideus liegt neben dem Venter posterior des M. digastricus, ist schwierig von diesem abzugrenzen und soll ein ihm ähnliches Ausstrahlungsmuster haben. Des Weiteren ist der M. stylohyoideus bekannt dafür, Einklemmungen der A. carotis externa zu verursachen.
2. TrP im M. omohyoideus führen erfahrungsgemäß zu Spannungen in demselben. Dies kann zu einer Kompression des Plexus brachialis und in der Folge zu einem Thoracic-Outlet-Syndrom sowie über fasziale Insertionen zu Dysfunktionen der Art. costovertebralis der 1. Rippe führen.
3. Der M. mylohyoideus hat, ähnlich dem Venter posterior des M. digastricus, ein Schmerzausstrahlungsmuster in die Zunge.

Selbstdehnung

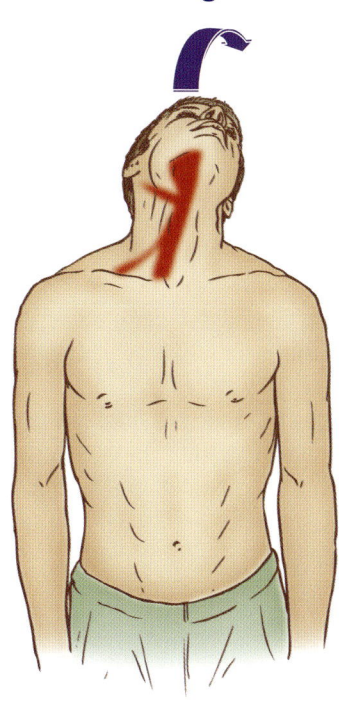

Abb. 3: Dehnung der rechten hyoidalen Muskulatur. Der Nacken des Patienten ist extendiert und linkslateralflektiert.

M. trapezius, Pars superior und M. levator scapulae

Palpation der Pars superior des M. trapezius im Sitzen

Widerstand gegen Extension der HWS führt zur Kontraktion der gesamten Nackenmuskulatur. Wird der Patient aufgefordert, den Nacken zur kontralateralen Seite zu rotieren, so werden Mm. splenius capitis und cervicis reziprok inhibiert (entspannt) und die Pars superior des M. trapezius wird kraftvoller kontrahieren. Dies erleichtert die Palpation.

Praxistipp: Kontralaterale Rotation und Nach-hinten-Drücken in Extension.

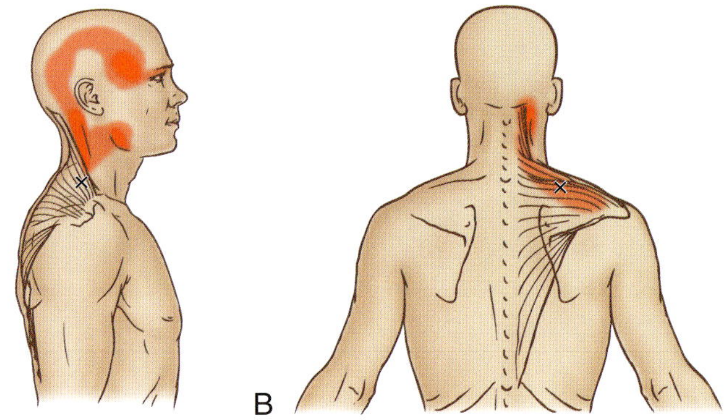

Triggerpunkte der Pars superior des M. trapezius

Triggerpunkte (TrP) in der Pars superior des M. trapezius resultieren häufig aus der akuten oder chronischen Überbeanspruchung des Muskels oder werden durch sie aufrechterhalten. Beispiele für die Überbelastung sind dauerhafte Körperhaltungen mit gehobenem Schultergürtel, Protraktion des Kopfes oder eine dauerhafte Körperhaltung aufgrund von schlechter Ergonomie (v. a. am Computer oder zwischen Ohr und Schulter eingeklemmter Telefonhörer), Gegenhalt gegen Depression des Schultergürtels bei hängender oberer Extremität (v. a. wenn diese ein Gewicht trägt); durch Trauma (z. B. Schleudertrauma); Kompressionskräfte (z. B. Tragen einer schweren Tasche oder eines schweren Rucksacks über die Schulter, zu enger BH-Träger); Irritationen vom Tragen einer Krawatte oder eines engen Hemdkragens; kalter Zug am Nacken oder chronische Belastung bzw. Anspannung (Hochziehen des Schultergürtels).

Triggerpunkte (TrP) in der Pars superior des M. trapezius können zum typischen steifen Nacken mit in den Wirbelgelenken eingeschränkter kontralateraler Lateralflexion und ipsilateraler Rotation des Nackens, angehobenem Schultergürtel, Schmerzen bei ipsilateraler endgradiger Rotation des Nackens und Spannungskopfschmerzen führen.

Die Ausstrahlungsmuster der TrP in der Pars superior des M. trapezius müssen von denen der TrP im M. sternocleidomastoideus, M. masseter, M. temporalis, M. occipitalis, M. splenius cervicis, M. levator scapule, M. semispinalis capitis, M. multifidus cervicis und in der Pars inferior des M. trapezius abgegrenzt werden.

TrP im M. trapezius werden häufig fälschlicherweise als zervikales Diskussyndrom, TMG-Syndrom oder Okzipitalneuralgie diagnostiziert.

TrP mit Bezug zur Pars superior des M. trapezius finden sich häufig in den Mm. scaleni, Mm. splenius capitis und cervicis, im M. levator scapulae, in den Mm. rhomboidei, im M. semispinalis capitis, M. temporalis, M. masseter und in der kontralateralen Pars superior des M. trapezius.

Anmerkung:
In der Pars superior des M. trapezius werden am häufigsten TrP vorgefunden. Überdies breiten sich die ausstrahlenden

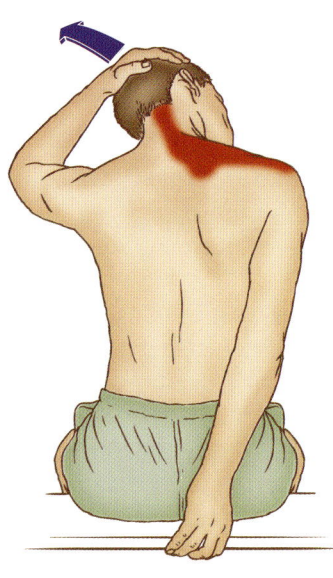

Abb. 1: Typische TrP im M. trapezius und ihre korrespondierenden Ausstrahlungszonen. A) Ansicht von lateral. B) Ansicht von posterior.

Symptome dieser TrP gelegentlich bis auf die andere Körperseite aus.

Selbstdehnung M. trapezius, Pars superior

Abb. 2: Dehnung der Pars superior des rechten M. trapezius. Der Kopf ist nach vorn gebeugt, in Linkslateralflexion (kontralateral) und ipsilateraler Rechtsrotation. Indem die Hand des Patienten die hintere Bankkante ergreift, bleibt der Schultergürtel gesenkt.

Palpation des M. levator scapulae im Sitzen

Soll der Patient die Hand über die LWS legen, so erfordert dies eine Extension und Adduktion des Arms im Schultergelenk. Hierfür bedarf es einer damit gekoppelten Rückrotation der Skapula im skapulothorakalen Gelenk. Aufgrund der reziproken Inhibition führt dies zur Entspannung des M. trapezius und zusätzlich zur Kontraktion des M. levator scapulae. So kann der M. levator scapulae deutlich palpiert werden. Der Patient soll keine kraftvolle Elevation der Skapula ausführen, da ansonsten der Reflex der reziproken Inhibition überlagert wird und die Pars superior des M. trapezius kontrahiert. Dies blockiert die Palpation der inferioren Insertion des M. levator scapulae.

Der Patient kann die Hand von der LWS nehmen, sobald der M. levator scapulae im posterioren Nackendreieck palpiert wird. Die Entspannung des M. trapezius ist nicht weiter erforderlich. Wird der M. levator scapulae im posterioren Nackendreieck palpiert, kann zur Erleichterung der Palpation und Lokalisierung zusätzlich eine kraftvolle Kontraktion desselben genutzt werden.

Bei Erwachsenen mittleren oder höheren Alters ist der M. levator scapulae häufig im posterioren Nackendreieck sichtbar, selbst wenn sie ihn nicht bewusst anspannen.

Es kann sich als schwierig erweisen, den am meisten kranialwärts gelegenen Anteil des M. levator scapulae unter dem M. sternocleidomastoideus zu palpieren. Leichte Flexion und ipsilaterale Lateralflexion des Nackens nähert den M. sternocleidomastoideus an und erleichtert somit die Palpation durch ihn hindurch.

Anmerkung:

Der Processus transversus von C1 liegt direkt unterhalb des Ohrs (zwischen Processus mastoideus und Ramus mandibulae).

Praxistipp: Die Hand des Patienten liegt über der LWS.

Lokalisation des Processus transversus

■ Abb. 3: Für die Palpation der superioren Insertion des M. levator scapulae muss mit etwas Druck unter dem M. sternocleidomastoideus nach anterior und superior in Richtung Processus transversus des Atlas (C1) palpiert werden. Passive Annäherung des M. sternocleidomastoideus erleichtert die Palpation. Hierfür wird der Nacken des Patienten in Flexion und ipsilateraler Lateralflexion eingestellt (nicht dargestellt). Beachten Sie die Lage des Processus transversus von C1.

Triggerpunkte des M. levator scapulae

Triggerpunkte (TrP) im M. levator scapulae resultieren häufig aus der akuten oder chronischen Überbeanspruchung des Muskels oder werden durch sie aufrechterhalten. Beispiele für die Überbelastung sind das Tragen einer Tasche oder Handtasche über die Schulter, Einklemmen des Telefonhörers zwischen Schulter und Ohr, exzessives Trainieren (wie beim Tennis), ständiges Anspannen der Schultern; chronische Verkürzung oder Dehnung des Muskels aufgrund schlechter Körperhaltung bei der Arbeit oder in der Freizeit (z. B. schlecht positionierter Computerbildschirm, Lesen mit vorgebeugtem Kopf); Autounfälle; kalter Zug im Nacken oder psychische Überbelastung.

TrP im M. levator scapulae können zum typischen steifen Nacken mit eingeschränkter kontralateraler Rotation des Nackens (häufig als Torticollis oder Schiefhals bezeichnet) führen.

Die Ausstrahlungsmuster der TrP im M. levator scapulae müssen von denen in den Mm. scaleni, Mm. rhomboidei, im M. supraspinatus und M. infraspinatus abgegrenzt werden. TrP im M. levator scapulae werden häufig fälschlicherweise als Dysfunktionen der Wirbelgelenke der HWS diagnostiziert. TrP mit Bezug zum M. levator scapulae finden sich häufig in der Pars superior des M. trapezius, im M. splenius cervicis, in den Mm. scaleni, und im M. erector spinae der HWS.

Selbstdehnung M. levator scapulae

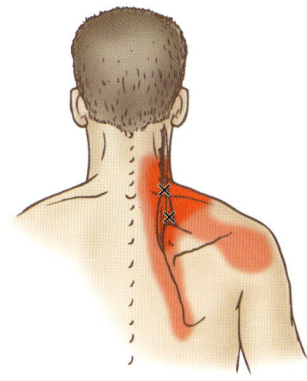

■ Abb. 4: Typische TrP im M. levator scapulae und deren Ausstrahlungszonen in der Ansicht von posterior.

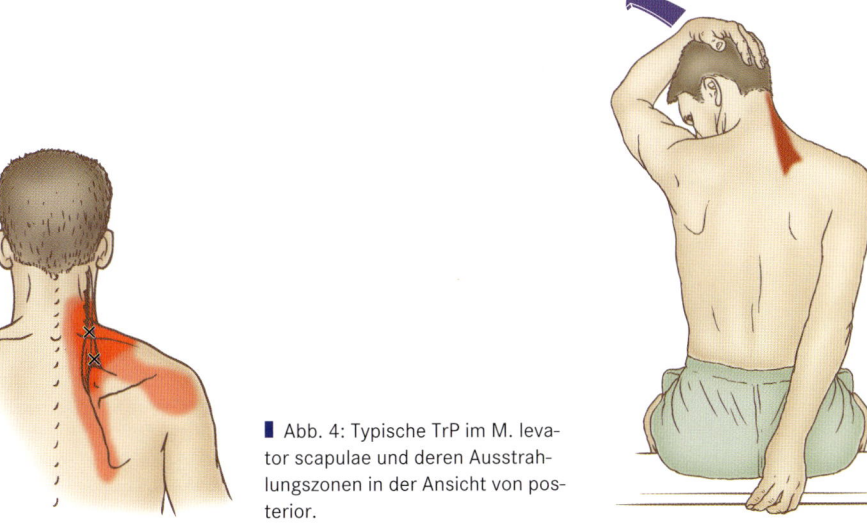

■ Abb. 5: Dehnung des rechten M. levator scapulae. Der Nacken des Patienten ist in Flexion, Linkslateralflexion und Linksrotation (kontralateral) eingestellt. Indem die rechte Hand des Patienten die Bankkante ergreift, bleibt der Schultergürtel gesenkt.

M. splenius capitis und M. semispinalis capitis

Palpation im Sitzen

Ipsilaterale Rotation des Nackens führt zu verstärkter Kontraktion des M. splenius capitis. Zudem inhibiert die ipsilaterale Rotation auch reziprok und entspannt daher den M. sternocleidomastoideus und die Pars superior des M. trapezius. Ist die Pars superior des M. trapezius entspannt, so erleichtert dies die Palpation des darunter liegenden, kontrahierten M. splenius capitis. Der Widerstand gegen die Nackenextension soll jedoch sanft gegeben werden, da ansonsten die reziproke Inhibition der Pars superior des M. trapezius überlagert wird und dieser kontrahiert. Dies blockiert die Möglichkeit, durch ihn hindurch den M. splenius capitis zu palpieren.
Die Palpation anterior des Rands der Pars superior des M. trapezius mit abwärts gerichtetem Druck in Richtung Processus spinosi bietet direkten Zugang zu den unteren Insertionen des M. splenius capitis an den Processus spinosi der oberen BWS. Die Fingerkuppen sinken langsam mit deutlichem Druck in anteriore Richtung in das Gewebe und palpieren tief in Richtung Processus spinosi.
Zur Inhibition und Entspannung der Pars superior des M. trapezius kann die Hand des Patienten über der unteren LWS liegen. Diese Platzierung erfordert Extension und Adduktion des Arms im Schultergelenk. Hierfür bedarf es einer damit gekoppelten Rückrotation der Skapula im skapulothorakalen Gelenk. Da die Pars superior des M. trapezius die Skapula aufwärts rotiert, ist sie somit inhibiert und entspannt.

> Praxistipp: Beginn an der oberen Spitze des posterioren Nackendreiecks.

Triggerpunkte

Triggerpunkte (TrP) im M. splenius capitis resultieren häufig aus der akuten oder chronischen Überbeanspruchung des Muskels oder werden durch sie aufrechterhalten. Beispiele für die Überbelastung sind eine chronische Protraktion des Kopfes oder dauerhafte Körperhaltung mit einseitiger Rotation

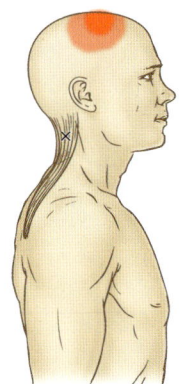

Abb. 1: Typischer TrP im M. supraspinatus und seine korrespondierende Ausstrahlungszone in der Ansicht von lateral.

des Nackens, wie beim Arbeiten am Computer mit nicht direkt vor der Person positioniertem Monitor oder beim Geigespielen; plötzliche, unerwartete Dehnung (z. B. Schleudertrauma) oder kalter Zug im Nacken.
Triggerpunkte (TrP) im M. splenius capitis können zu eingeschränkter Flexion und kontralateraler Rotation der HWS; eingeschränkter aktiver ipsilateraler Rotation aufgrund Schmerzen bei der Kontraktion, Gelenkdysfunktionen der HWS oder Kopfschmerzen führen.
Die Ausstrahlungsmuster der TrP im M. splenius capitis müssen von denen der TrP im M. occipitofrontalis und M. sternocleidomastoideus abgegrenzt werden.
TrP im M. splenius capitis werden häufig fälschlicherweise als Gelenkdysfunktionen der HWS, Migränekopfschmerz oder spastischer Torticollis diagnostiziert.
TrP mit Bezug zum M. splenius capitis finden sich häufig im M. splenius cervicis, in der Pars superior des M. trapezius, im M. levator scapulae und M. semispinalis capitis.

Selbstdehnung

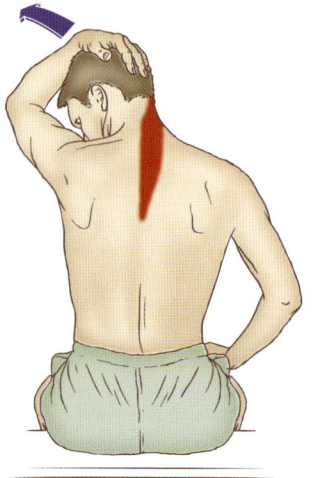

Abb. 2: Dehnung der rechten Mm. splenius capitis und cervicis. Der Nacken des Patienten ist in Flexion, Linkslateralflexion und Linksrotation (kontralateral) eingestellt. Die Dehnung entspricht der des M. levator scapulae, wobei in diesem Fall kein anhaltendes Senken der Skapula bei der Dehnung erforderlich ist.

Palpation in Rückenlage

Der Patient wird aufgefordert, die Hand über die LWS zu legen, um den Arm im Schultergelenk zu extendieren und zu adduzieren. Die hierfür benötigte Rückrotation der Skapula im skapulothorakalen Gelenk führt aufgrund der reziproken Inhibition zur Inhibition und Entspannung der Pars superior des M. trapezius. Dies erleichtert die Palpation des darunter gelegenen M. semispinalis. Auch die ipsilaterale Rotation des Nackens inhibiert reziprok die Pars superior des M. trapezius. Eine zu kraftvolle Kontraktion in Richtung Extension muss vermieden werden, da ansonsten der neurologische Reflex der reziproken Inhibition überlagert wird und die Pars superior des M. trapezius kontrahiert. Dies blockiert die Palpation des darunter liegenden M. semispinalis.

Obwohl die Pars superior des M. trapezius der bekannteste Muskel des Nackens ist, ist der M. semispinalis capitis bedeutend größer und dicker. Es handelt sich faktisch um den größten Nackenmuskel.

> Praxistipp: Reziproke Inhibition der Pars superior des M. trapezius und Palpation durch den M. trapezius.

Triggerpunkte

Triggerpunkte (TrP) im M. semispinalis capitis resultieren häufig aus der akuten oder chronischen Überbeanspruchung des Muskels oder werden durch sie aufrechterhalten. Beispiele für die Überbelastung sind eine chronische Protraktion des Kopfes oder dauerhafte Körperhaltung mit gebeugtem Nacken mit nach anterior vor den Rumpf verlagertem Gewichtsschwerpunkt; dauerhafte Körperhaltungen, die zu einer Verkürzung der Muskulatur führen (z. B. Aufstützen der Ellenbogen zur Unterstützung des Kopfes beim Fernsehen oder in Bauchlage, wenn Hausaufgaben auf dem Bett gemacht werden); Trauma (z. B. Schleudertrauma oder Sturz); Radikulopathie der zervikalen Spinalnerven; arthritische

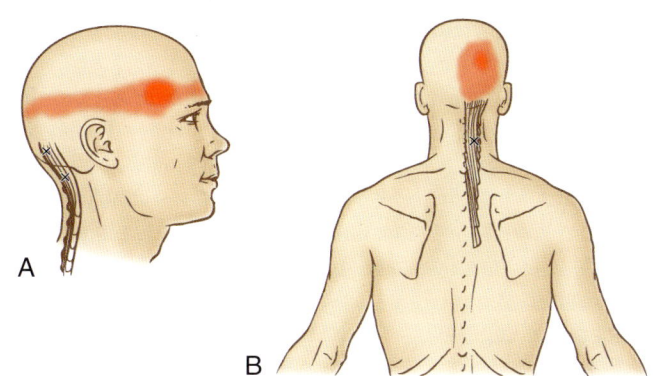

■ Abb. 3: Typische TrP im M. semispinalis capitis und ihre korrespondierenden Ausstrahlungszonen. A) Ansicht von lateral. B) Ansicht von posterior.

Veränderungen der HWS; Irritationen vom Tragen einer Krawatte oder eines Hemdes mit engem Kragen; kalter Zug im Nacken oder sekundäre TrP in der Pars superior des M. trapezius oder im M. splenius capitis.

Triggerpunkte (TrP) im M. semispinalis capitis können zu Kopfschmerzen, eingeschränkter Nackenflexion oder kontralateraler Lateralflexion, Einklemmung des N. occipitalis major (und in Folge u. U. zu veränderter Sensibilität, wie Kribbeln oder Schmerz der Kopfhaut am Hinterkopf) oder Gelenkdysfunktionen bzw. Arthritis der HWS führen.

Die Ausstrahlungsmuster der TrP im M. semispinalis capitis müssen von denen der TrP im M. trapezius, M. sternocleidomastoideus, M. temporalis, M. occipitofrontalis und M. suboccipitalis abgegrenzt werden.

TrP im M. semispinalis capitis werden häufig fälschlicherweise als Arthritis der HWS oder Kopfschmerzen, bedingt durch die Nasennebenhöhlen bzw. Migräne diagnostiziert.

TrP mit Bezug zum M. semispinalis capitis finden sich häufig in der Pars superior des M. trapezius, im M. semispinalis cervicis, in den Mm. splenius capitis oder cervicis, im M. erector spinae und in den Mm. transversospinales des Rumpfes.

Selbstdehnung

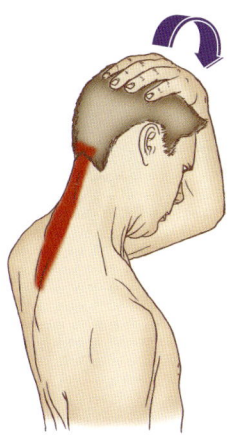

■ Abb. 4: Dehnung des rechten M. semispinalis capitis. Der Nacken des Patienten ist in Flexion und Lateralflexion links eingestellt. Anmerkung: Die wichtigste Komponente bei dieser Dehnung ist die Flexion.

Subokzipitale Muskulatur

Palpation in Rückenlage

Die subokzipitale Muskulatur wird am besten in entspanntem Zustand palpiert. Aufgrund der tiefen Lage stellen Palpation und Differenzierung eine Herausforderung dar. Sind die oberflächlichen Muskeln jedoch entspannt und die subokzipitalen Muskeln kontrahiert, so ist ihre Palpation relativ einfach.

Der am leichtesten zu palpierende Muskel der subokzipitalen Muskulatur ist der M. rectus capitis posterior major. Der M. obliquus capitis superior ist meist am schwierigsten zu palpieren.

Bei der Palpation und Druckausübung in der als „subokzipitales Dreieck" bekannten Region, begrenzt von M. rectus capitis posterior major und den beiden Mm. obliquii capitis, ist aufgrund der Anwesenheit von A. vertebralis und N. suboccipitalis erhöhte Vorsicht geboten. Auch der N. occipitalis major verläuft in der Nähe.

Bei der anterioren Translation des Nackens findet ein direktes Gleiten des Kopfes nach anterior in der Art. atlanto-occipitalis statt. Wird der Patient zu dieser Bewegung aufgefordert, so führt dies zur Kontraktion des M. rectus capitis posterior minor. Dies erleichtert die Palpation des Muskels.

> Praxistipp: Mit dem M. rectus capitis posterior major am Processus spinosus des C2 beginnen.

Triggerpunkte

Triggerpunkte (TrP) in der subokzipitalen Muskulatur resultieren häufig aus der akuten oder chronischen Überbeanspruchung des Muskels oder werden durch sie aufrechterhalten. Beispiele für die Überbelastung sind eine ständige Extension in der Art. atlanto-occipitalis (wie beim Streichen der Zimmerdecke oder Beobachten von Vögeln) oder eine dauerhafte Körperhaltung mit Kopfrotation zu einer Seite (M. obliquus capitis inferior); chronische protrahierte Kopfhaltung (anteriore Translation); Trauma (z. B. Schleudertrauma); kalter Zug am Nacken oder Gelenkdysfunktionen der Art. atlanto-occipitalis oder Art. atlanto-axialis.

Triggerpunkte (TrP) in der subokzipitalen Muskulatur können zu diffusen, schwer zu lokalisierenden Kopfschmerzen mit Einschränkungen der kontralateralen Lateralflexion in der Art. atlanto-occipitalis oder kontralateralen Rotation des Axis (C2) in der Art. atlanto-axialis (M. obliquus capitis inferior)

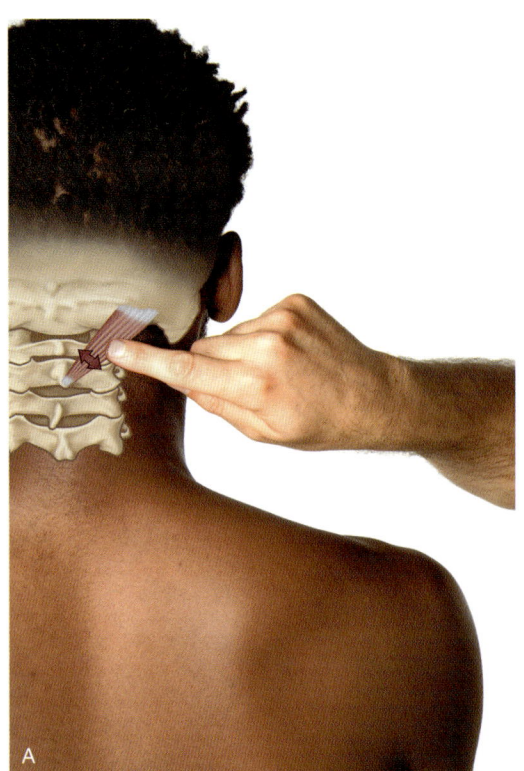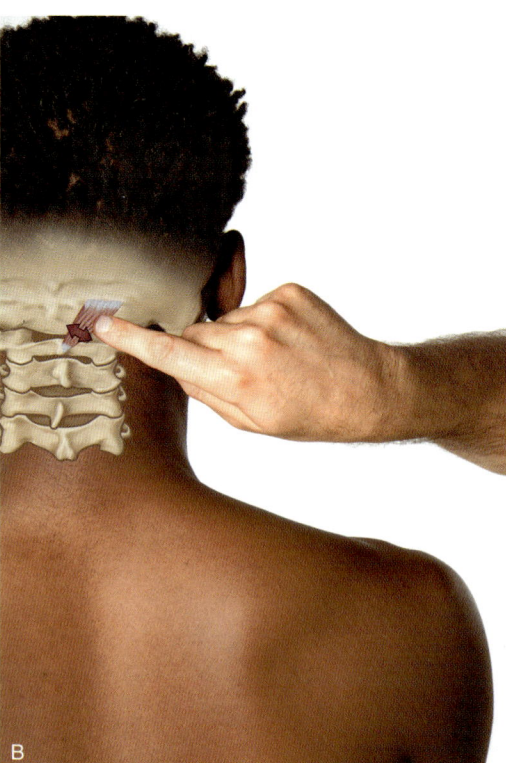

▌ Abb. 1: Palpation der subokzipitalen Muskulatur: A) rechter M. rectus capitis posterior major zwischen dem Processus der Axis (C2) und Okziput; B) rechter M. rectus capitis posterior minor zwischen dem posterioren Höcker des Atlas (C1) und Okziput.

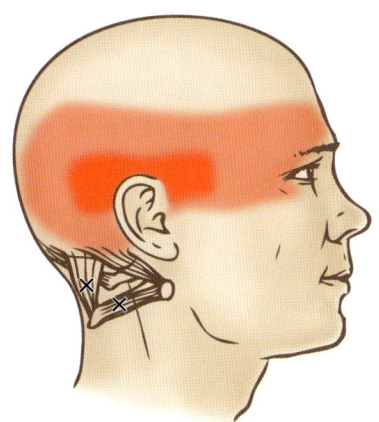

■ Abb. 2: Ansicht der typischen TrP in der subokzipitalen Muskulatur von lateral und ihre korrespondierenden Ausstrahlungszonen.

oder Gelenkdysfunktionen der Art. atlanto-occipitalis bzw. atlanto-axialis führen.

Die Ausstrahlungsmuster der TrP in der subokzipitalen Muskulatur müssen von denen der TrP im M. sternocleidomastoideus, M. temporalis, M. splenius cervicis und M. semispinalis capitis abgegrenzt werden.

TrP in der subokzipitalen Muskulatur werden häufig fälschlicherweise als Migräne oder Neuralgie des N. occipitalis major diagnostiziert.

TrP mit Bezug zur subokzipitalen Muskulatur finden sich häufig in den anderen posterioren Muskeln bzw. im M. occipitalis.

Selbstdehnung

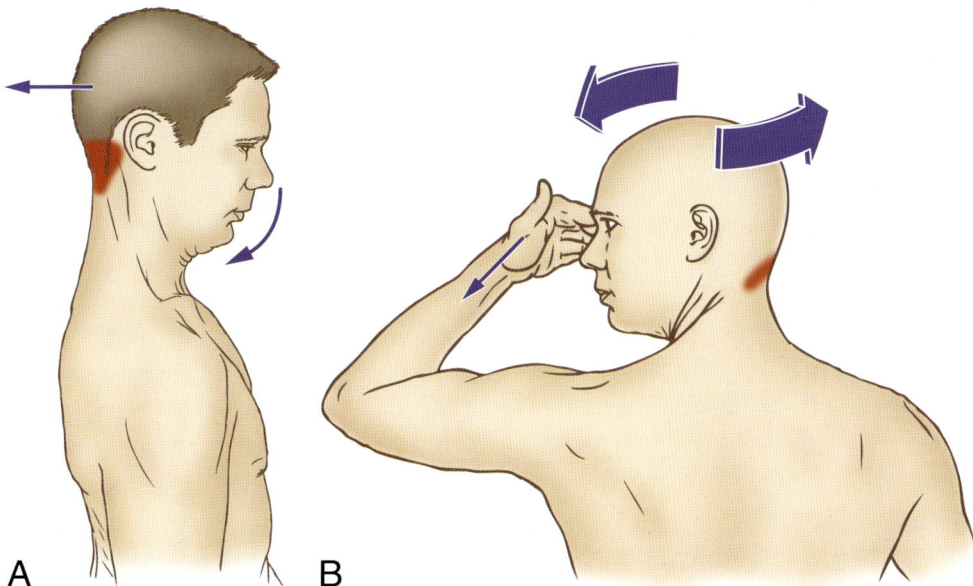

A   B

■ Abb. 3: Dehnungen der rechten subokzipitalen Muskulatur. A) Bilaterale Dehnung der Mm. recti capitis posterior major und minor sowie der Mm. obliquii capitis superiores. Der Patient wird aufgefordert, das Kinn in Richtung Brustkorb zu bewegen. Dies führt zur Flexion des Nackens und Translation in der Art. atlanto-occipitalis nach posterior (Inklination). Zusätzliche Linkslateralflexion fokussiert die Dehnung auf die linksseitige subokzipitale Muskulatur (nicht dargestellt). B) Dehnung des rechten M. obliquus capitis inferior. Der Patient rotiert den Nacken endgradig nach links (kontralateral).

Muskulatur des Kopfes

Muskulatur des Kopfes

Mimische Gesichtsmuskulatur und M. occipitofrontalis

M. orbicularis oculi

Triggerpunkte (TrP) im M. orbicularis oculi resultieren häufig aus der akuten oder chronischen Überbeanspruchung des Muskels oder werden durch sie aufrechterhalten. Beispiele für die Überbelastung sind habituelles Schielen oder Stirnrunzeln oder TrP in der Pars sternalis des M. sternocleidomastoideus.

TrP im M. orbicularis oculi können zu Schmerzen im Nasenbereich führen.

Die Ausstrahlungsmuster der TrP im M. orbicularis oculi müssen von denen der TrP in der übrigen mimischen Gesichtsmuskulatur, im M. sternocleidomastoideus, M. temporalis, M. masseter und M. frontalis abgegrenzt werden.

TrP im M. orbicularis oculi werden häufig fälschlicherweise als Sinusitis oder Kopfschmerzen diagnostiziert.

TrP mit Bezug zum M. orbicularis oculi finden sich häufig in der übrigen mimischen Gesichtsmuskulatur, der Kaumuskulatur (M. temporalis, M. masseter und Mm. pterygoidei lateralis und medialis), im M. sternocleidomastoideus und in der Pars superior des M. trapezius.

M. levator labii superior

Triggerpunkte (TrP) im M. levator labii superior resultieren häufig aus der akuten oder chronischen Überbeanspruchung des Muskels oder werden durch sie aufrechterhalten. Ein Beispiel für die Überbelastung ist habituelles Lächeln.

TrP im M. levator labii superior können zu allergischen Symptomen (Niesen, juckende Augen) und scheinbaren Schmerzen in den Nasennebenhöhlen führen.

Die Ausstrahlungsmuster der TrP im M. levator labii superior müssen von denen der TrP in der übrigen mimischen Gesichtsmuskulatur, im M. sternocleidomastoideus, M. temporalis, M. masseter und M. frontalis abgegrenzt werden.

TrP im M. levator labii superior werden häufig fälschlicherweise als Sinusitis, Erkältung oder Kopfschmerzen diagnostiziert.

TrP mit Bezug zum M. levator labii superior finden sich häufig in der übrigen mimischen Gesichtsmuskulatur, der Kaumuskulatur (M. temporalis, M. masseter und Mm. pterygoidei lateralis und medialis), im M. sternocleidomastoideus und in der Pars superior des M. trapezius.

M. zygomaticus major

Triggerpunkte (TrP) im M. zygomaticus major resultieren häufig aus der akuten oder chronischen Überbeanspruchung des Muskels oder werden durch sie aufrechterhalten. Ein Beispiel für die Überbelastung ist habituelles Lächeln.

TrP im M. zygomaticus major können zu allergischen Symptomen (Niesen, juckende Augen) und scheinbaren Schmerzen in den Nasennebenhöhlen führen.

Die Ausstrahlungsmuster der TrP im M. zygomaticus major müssen von denen der TrP in der übrigen mimischen Gesichtsmuskulatur, im M. sternocleidomastoideus, M. temporalis, M. masseter und M. frontalis abgegrenzt werden.

TrP im M. zygomaticus major werden häufig fälschlicherweise als Sinusitis, Erkältung oder Kopfschmerzen diagnostiziert.

TrP mit Bezug zum M. zygomaticus major finden sich häufig in der übrigen mimischen Gesichtsmuskulatur, der Kaumuskulatur (M. temporalis, M. masseter und Mm. pterygoidei lateralis und medialis), im M. sternocleidomastoideus und in der Pars superior des M. trapezius.

M. buccinator

Triggerpunkte (TrP) im M. buccinator resultieren häufig aus der akuten oder chronischen Überbeanspruchung des Muskels oder werden durch sie aufrechterhalten. Beispiele für die Überbelastung sind Spielen eines Blasinstruments oder wiederholtes Aufblasen von Luftballons oder schlecht angepasste zahnmedizinische Apparaturen (z. B. Zahnspangen oder Nachtschienen).

TrP im M. buccinator können zu tiefen Schmerzen im Kiefer sowie Kau- und Schluckbeschwerden führen.

Die Ausstrahlungsmuster der TrP im M. buccinator müssen von denen der TrP in der übrigen mimischen Gesichtsmuskulatur, im M. temporalis und M. masseter abgegrenzt werden.

TrP im M. buccinator werden häufig fälschlicherweise als Kopfschmerzen oder Dysfunktionen des TMG diagnostiziert.

TrP mit Bezug zum M. buccinator finden sich häufig in der übrigen mimischen Gesichtsmuskulatur, der Kaumuskulatur (M. temporalis, M. masseter und Mm. pterygoidei lateralis und medialis), im M. sternocleidomastoideus und in der Pars superior des M. trapezius.

Palpation in Rückenlage

Der M. occipitofrontalis besteht aus zwei Bäuchen. Der Venter frontalis liegt über dem Os frontale, der Venter occipitalis liegt über dem Os occipitale. Sie sind über eine große Aponeurose, die Galea aponeurotica, miteinander verbunden.
Der gesamte M. occipitofrontalis liegt oberflächlich und ist einfach zu palpieren.
Der M. occipitofrontalis ist ein dünner faszialer Muskel, dessen Kontraktion nicht so leicht zu spüren ist wie die eines großen Muskels. Daher ist eine Kontraktion des gesamten M. occipitofrontalis zur Lokalisierung nicht so effektiv wie bei den meisten anderen Muskeln.
Bei Patienten mit Spannungskopfschmerzen ist der M. occipitofrontalis meist fest.

> Praxistipp: Palpation über Os frontale und Os occipitale.

Triggerpunkte

Triggerpunkte (TrP) im M. occipitofrontalis resultieren häufig aus der akuten oder chronischen Überbeanspruchung des Muskels oder werden durch sie aufrechterhalten. Beispiele für die Überbelastung sind ständiges Stirnrunzeln oder direktes Trauma. Des Weiteren resultieren TrP im Venter occipitalis häufig aus TrP in der posterioren zervikalen Muskulatur oder werden aufrechterhalten durch sie. TrP im Venter frontalis resultieren häufig aus TrP in der Pars clavicularis des M. sternocleidomastoideus oder werden aufrechterhalten durch sie.

TrP im Venter occipitalis können zu Kopfschmerzen auf der Rückseite des Kopfes und hinter den Augen führen; Druck auf den Hinterkopf wird als unangenehm empfunden (z. B. Druck gegen das Kissen nachts oder gegen eine Stuhllehne) und möglicherweise lösen sie sogar Ohrenschmerzen aus. TrP im Venter frontalis können zu Kopfschmerzen im Stirnbereich und auch zur Einklemmung des N. supraorbitalis führen. Die Folge sind Kopfschmerzen im Stirnbereich, die charakteristische Symptome einer Nerveneinklemmung, wie z. B. eher kribbelnde, stechende Schmerzen, aufweisen.
Die Ausstrahlungsmuster der TrP im Venter occipitalis müssen von denen der TrP im M. splenius cervicis und M. temporalis abgegrenzt werden. Die Ausstrahlungsmuster der TrP im Venter frontalis müssen von denen der TrP im M. sternocleidomastoideus, M. temporalis, M. masseter, M. orbicularis occuli und M. zygomaticus major abgegrenzt werden.
TrP im M. occipitofrontalis werden häufig fälschlicherweise als Migränekopfschmerz diagnostiziert. TrP im Venter occipitalis werden zudem häufig fälschlicherweise als Neuralgie des N. occipitalis major diagnostiziert.
TrP mit Bezug zum Venter occipitalis finden sich häufig im M. trapezius, M. semispinalis capitis und im Venter posterior des M. digastricus. TrP mit Bezug zum Venter frontalis finden sich häufig in der Pars clavicularis des M. sternocleidomastoideus.

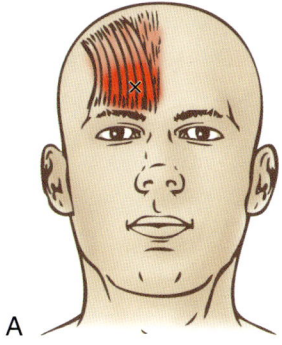
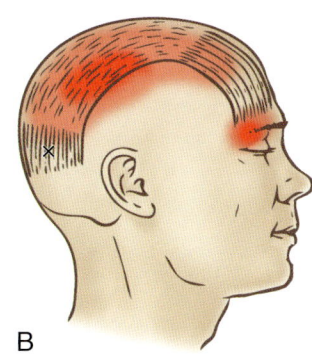

A   B

▌ Abb. 1: Typische TrP im M. occipitofrontalis und ihre korrespondierenden Ausstrahlungszonen. A) Ansicht von anterior. B) Ansicht von lateral.

M. temporalis

Palpation in Rückenlage

Um die Zähne zusammenzupressen, muss die Mandibula in den Temporomandibulargelenken (TMG) angehoben werden. Dies führt zur Kontraktion des M. temporalis.

Der größte Anteil des M. temporalis liegt oberflächlich und ist leicht zu palpieren. Lediglich die Palpationen eines kleinen Anteils am inferioren Ende unter dem Arcus zygomaticus und der inferioren Insertion an der Mandibula sind schwierig. Wird der Patient aufgefordert, den Mund weit zu öffnen, so kommt der Processus coronoideus der Mandibula unter dem Arcus zygomaticus hervor. Dies ermöglicht den Zugang zur inferioren Insertion des M. temporalis an der Mandibula und deren Palpation. Wird der Patient jedoch durch Anheben der Mandibula in den TMG (Mundschluss) zur Kontraktion des M. temporalis aufgefordert, so kontrahiert auch der oberflächlich liegende Anteil des M. masseter. Dies erschwert die Palpation der mandibulären Insertion. Die Palpation der Insertion des M. temporalis an der Mandibula wird daher am besten in entspanntem Zustand durchgeführt.

Die Insertion an der Mandibula kann auch von der Mundinnenseite aus palpiert werden. Nach Überstreifen eines Handschuhs oder eines Fingerlings über den Zeigefinger wird der Zeigefinger zwischen Wange und Zahnreihe nach posterior in die Mundhöhle des Patienten eingeführt. Die Palpationen des Processus coronoideus der Mandibula und der Insertionen des M. temporalis an deren anteriorer und posteriorer Oberfläche erfolgen bei entspannter Muskulatur. Auch wenn dies eher schwierig ist, so kann doch auch bei der Palpation der mandibulären Insertion von innen der Patient durch Anheben der Mandibula zur Kontraktion des M. temporalis aufgefordert werden.

Praxistipp: Zusammenpressen der Zähne.

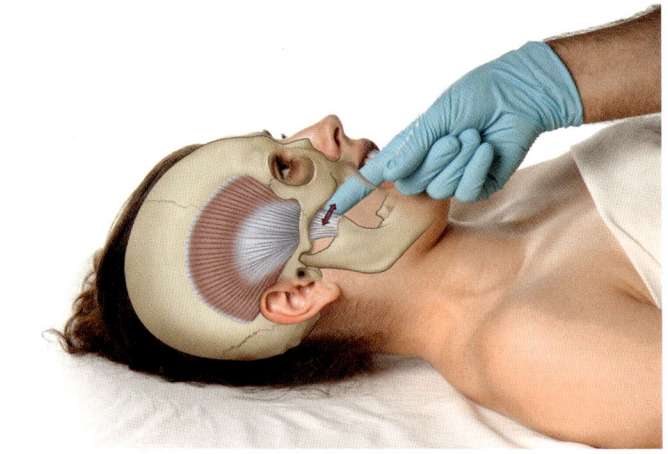

Abb. 1: Palpation der Insertion des rechten M. temporalis an der Mandibula von der Mundhöhle aus.

Triggerpunkte

Triggerpunkte (TrP) im M. temporalis resultieren häufig aus der akuten oder chronischen Überbeanspruchung des Muskels oder werden durch sie aufrechterhalten. Beispiele für die Überbelastung sind chronisches Zusammenpressen oder Mahlen mit den Zähnen, ausgiebiges Kaugummikauen oder Nägelbeißen; Dehnung über einen längeren Zeitraum hinweg (z. B. lang andauernde Mundöffnung bei Zahnbehandlungen); Okklusionsasymmetrien (schlechter Biss); Protraktion des Kopfes (kreiert Zug an der hyoidalen Muskulatur, die in der Folge an der Mandibula zieht, darauf reagiert der M. temporalis mit Kontraktion); Dysfunktionen im TMG; direktes Trauma; kalter Zug am Kopf; emotionale Belastung oder TrP in der Pars superior des M. trapezius bzw. dem M. sternocleidomastoideus.

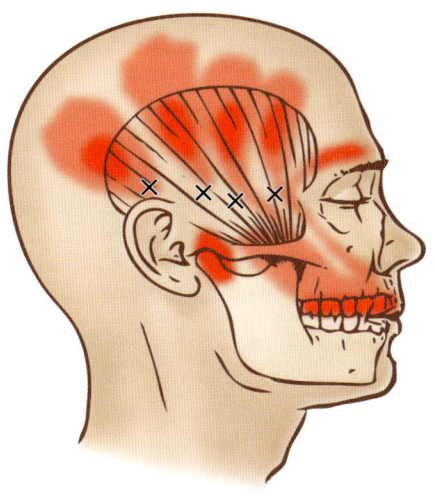

■ Abb. 2: Ansicht der typischen TrP im M. temporalis von lateral und ihre korrespondierenden Ausstrahlungszonen.

TrP im M. temporalis können zu Kopfschmerzen, Schmerzen und Hypersensibilität in den Zähnen im Oberkiefer und angrenzendem Gaumen, Okklusionsasymmetrien oder Schmerzen im TMG führen.

Die Ausstrahlungsmuster der TrP im M. temporalis müssen von denen der TrP in der Pars superior des M. trapezius, im M. sternocleidomastoideus, M. masseter, M. pterygoideus lateralis, M. pterygoideus medialis, M. semispinalis capitis, M. orbicularis oculi und M. buccinator abgegrenzt werden.

TrP im M. temporalis werden häufig fälschlicherweise als Kopfschmerzen, Zahnprobleme oder TMG-Störungen (z. B. Arthritis oder andere interne Gelenkstörungen) diagnostiziert.

TrP mit Bezug zum M. temporalis finden sich häufig im kontralateralen M. temporalis, im kontralateralen oder ipsilateralen M. masseter, im lateralen oder medialen M. pterygoideus, in der Pars superior des M. trapezius und im M. sternocleidomastoideus.

Selbstdehnung

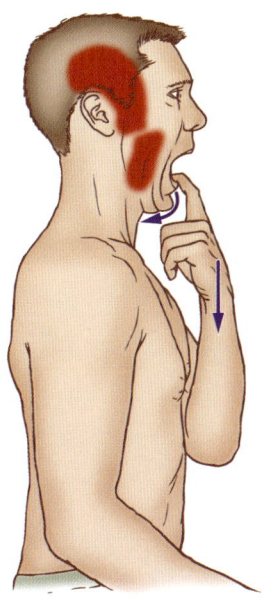

■ Abb. 3: Dehnung der rechten Mm. temporalis und masseter. Der Patient wird aufgefordert, den Mund so weit wie möglich zu öffnen. Er unterstützt dies mit der Hand.

M. masseter und M. pterygoideus lateralis

Palpation in Rückenlage

Der gesamte M. masseter liegt oberflächlich und ist einfach zu palpieren und von den angrenzenden Muskeln zu differenzieren.

Wird der Patient aufgefordert, die Zähne zusammenzupressen, so wird die Kontraktion des M. masseter sehr auffällig, da er sich häufig sichtbar vorwölbt.

Auch von der Mundinnenseite her ist der M. masseter einfach zu palpieren. Nach Überstreifen eines Handschuhs oder eines Fingerlings über den Zeigefinger kann der M. masseter zwischen Zeigefinger und Daumen ergriffen werden. Der Zeigefinger befindet sich dabei in der Mundhöhle zwischen Wange und Zahnreihe, der Daumen liegt auf der Außenseite. Der Patient wird aufgefordert, die Zähne zusammenzupressen. Dies führt zur Kontraktion des M. masseters.

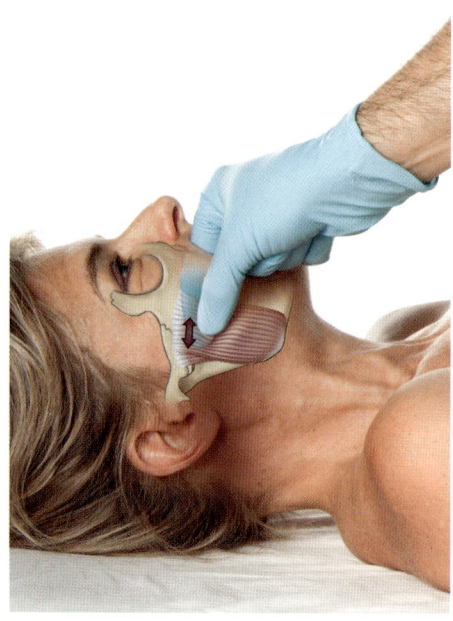

■ Abb. 1: Palpation des rechten M. masseter durch Ergreifen des Muskels zwischen Daumen und Zeigefinger.

> Praxistipp: Zusammenpressen der Zähne führt zu Vorwölbung des M. masseter.

Triggerpunkte

Triggerpunkte (TrP) im M. masseter resultieren häufig aus der akuten oder chronischen Überbeanspruchung des Muskels oder werden durch sie aufrechterhalten. Beispiele für die Überbelastung sind chronisches Zusammenpressen oder Mahlen mit den Zähnen, ausgiebiges Kaugummikauen oder Nägelbeißen; Dehnung über einen längeren Zeitraum hinweg (z. B. lang andauernde Mundöffnung bei Zahnbehandlungen); Okklusionsasymmetrien (schlechter Biss); Protraktion des Kopfes (kreiert Zug an der hyoidalen Muskulatur, die in der Folge an der Mandibula zieht; darauf reagiert der M. masseter mit Kontraktion); Dysfunktionen im TMG; direktes Trauma; emotionale Belastung oder TrP in der Pars superior des M. trapezius oder dem M. sternocleidomastoideus.

TrP im M. masseter können zu eingeschränkter Depression der Mandibula im TMG (eingeschränkte Mundöffnung), Schmerzen und Hypersensibilität in den oberen und unteren Molaren und dem angrenzenden Gaumen, Schmerzen im TMG, Okklusionsasymmetrien, Schwellung des ipsilateralen Auges (aufgrund einer möglichen Einklemmung der V. maxillaris) oder Tinnitus bzw. Schmerzen tief im ipsilateralen Ohr führen.

Die Ausstrahlungsmuster der TrP im M. masseter müssen von denen der TrP in der Pars superior des M. trapezius, im M. sternocleidomastoideus, M. semispinalis capitis, M. temporalis, M. pterygoideus lateralis, M. pterygoideus medialis, im Platysma, M. buccinator und M. orbicularis oculi abgegrenzt werden.

TrP im M. masseter werden häufig fälschlicherweise als TMG-Störungen (z. B. Arthritis oder andere interne Gelenkstörungen); Zahnprobleme; Kopfschmerzen oder Sinusitis diagnostiziert.

TrP mit Bezug zum M. masseter finden sich häufig im kontralateralen M. masseter, im kontralateralen oder ipsilateralen M. temporalis, im lateralen oder medialen M. pterygoideus, in der Pars superior des M. trapezius und im M. sternocleidomastoideus.

Selbstdehnung

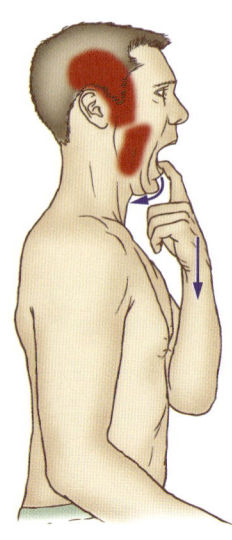

■ Abb. 3: Dehnung der rechten Mm. masseter und temporalis. Der Patient wird aufgefordert, den Mund so weit wie möglich zu öffnen. Er unterstützt dies mit der Hand.

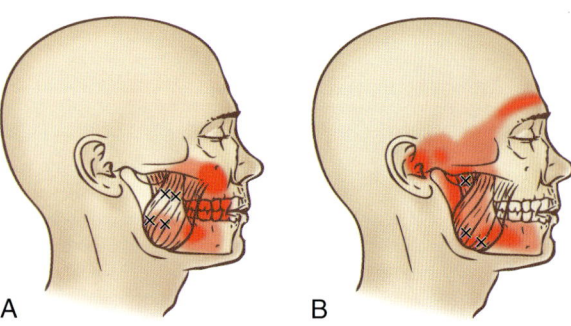

A   B

■ Abb. 2: Ansicht der typischen TrP im M. masseter von lateral und ihre korrespondierenden Ausstrahlungszonen.

Palpation in Rückenlage

Neben der Insertion am Collum mandibulae strahlt der M. pterygoideus lateralis auch in die Kapsel und den Diskus des TMG ein.

Zur Lokalisation des M. pterygoideus lateralis presst der in der Mundhöhle palpierende Finger von der Rückseite der Molaren aus nach posterior superior und sucht nach einer Stelle, die sich wie eine kleine Tasche zwischen den oberen Zähnen und dem Condylus mandibulae anfühlt (hier können sich Nahrungsreste, z. B. Erdnussbutter, ansammeln).

Der Patient wird aufgefordert, in den TMG eine Deviation der Mandibula zur kontralateralen Seite durchzuführen. Er soll dies langsam und vorsichtig tun, da ansonsten der palpierende Finger zwischen Mandibula und oberen Zähnen des Patienten eingeklemmt werden kann.

Die Mm. pterygoidei lateralis und medialis sind oft sehr palpationsempfindlich. Einer der Gründe ist deren nur dünne Bedeckung mit Mukosa.

Laut einiger Quellen kann der M. pterygoideus lateralis zwischen Kondylus und Processus coronoideus mandibulae von außen palpiert werden. Da er unter dem M. masseter liegt, ist er jedoch schwierig zu palpieren und abzugrenzen. Sollte diese Palpation gewählt werden, so wird der Patient zu einer Deviation der Mandibula zur kontralateralen Seite aufgefordert. Sodann wird die Kontraktion des M. pterygoideus lateralis palpiert.

> **Praxistipp:** Aufsuchen der Tasche in der oberen Mundhöhle, in der Erdnussbutter zurückbleiben kann.

Triggerpunkte

Triggerpunkte (TrP) im M. pterygoideus lateralis resultieren häufig aus der akuten oder chronischen Überbeanspruchung des Muskels oder werden durch sie aufrechterhalten. Beispiele für die Überbelastung sind chronisches Zusammenpressen oder Mahlen mit den Zähnen, ausgiebiges Kaugummikauen oder Nägelbeißen, Halten der Geige während des Geigenspiels mit dem Kiefer); Okklusionsasymmetrien (schlechter Biss) oder Protraktion des Kopfes (kreiert Zug an der hyoidalen Muskulatur, die in der Folge an der Mandibula zieht; darauf reagiert der M. pterygoideus lateralis mit Kontraktion).

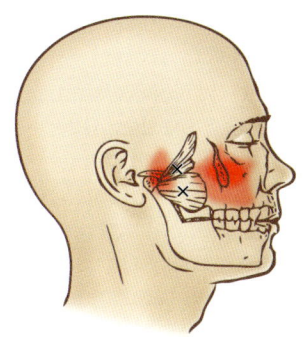

■ Abb. 4: Ansicht der typischen TrP im M. pterygoideus lateralis von lateral und ihre korrespondierenden Ausstrahlungszonen.

TrP im M. pterygoideus lateralis können zu Schmerzen, die tief im TMG wahrgenommen werden, Krepitationen des TMG, eingeschränkter ipsilateraler Deviation der Mandibula in den TMG, Okklusionsasymmetrien, Kribbeln in der Wange bzw. Schwäche des M. buccinator (bei durch den M. pterygoideus lateralis bedingter Einklemmung des N. buccalis) oder Tinnitus führen.

Die Ausstrahlungsmuster der TrP im M. pterygoideus lateralis müssen von denen der TrP im M. temporalis, M. masseter, M. pterygoideus medialis, M. sternocleidomastoideus und M. zygomaticus major abgegrenzt werden.

TrP im M. pterygoideus lateralis werden häufig fälschlicherweise als TMG-Störungen (z. B. Arthritis oder andere interne Gelenkstörungen), Sinusitis, Tic douloureux oder Ohrinfektionen diagnostiziert.

TrP mit Bezug zum M. pterygoideus lateralis finden sich häufig im kontralateralen und medialen M. pterygoideus, im ipsilateralen M. temporalis sowie im M. masseter und M. sternocleidomastoideus.

Anmerkungen:

Von allen Mastikationsmuskeln weist der M. pterygoideus lateralis am ehesten TrP auf.

Im Gegensatz zu den Mm. temporalis und masseter strahlen von den Mm. pterygoidei lateralis und medialis meist keine Schmerzen in die Zähne aus.

Selbstdehnung

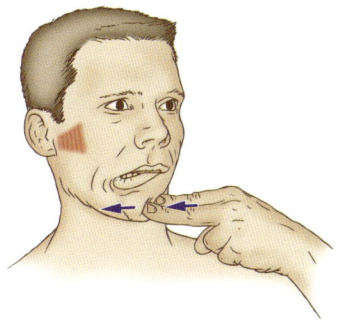

■ Abb. 5: Dehnung des rechten M. pterygoideus lateralis. Der Patient wird aufgefordert, mit der rechten (ipsilateralen) Hand den Kiefer so weit wie möglich nach lateral zu verschieben (Deviation).

M. pterygoideus medialis

Palpation in Rückenlage

Die inferiore Insertion des M. pterygoideus medialis kann an der Außenseite des Mundes einfach palpiert werden. Der größte Anteil des Muskels ist jedoch ausschließlich von der Mundhöhle aus palpierbar.

Nach Überstreifen eines Handschuhs oder eines Fingerlings über den palpierenden Finger wird der M. pterygoideus medialis von der Mundinnenseite her palpiert. Der palpierende Finger geht entlang der Innenseite der unteren Zahnreihe bis zu den Molaren und presst von dort Richtung posterolateral bis auf die Innenwand der Mundhöhle. Wird der Patient aufgefordert, die Mandibula zu protrahieren, so ist die Kontraktion des M. pterygoideus medialis palpierbar. Der Patient wird aufgefordert, alternierend den Muskel zu kontrahieren und zu entspannen, wobei ein Großteil des M. pterygoideus medialis entlang der Insertionen palpiert werden kann.

Bei der Palpation des M. pterygoideus medialis von der Mundhöhle aus in Richtung der Insertionen ist eine Visualisierung des Verlaufs identisch dem des M. masseter hilfreich. Der M. masseter verläuft hierbei allerdings an der Außenseite der Mandibula, während der M. pterygoideus medialis sich an der Innenseite befindet.

Die Mm. pterygoidei lateralis und medialis sind oft sehr palpationsempfindlich. Einer der Gründe ist deren nur dünne Bedeckung mit Mukosa.

> **Praxistipp:** Die palpierenden Finger beugen sich um die interne Oberfläche des Mandibulawinkels.

Triggerpunkte

Triggerpunkte (TrP) im M. pterygoideus medialis resultieren häufig aus der akuten oder chronischen Überbeanspruchung des Muskels oder werden durch sie aufrechterhalten. Beispiele für die Überbelastung sind chronisches Zusammenpressen oder Mahlen mit den Zähnen, ausgiebiges Kaugummikauen oder Nägelbeißen, Halten der Geige während des Geigenspiels mit dem Kiefer; durch Dehnung über einen längeren Zeitraum hinweg (z. B. lang andauernde Mundöffnung bei Zahnbehandlungen); Okklusionsasymmetrien (schlechter Biss); Protraktion des Kopfes (kreiert Zug an der hyoidalen Muskulatur, die in der Folge an der Mandibula zieht; darauf reagiert der M. pterygoideus medialis mit Kontraktion); Dysfunktionen im TMG; direktes Trauma; emotionale Belastung oder TrP in den anderen Kaumuskeln.

TrP im M. pterygoideus medialis können zu diffusen Schmerzen in Mund (einschließlich Zunge) und Hals; Schmerzen im TMG; Okklusionsasymmetrien (schlechter Biss); Druck (oft beschrieben als ein Gefühl des Verstopftseins) oder Schmerzen tief im Ohr (als Folge von Druck, der von einer durch den angespannten M. pterygoideus medialis bedingten Blockierung der Eustachischen Röhre resultiert; der M. tensor veli palatini wird durch die erhöhte Spannung an der Öffnung der Eustachischen Röhre gehindert); Schmerzen beim Schlucken bzw. zu Schluckproblemen oder eingeschränkter Depression der Mandibula in den TMG führen.

Die Ausstrahlungsmuster der TrP im M. pterygoideus medialis müssen von denen der TrP im M. pterygoideus lateralis, M. temporalis, M. masseter, M. sternocleidomastoideus, in den Mm. longus colli und capitis und im Venter posterior des M. digastricus abgegrenzt werden.

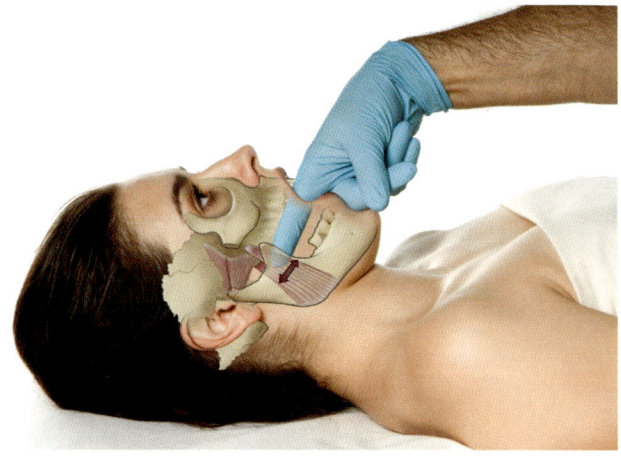

■ Abb. 1: Palpation des rechten M. pterygoideus lateralis von der Mundhöhle aus.

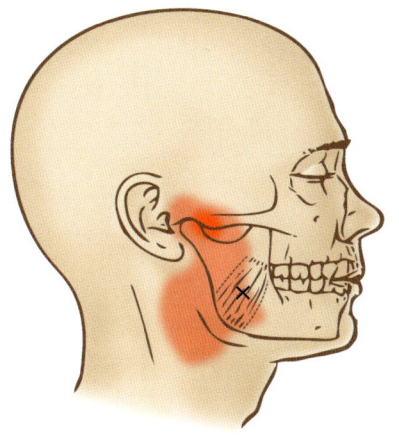

■ Abb. 2: Ansicht der typischen TrP im M. pterygoideus medialis von lateral und ihre korrespondierenden Ausstrahlungszonen.

TrP im M. pterygoideus medialis werden häufig fälschlicherweise als TMG-Störungen (z. B. Arthritis oder andere interne
Gelenkstörungen), Kopfschmerzen, Ohrinfektionen, Kopf-
grippe oder Halsschmerzen diagnostiziert.
TrP mit Bezug zum M. pterygoideus medialis finden sich häufig im kontralateralen medialen M. pterygoideus, im ipsilateralen oder kontralateralen M. temporalis, im M. masseter, in

den Mm. pterygoidei lateralis, im M. sternocleidomastoideus,
in den Mm. longus colli und capitis sowie im M. digastricus.

Anmerkung:
Im Gegensatz zu den Mm. temporalis und masseter strahlen
von den Mm. pterygoidei medialis und lateralis meist keine
Schmerzen in die Zähne aus.

Selbstdehnung

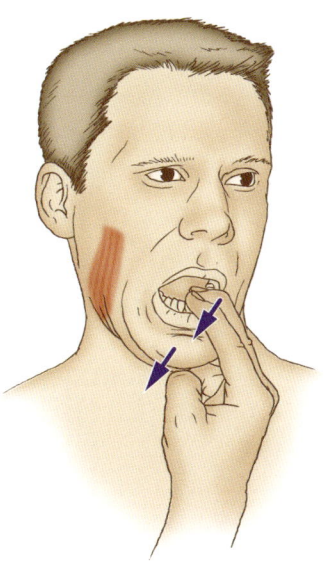

■ Abb. 3: Dehnung des rechten
M. pterygoideus medialis. Der
Patient wird aufgefordert, mit
der Hand den Kiefer herunter zu
drücken und leicht nach lateral zur
rechten (ipsilateralen) Seite zu
verschieben (Deviation).

Oberarmmuskulatur

Oberarmmuskulatur

M. deltoideus

Palpation im Sitzen

Der M. deltoideus posterior inseriert an der Spina scapulae sehr viel weiter medial, als man gemeinhin annimmt. Die Insertion erstreckt sich bis nahe der Wurzel der Spina scapulae.

Bei horizontaler Adduktion des Arms im Schultergelenk zur Palpation des M. deltoideus anterior kontrahiert auch die Pars clavicularis des M. pectoralis major. Gewöhnlich kann die Grenze zwischen den beiden Muskeln leicht ausgemacht werden, da zwischen beiden ein kleiner Spalt sicht- und palpierbar ist.

> Praxistipp: Widerstand gegen Abduktion für den gesamten Muskel.

Triggerpunkte

Triggerpunkte (TrP) im M. deltoideus resultieren häufig aus der akuten oder chronischen Überbeanspruchung des Muskels oder werden durch sie aufrechterhalten. Beispiele für die Überbelastung sind ein Heben des Arms in Abduktion über einen längeren Zeitraum hinweg, direktes Trauma (z. B. direkter Aufprall beim Sport), Injektionen und TrP in M. supraspinatus oder M. infraspinatus.

Triggerpunkte (TrP) im M. deltoideus führen mit erhöhter Wahrscheinlichkeit zur Schwäche bei der Ausführung von Abduktion im Schultergelenk.

Die Ausstrahlungsmuster der TrP im M. deltoideus müssen von denen der TrP in den Mm. scaleni, im M. supraspinatus, M. infraspinatus, M. teres minor, M. teres major, M. subscapularis, M. pectoralis major, M. pectoralis minor, M. coracobrachialis, M. biceps brachii und M. triceps brachii abgegrenzt werden.

TrP im M. deltoideus anterior werden häufig irrtümlich als Ruptur der Rotatorenmanschette, Tendinitis der Bizepssehne, Bursitis subdeltoidea/subacromialis, Arthritis des Glenohumeral- oder Akromioklavikulargelenks oder Nervenkompression in Höhe C5 diagnostiziert.

TrP mit Bezug zum M. deltoideus finden sich häufig in der Pars clavicularis des M. pectoralis major, im M. supraspinatus, M. biceps brachii, M. teres major, M. infraspinatus, M. triceps brachii und M. latissimus dorsi.

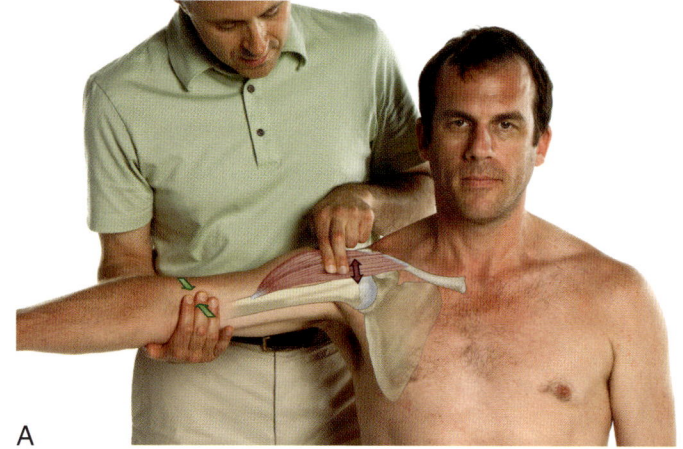
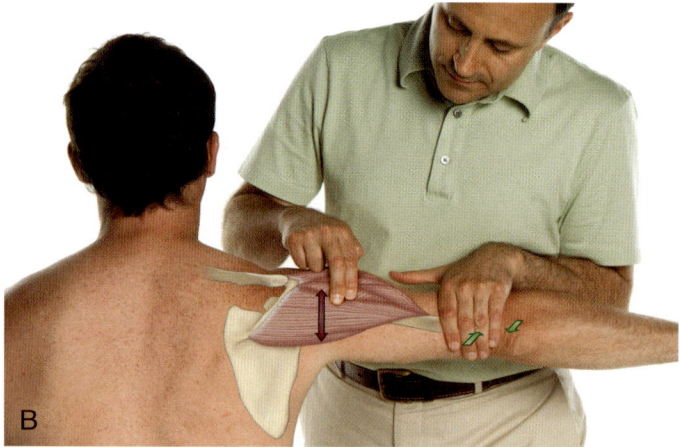

A

B

■ Abb. 1: Palpation des M. deltoideus: A) Palpation des M. deltoideus anterior während der Patient den Arm in der Horizontalen gegen Widerstand flektiert; B) Palpation des M. deltoideus posterior während der Patient den Arm in der Horizontalen gegen Widerstand extendiert.

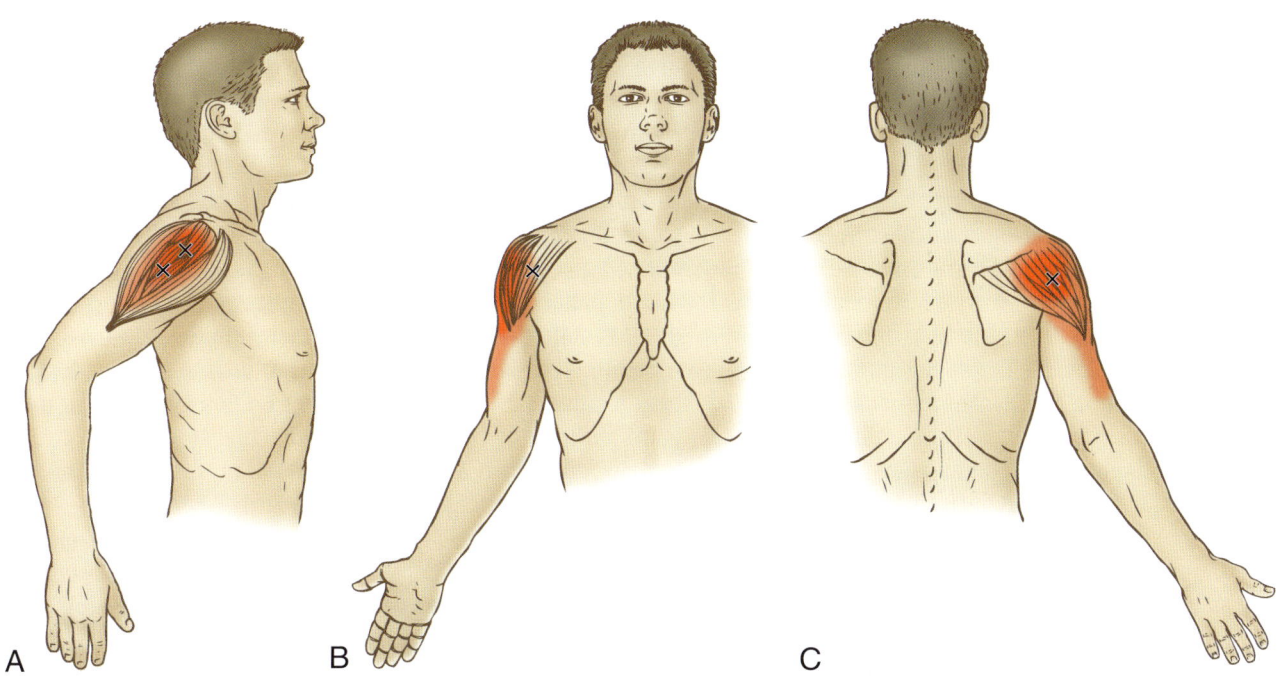

■ Abb. 2: Typische TrP im M. deltoideus und ihre korrespondierenden Ausstrahlungszonen.
A) M. deltoideus medialis. B) M. deltoideus anterior. C) M. deltoideus posterior.

Selbstdehnung

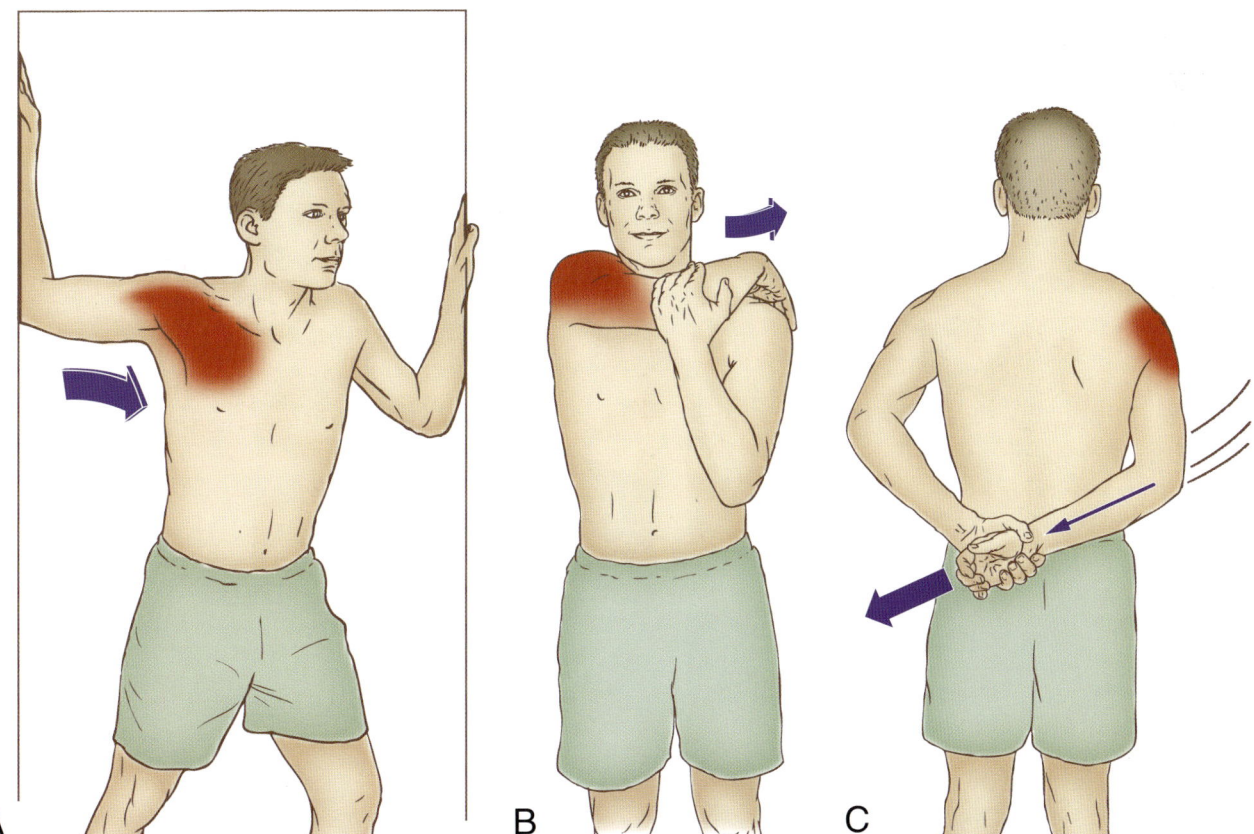

■ Abb. 3: Dehnung des rechten M. deltoideus.
A) Dehnung des M. deltoideus anterior.
B) Dehnung des M. deltoideus posterior. C) Dehnung des M. deltoideus medialis.

M. biceps brachii

Palpation im Sitzen

Der M. biceps brachii ist ein Flexor und Supinator des Unterarms, weshalb Widerstand gegen Flexion in voller Supination des Unterarms am effektivsten ist.

Der Arm des Patienten muss vollständig entspannt vertikal herabhängen, da ansonsten die Flexoren des Arms im Schultergelenk kontrahieren müssen, um den Arm in Flexion zu halten. Diese Kontraktion erschwert eine Differenzierung des M. biceps brachii von den anderen Muskeln des Oberarms. Neben der Palpation der Bizepssehne in kontrahiertem Zustand ist auch eine Palpation in entspanntem Zustand einfach. Ist der M. biceps brachii entspannt, so kann er für gewöhnlich sanft ergriffen und von den darunter liegenden Muskeln abgehoben werden. Des Weiteren kann auf der lateralen Seite der Spalt zwischen M. biceps brachii und M. brachialis palpiert werden.

Der M. biceps brachii ist nicht so breit wie gemeinhin angenommen. Er bedeckt nicht die gesamte Vorderseite des Arms. Ein beträchtlicher Anteil der Vorderseite wird vom M. brachialis gebildet.

Die distale Aponeurose des M. biceps brachii strahlt nahe dem Epicondylus medialis humeri in das über der Sehne des M. flexor digitorum communis gelegene Bindegewebe ein. Meist sind Palpation und Differenzierung von den angrenzenden Weichteilen möglich.

Die proximale Insertion des M. biceps brachii am Processus coracobrachialis der Skapula kann durch die Axilla, unter dem M. pectoralis major und dem M. deltoideus anterior hindurch, palpiert werden. Hierfür müssen M. pectoralis major und M. deltoideus anterior angenähert und entspannt sein, was durch passive Flexion des Arms und Unterstützen desselben in dieser Position ermöglicht wird. Die Finger palpieren dann in Richtung Processus coracobrachialis. Auch die proximale Sehne des Caput longum des M. biceps brachii kann so palpiert werden. Die Insertion am Tuberculum supraglenoidale der Skapula ist für gewöhnlich nicht palpierbar.

> Praxistipp: Widerstand gegen Flexion des Unterarms in voller Supination.

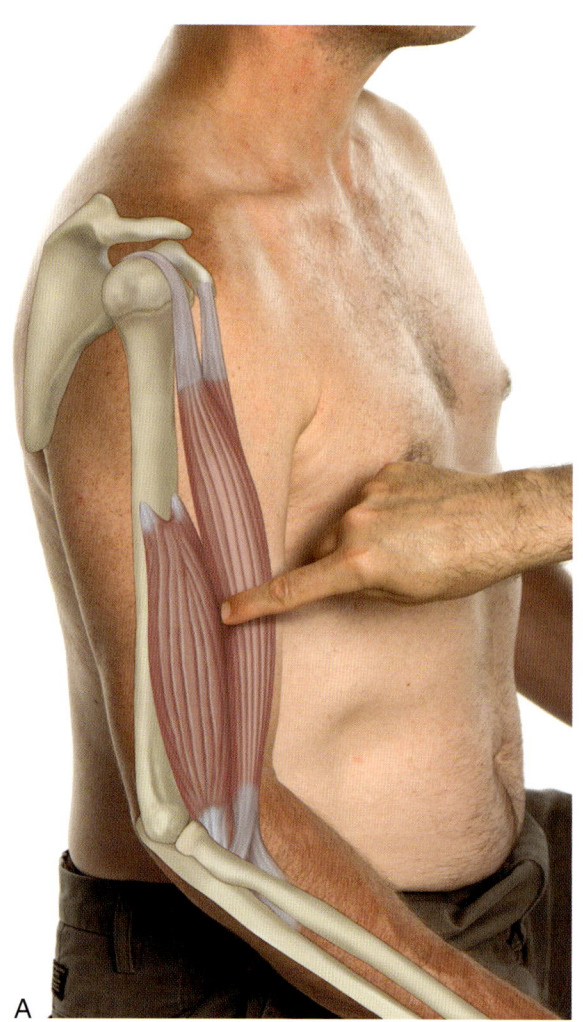
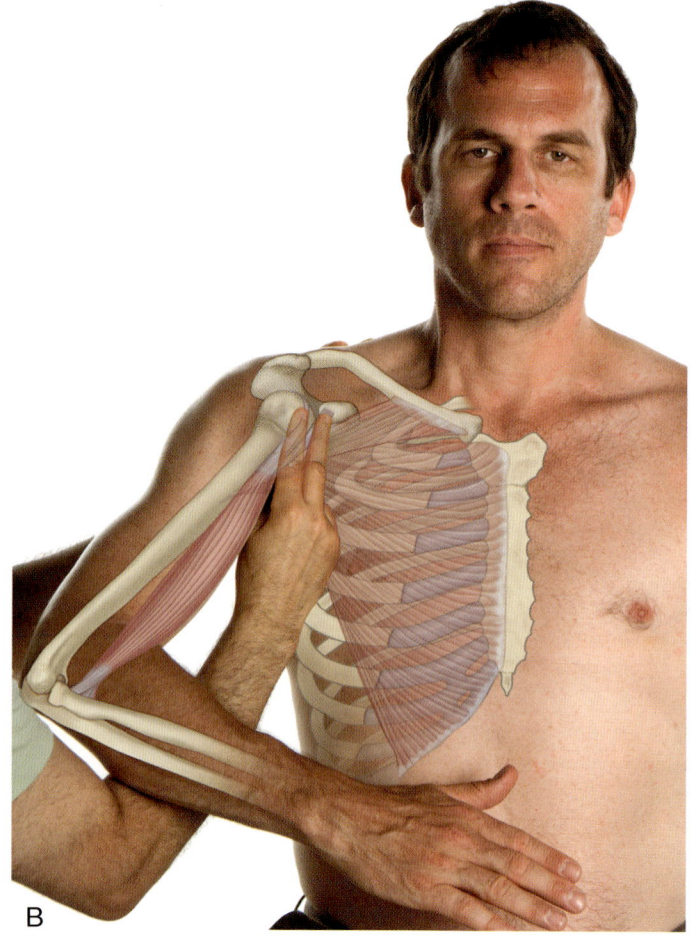

A

B

■ Abb. 1: Palpation des lateralen Randes und der proximalen Sehnen des rechten M. biceps brachii. A) Palpation der Grenze zwischen M. biceps brachii und M. brachialis in entspanntem Zustand. B) Palpation der proximalen Sehnen in der Axilla unter dem M. pectoralis major (schemenhaft eingezeichnet) und M. deltoideus anterior (nicht dargestellt).

Triggerpunkte

Triggerpunkte (TrP) im M. biceps brachii resultieren häufig aus der akuten oder chronischen Überbeanspruchung des Muskels oder werden durch sie aufrechterhalten. Beispiele für die Überbelastung sind das Anheben eines schweren Gegenstands mit im Radioulnargelenk voll supiniertem Unterarm, das Benutzen eines manuellen Schraubenziehers über einen längeren Zeitraum hinweg oder TrP im M. infraspinatus. TrP im M. biceps brachii führen mit erhöhter Wahrscheinlichkeit zu einem oberflächlichen dumpfen Schmerz oder eingeschränkter Extension im Ellbogengelenk.

Die Ausstrahlungsmuster der TrP des M. biceps brachii müssen von denen der TrP im M. deltoideus, M. coracobrachialis, M. brachialis, M. supinator, M. pectoralis major, M. pectoralis minor, M. subclavius, M. infraspinatus, M. subscapularis und in den Mm. scaleni abgegrenzt werden.

TrP im M. biceps brachii werden häufig irrtümlich als Tendinitis der Bizepssehne, Bursitis subdeltoidea/subacromialis,

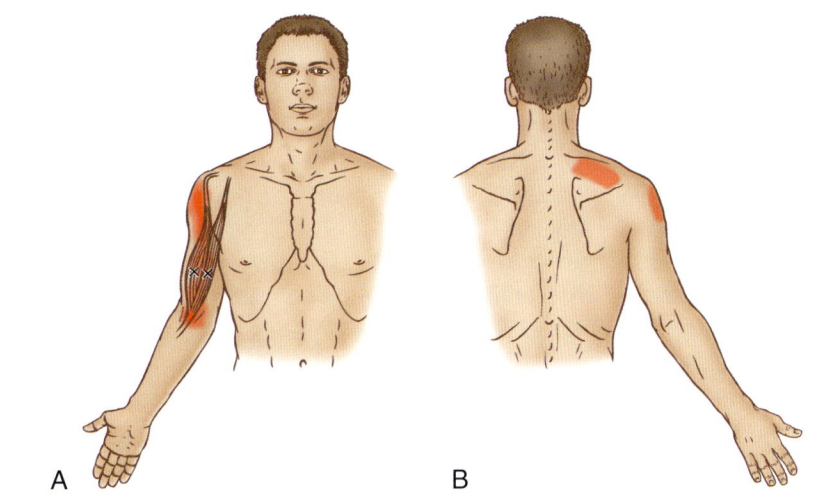

■ Abb. 2: Typische TrP im M. biceps brachii und ihre korrespondierenden Ausstrahlungszonen. A) Ansicht von anterior. B Ansicht des entsprechenden Anteils der Ausstrahlungszonen von posterior.

Arthritis des Glenohumeralgelenks oder Nervenkompression in Höhe C5 diagnostiziert.

TrP mit Bezug zum M. biceps brachii finden sich häufig im M. brachialis, M. coracobrachialis, M. supinator, M. triceps brachii, M. deltoideus anterior, M. supraspinatus und in der Pars superior des M. trapezius.

Selbstdehnung

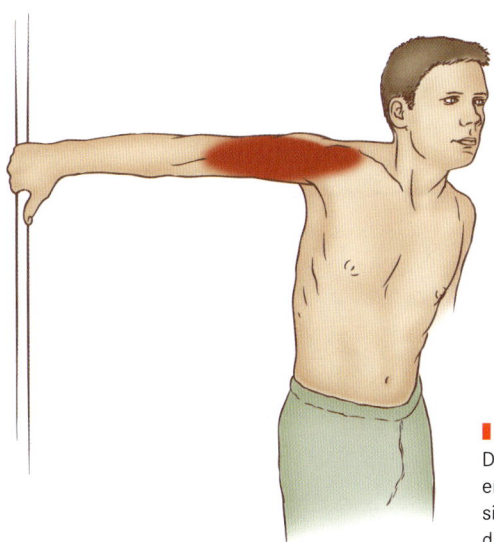

■ Abb. 3: Dehnung des rechten M. biceps brachii. Der Patient wird aufgefordert, den Türrahmen zu ergreifen und sich von ihm weg zu lehnen. Dabei sind Ellbogen und Schultergelenk endgradig extendiert, der Unterarm endgradig proniert.

M. brachialis und M. coracobrachialis

Palpation im Sitzen

Der M. brachialis beugt den Unterarm im Ellbogengelenk sowohl in Pronation als auch in Supination. Dennoch ist es wichtig, den M. brachialis (lateraler bzw. anteriorer Anteil) bei proniertem Unterarm zu palpieren, da so der M. biceps brachii durch die reziproke Inhibition entspannt ist (der M. biceps brachii ist ein Supinator des Unterarms). Widerstand gegen Unterarmflexion des Patienten muss sanft gegeben werden, da ansonsten die reziproke Inhibition überlagert wird und der M. biceps brachii kontrahiert, was die Palpation des M. brachialis erschwert.

Die proximale Insertion des M. brachialis liegt um die Tuberositas deltoidea am Humerus, weshalb sie als Orientierungshilfe zum Auffinden des M. brachialis gilt.

Die anteriore Seite des M. brachialis muss nicht durch den M. biceps brachii hindurch, sondern kann direkt palpiert werden. Passive Flexion von ca. 45 Grad und volle Supination entspannt den M. biceps brachii und nähert ihn an. Nach Lokalisation der Grenze zwischen den beiden Muskeln wird der M. biceps brachii nach medial geschoben. Dann erfolgt nach posterior in Richtung Humerusschaft die direkte Palpation der anterioren Seite des M. brachialis.

Die mediale Seite des M. brachialis liegt zum Teil oberflächlich und kann medial an der distalen Hälfte des Arms palpiert

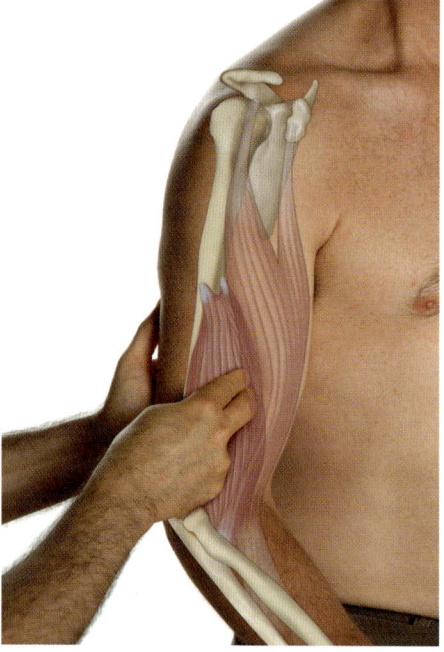

Abb. 1: Verschieben des M. biceps brachii nach medial ermöglicht den Zugang zum anterioren Aspekt des rechten M. brachialis.

werden. Eine umsichtige Palpation ist angebracht, da in dieser Region die A. brachialis und die Nn. medianus und ulnaris verlaufen.

> Praxistipp: Sanfter Widerstand gegen Flexion des Unterarms in voller Pronation.

Triggerpunkte

Triggerpunkte (TrP) im M. brachialis resultieren häufig aus der akuten oder chronischen Überbeanspruchung des Muskels oder werden durch sie aufrechterhalten. Beispiele für die Überbelastung sind schweres Heben, v. a. mit voll pronierten Unterarmen, oder Verkürzung des Muskels über einen längeren Zeitraum hinweg (z. B. Schlafen mit voll gebeugtem Ellbogengelenk).

TrP im M. brachialis führen mit erhöhter Wahrscheinlichkeit zu Schmerzen im Daumen oder Einklemmung des N. radialis.

Die Ausstrahlungsmuster der TrP des M. brachialis müssen von denen der TrP im M. brachioradialis, M. subclavius, M. extensor carpi radialis longus, M. pronator teres, M. supinator, M. adductor pollicis, M. opponens pollicis und in den Mm. scaleni abgegrenzt werden.

TrP im M. brachialis werden häufig irrtümlich als Tendinitis der Bizepssehne, Tendinitis der Supraspinatussehne, Nervenkompression in Höhe C5 oder C6 oder Karpaltunnelsyndrom diagnostiziert.

TrP mit Bezug zum M. brachialis finden sich häufig im M. biceps brachii, M. brachioradialis, M. supinator und M. adductor pollicis.

Selbstdehnung

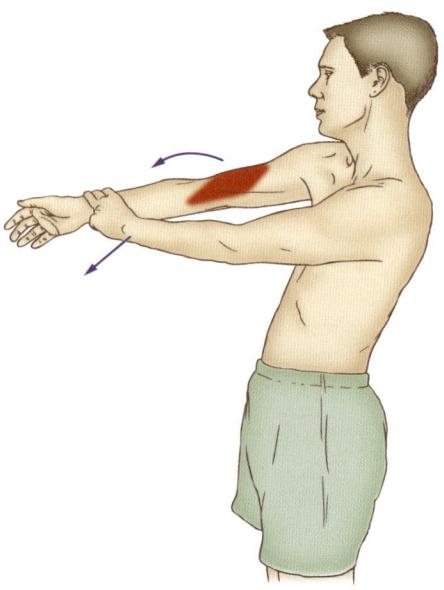

Abb. 3: Dehnung des rechten M. brachialis. Der Patient wird aufgefordert, im Ellbogengelenk endgradig zu extendieren. Der Unterarm befindet sich in einer Mittelstellung zwischen endgradiger Pronation und endgradiger Supination.

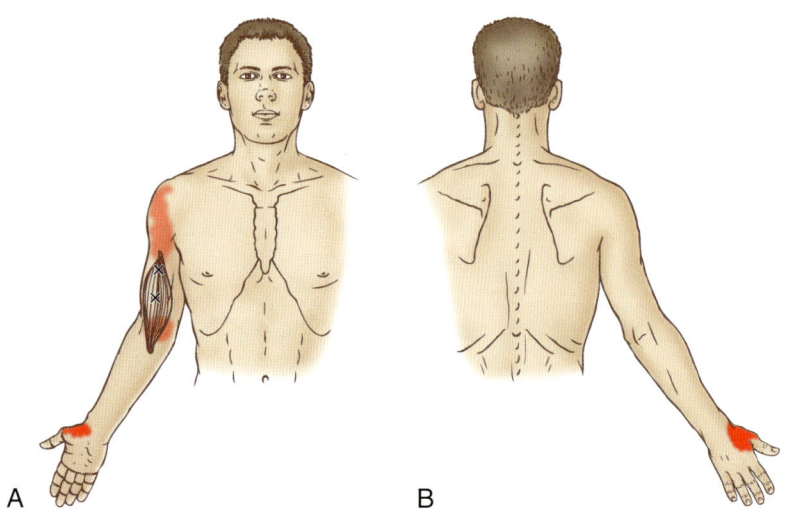

A   B

Abb. 2: Typische TrP im M. brachialis und ihre korrespondierenden Ausstrahlungszonen. A) Ansicht von anterior. B) Ansicht des entsprechenden Anteils der Ausstrahlungszonen von posterior.

Palpation im Sitzen

Wird der Unterarm passiv in mindestens 90 Grad Flexion gehalten, sodass der M. biceps brachii entspannt bleibt, so erleichtert dies die Abgrenzung des M. coracobrachialis gegen das Caput breve des M. biceps brachii.
Bestehen Zweifel darüber, ob man sich auf dem M. coracobrachialis oder dem Caput breve des M. biceps brachii befindet, so wird der Patient aufgefordert, eine Flexion des Unterarms im Ellbogengelenk gegen Widerstand auszuführen. Dies führt zur Kontraktion des Caput breve des M. biceps brachii, nicht jedoch des M. coracobrachialis. Im Überlagerungsbereich der beiden Muskeln liegt der M. coracobrachialis unter (posterior) dem Caput breve des M. biceps brachii.
Eine umsichtige Palpation des M. coracobrachialis ist angebracht, da in dieser Region die A. brachialis und die Nn. medianus, ulnaris und musculocutaneus verlaufen.

> Praxistipp: Widerstand gegen horizontale Adduktion bei gebeugtem Ellbogengelenk.

Triggerpunkte

Triggerpunkte (TrP) im M. coracobrachialis resultieren häufig aus der akuten oder chronischen Überbeanspruchung

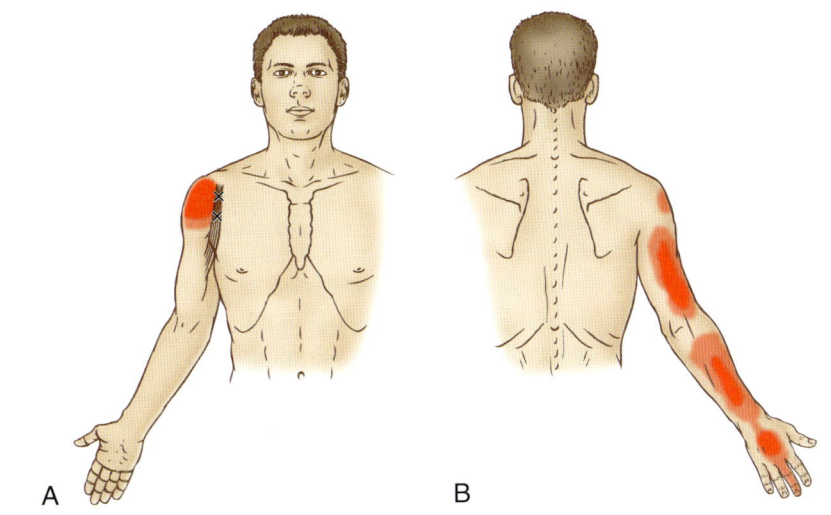

Abb. 4: Typische TrP im M. coracobrachialis und ihre korrespondierenden Ausstrahlungszonen. A) Ansicht von anterior. B) Ansicht des entsprechenden Anteils der Ausstrahlungszonen von posterior.

des Muskels oder werden durch sie aufrechterhalten. Beispiele für die Überbelastung sind das Anheben schwerer Gegenstände vor dem Körper oder TrP in den Synergisten.
TrP im M. coracobrachialis führen mit erhöhter Wahrscheinlichkeit zu schweren Schmerzen oder Einschränkungen der Schultergelenksbeweglichkeit (Abduktion und Extension) und Einklemmungen des N. musculocutaneus.
Die Ausstrahlungsmuster der TrP des M. coracobrachialis müssen von denen der TrP im M. biceps brachii, M. triceps brachii, in den Mm. scaleni, im M. supraspinatus, M. infraspinatus, M. deltoideus anterior, M. pectoralis major, M. pectoralis minor, M. extensor carpi

radialis longus, M. extensor digitorum, M. extensor indicis und M. interosseus dorsalis II abgegrenzt werden.
TrP im M. coracobrachialis werden häufig irrtümlich als Karpaltunnelsyndrom, Bursitis subdeltoidea/subacromialis, Arthritis des Akromioklavikulargelenk, Tendinitis der Supraspinatussehne oder Nervenkompression in Höhe C5, C6 oder C7 diagnostiziert.
TrP mit Bezug zum M. coracobrachialis finden sich häufig im M. deltoideus anterior, M. biceps brachii, M. pectoralis major und Caput longum des M. triceps brachii.

Selbstdehnung

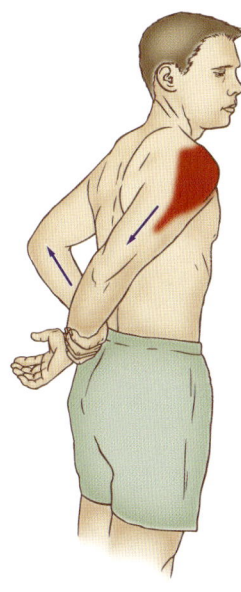

Abb. 5: Dehnung des rechten M. coracobrachialis. Der Patient wird aufgefordert, den Arm hinter den Körper zu extendieren und zu adduzieren.

M. triceps brachii

Palpation im Sitzen

Die proximale Insertion des M. triceps brachii an der Skapula ist schwierig zu palpieren und differenzieren, da sie unter dem M. deltoideus posterior und M. teres minor liegt. Zur Palpation folgt man der Sehne des M. triceps brachii in kleinen Etappen. Der Patient kontrahiert und entspannt alternierend den M. triceps brachii, indem er den Unterarm im Ellbogengelenk gegen Widerstand gegen den Oberschenkel extendiert und wieder löst. Die das Schultergelenk umgreifende Muskulatur muss entspannt bleiben. Werden M. deltoideus posterior und M. teres minor durch ein Halten des Schultergelenks in minimaler passiver Extension und Außenrotation entspannt, so kann der M. triceps brachii gewöhnlich besser erreicht werden.

Wird der Patient aufgefordert, alternierend eine Unterarmextension (durch Pressen des Unterarms gegen den Oberschenkel) und eine Unterarmflexion (Widerstand gegen Flexion durch die unterstützende Hand) auszuführen, so kann die laterale und mediale Kante des M. triceps brachii vom M. brachialis differenziert werden. Bei Extension des Unterarms kontrahiert der M. triceps brachii, bei Flexion des Unterarms kontrahiert der M. brachialis.

> Praxistipp: Der Patient presst den Unterarm gegen den Oberschenkel.

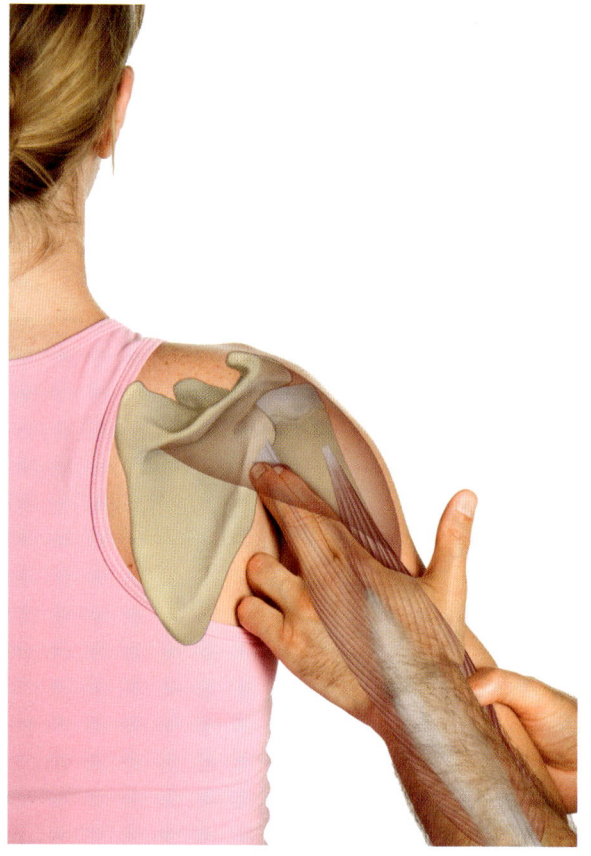

◾ Abb. 1: Palpation der proximalen Insertion des M. triceps brachii unter dem M. deltoideus posterior (und M. teres minor, nicht dargestellt).

Triggerpunkte

Triggerpunkte (TrP) im M. triceps brachii resultieren häufig aus der akuten oder chronischen Überbeanspruchung des Muskels oder werden durch sie aufrechterhalten. Beispiele für die Überbelastung sind der Rückhandschlag beim Tennis, Liegestütze, manuelle Gangschaltung, die Verwendung von Stockstützen.

TrP im M. triceps brachii führen mit erhöhter Wahrscheinlichkeit zu vagen, diffusen Schmerzen in seiner Ausstrahlungszone und Einklemmungen des N. radialis (führt zu Parästhesien des posterioren Unterarms und Handrückens).

Die Ausstrahlungsmuster der TrP des M. triceps brachii müssen von denen der TrP im M. anconeus, M. extensor carpi radialis longus, M. brachioradialis, M. extensor digitorum, M. supinator, in den Mm. scaleni, im M. pectoralis minor, M. supraspinatus, M. infraspinatus, M. teres minor, M. teres major, M. subscapularis, M. deltoideus, M. coracobrachialis, M. latissimus dorsi, M. flexor digitorum superficialis, M. flexor digitorum profundus, M. abductor digiti minimi und M. interosseus dorsalis I abgegrenzt werden.

TrP im M. triceps brachii werden häufig irrtümlich als Epicon-

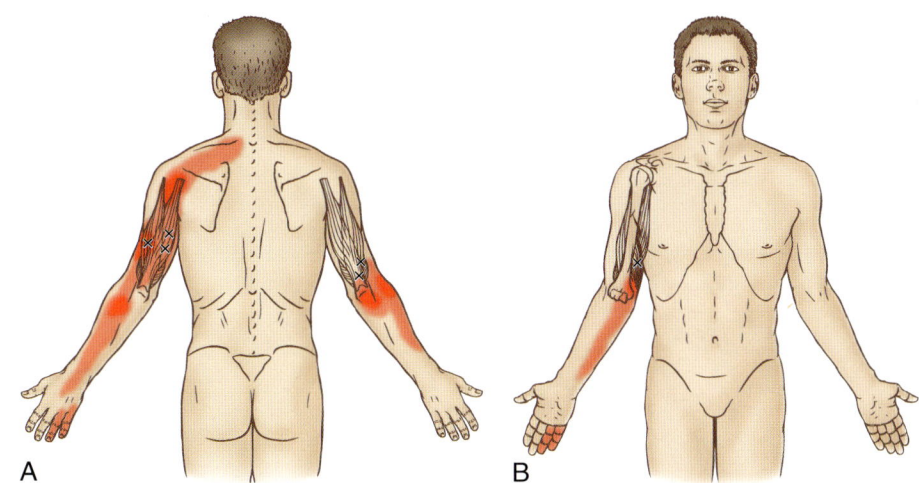

■ Abb. 2: Typische TrP im M. triceps brachii und ihre korrespondierenden Ausstrahlungszonen.
A) TrP im Caput longum und Caput laterale links sowie im Caput mediale und an der Insertion rechts in der Ansicht von posterior. B) Ansicht eines weiteren TrP im Caput mediale von anterior.

dylitis medialis bzw. lateralis, Bursitis olecrani, Thoracic-Outlet-Syndrom, Kubitaltunnelsyndrom, Kompression auf Höhe von C7 oder Arthritis des Ellbogengelenks diagnostiziert.
TrP mit Bezug zum M. triceps brachii finden sich häufig im M. biceps brachii, M. brachialis, M. brachioradialis, M. anconeus, M. supinator, M. extensor carpi radialis longus, M. latissimus dorsi, M. teres major, M. teres minor und M. serratus posterior superior.

Selbstdehnung

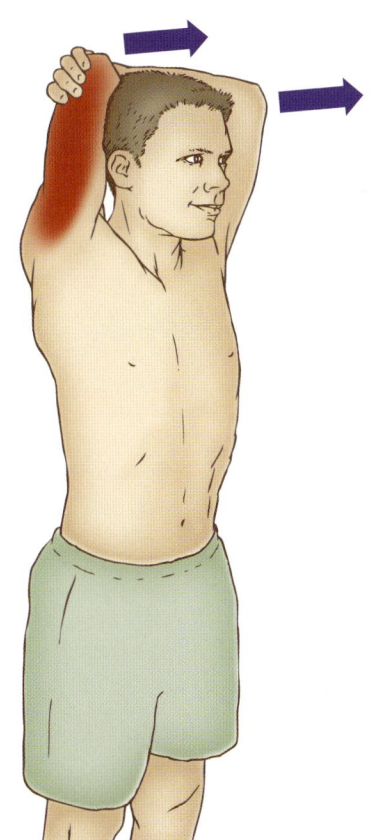

■ Abb. 3: Dehnung des rechten M. triceps brachii. Der Patient wird aufgefordert, den Arm mit endgradig flektiertem Ellbogengelenk hinter den Kopf zu ziehen.

Unterarmmuskulatur

Unterarmmuskulatur

M. brachioradialis

Palpation im Sitzen

Mit Ausnahme des Anteils am distalen Unterarm, der von M. abductor pollicis longus und M. extensor pollicis brevis überkreuzt wird, verläuft der M. brachioradialis oberflächlich. Die drei Hauptflexoren des Ellbogengelenks sind M. biceps brachii, M. brachialis und M. brachioradialis, die alle mit Widerstand gegen die Flexion im Ellbogengelenk palpiert werden. Der Unterschied liegt in der Position des Unterarms. Für die Palpation des M. biceps brachii ist der Unterarm endgradig supiniert, für den M. brachialis endgradig proniert und für den M. brachioradialis ist der Unterarm in Mittelstellung zwischen endgradiger Supination und endgradiger Pronation eingestellt.

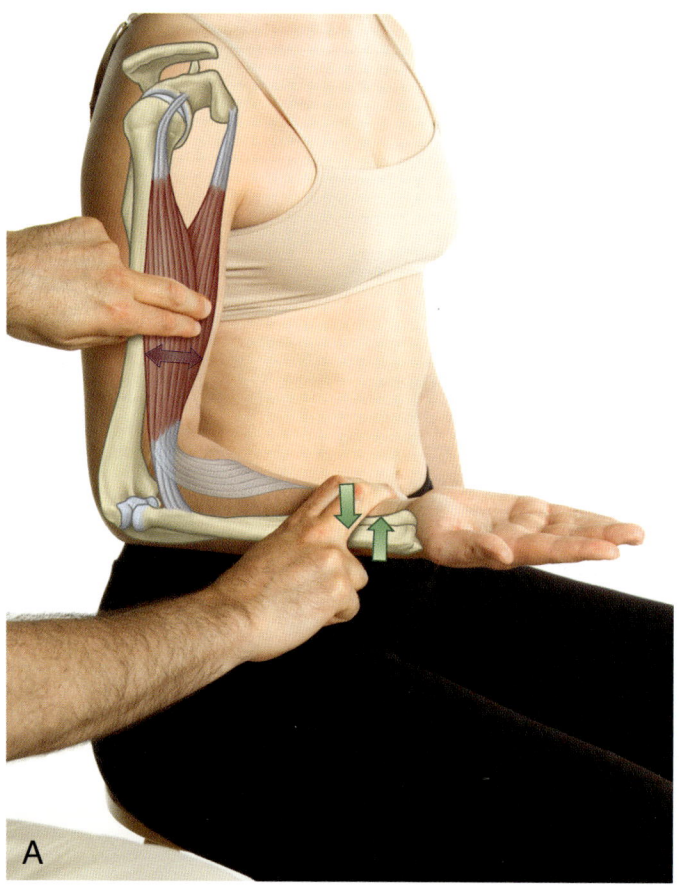

A

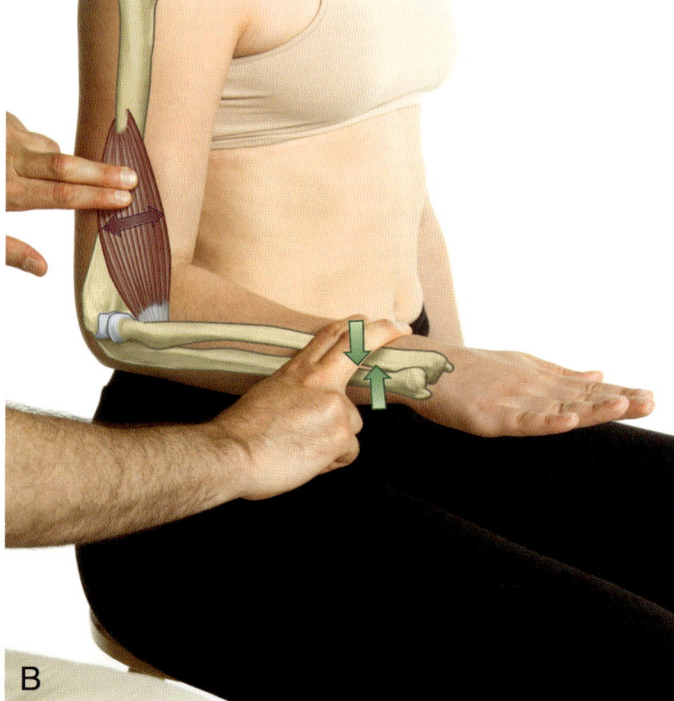

B

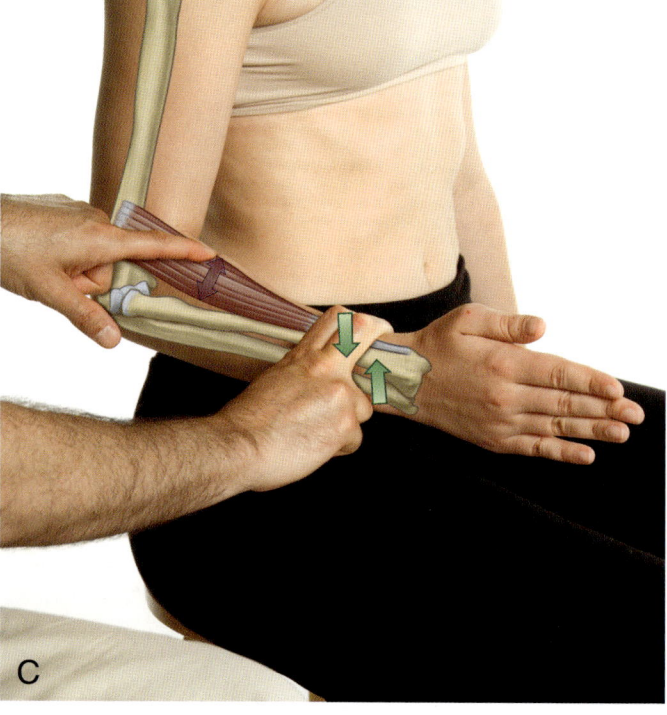

C

■ Abb. 1: Palpation der drei wichtigsten Flexoren des Ellbogengelenks. Der Patient flektiert im Ellbogengelenk gegen Widerstand. Anmerkung: die Palpationen dieser drei Muskeln unterscheiden sich durch den Grad der eingestellten Pronation bzw. Supination des Unterarms in den radioulnaren Gelenken. A) Palpation des M. biceps brachii. Der Unterarm ist endgradig supiniert. B) Palpation des M. brachialis. Der Unterarm ist endgradig proniert. C) Palpation des M. brachioradialis. Der Unterarm ist in Mittelstellung zwischen endgradiger Supination und endgradiger Pronation eingestellt.

Eine Gedächtnisstütze für die Palpations-
position ist die Armposition beim Trampen: der Unterarm ist hierbei gebeugt
und in Mittelstellung zwischen endgradiger Supination und endgradiger
Pronation. Der Daumen sollte jedoch
entspannt sein. Ist er extendiert wie
beim Trampen, so kontrahieren M. abductor policis longus und M. extensor
pollicis brevis. Dies erschwert die Palpation des distalen Endes des M. brachioradialis.

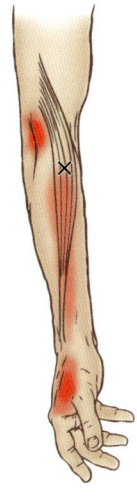

■ Abb. 2: Ansicht der typischen TrP im rechten
M. brachioradialis von lateral und ihre korrespondierenden Ausstrahlungszonen.

Praxistipp: Unterarm in Tramperposition.

Triggerpunkte

Triggerpunkte (TrP) im M. brachioradialis resultieren häufig aus der akuten
oder chronischen Überbeanspruchung
des Muskels oder werden durch sie aufrechterhalten. Beispiele für die Überbelastung sind das Anheben von Gegenständen mit Unterarm in Mittelstellung,
Graben mit einer Schaufel, extensives
Händeschütteln.
Triggerpunkte (TrP) im M. brachioradia-

lis können zu Schwäche bei Flexion im
Ellbogengelenk und eingeschränkter
Pronation in Verbindung mit Extension
des Unterarms führen.
Die Ausstrahlungsmuster der TrP im
M. brachioradialis müssen von denen
der TrP im M. supinator, M. extensor
carpi radialis longus, M. extensor carpi
radialis brevis, M. extensor digitorum,
M. subclavius, Mm. scaleni, M. supraspinatus, M. coracobrachialis, M. brachialis, M. triceps brachii und M. interosseus dorsalis I abgegrenzt werden.

TrP im M. brachioradialis werden häufig
fälschlicherweise als Epicondylitis lateralis, Nervenkompression in Höhe C5
oder C6 oder Tendovaginitis de Quervain diagnostiziert.
TrP mit Bezug zum M. brachioradialis
finden sich häufig im M. extensor carpi
radialis longus, M. extensor carpi radialis brevis, M. extensor digitorum, M. extensor digiti minimi, M. supinator und
M. triceps brachii.

Selbstdehnung

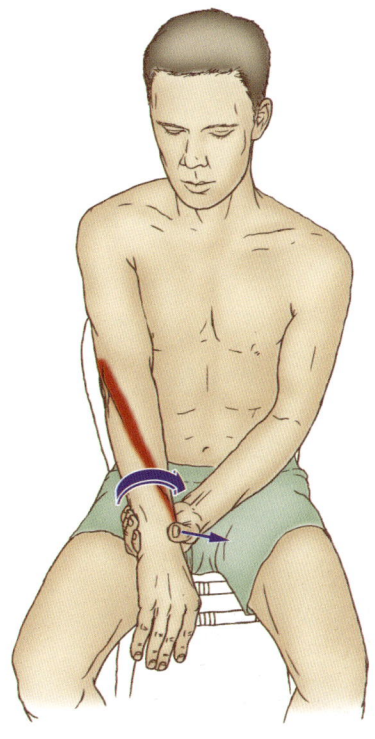

■ Abb. 3: Dehnung des rechten
M. brachioradialis. Der Unterarm des
Patienten ist endgradig extendiert.
Mithilfe der anderen Hand
führt der Patient den Unterarm in endgradige Prona-
tion.

M. pronator teres

Palpation im Sitzen

Für den Widerstand gegen Pronation muss der Unterarm des Patienten mit sanftem, aber deutlichem Griff gehalten werden. Ansonsten wird zwar die Haut des Patienten festgehalten, doch die darunter liegenden Unterarmknochen können sich bewegen. Dies führt zu ungenügendem Widerstand gegen die Pronation des Unterarms und ist für den Patienten unangenehm.

Der Muskelbauch des M. pronator teres liegt oberflächlich und ist leicht zu palpieren.

Das distale Ende des M. pronator teres liegt unter dem M. brachioradialis, wodurch die Palpation erschwert sein kann. Für die Palpation der distalen Insertion am Radius wird der Ellbogen des Patienten passiv gebeugt. Der dadurch angenäherte M. brachioradialis wird zur Seite geschoben und die Insertion des M. pronator teres am Radius wird in der Tiefe palpiert (▌ Abb. 1).

Proniert der Patient, ausgehend von der anatomischen Ruhestellung, den Unterarm gegen Widerstand, so ist der größte Anteil des M. pronator teres palpierbar. Aus dieser Position kann jedoch der M. brachioradialis mit in die Pronation kontrahieren. Dadurch wird die Möglichkeit blockiert, die distale Insertion des M. pronator teres zu palpieren. Beginnt der Patient mit dem Unterarm in Mittelstellung zwischen endgradiger Supination und endgradiger Pronation, so ist der M. brachioradialis entspannt. Dies erleichtert die Palpation der distalen Insertion des M. pronator teres unter dem M. brachioradialis.

Der M. pronator teres kann auch bei Widerstand gegen die Flexion des Unterarms im Ellbogengelenk palpiert werden. Dies führt jedoch zur Kontraktion sämtlicher Flexoren des Ellbogengelenks, wodurch die Differenzierung von M. pronator teres und den angrenzenden Muskeln schwierig wird.

Die Abgrenzung des Caput humerale vom Caput ulnare des M. pronator teres ist schwierig.

Da zwischen dem Caput humerale und dem Caput ulnare des M. pronator teres der N. medianus verläuft, sollte tiefes Arbeiten mit Umsicht erfolgen.

> Praxistipp: Widerstand gegen Pronation des Unterarms in Mittelstellung zwischen Pronation und Supination.

Triggerpunkte

Triggerpunkte (TrP) im M. pronator teres resultieren häufig aus der akuten oder chronischen Überbeanspruchung des Muskels oder werden durch sie aufrechterhalten. Beispiele für die Überbelastung sind das Verwenden eines Schraubenziehers oder Vorhandschläge beim Tennis mit schlechter Technik.

TrP im M. pronator teres können zu einer Einklemmung des N. medianus führen.

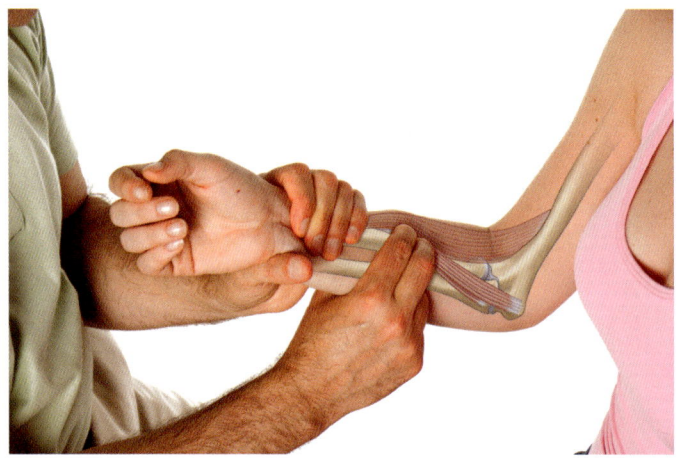

▌ Abb. 1: Differenzierte Darstellung der Palpation der radialen Insertionen des rechten M. pronator teres. Der M. brachioradialis wird angenähert und beiseite geschoben.

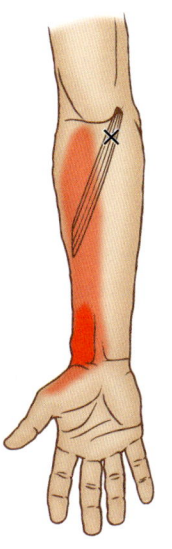

■ Abb. 2: Ansicht der typischen TrP im M. pronator teres von anterior und ihre korrespondierenden Ausstrahlungszonen.

Die Ausstrahlungsmuster der TrP im M. pronator teres müssen von denen der TrP im M. flexor carpi radialis, M. brachialis, M. subscapularis, M. supraspinatus, M. infraspinatus, M. subclavius, in der Mm. scaleni und im M. adductor pollicis abgegrenzt werden.

TrP im M. pronator teres werden häufig fälschlicherweise als Epicondylitis medialis, Thoracic-Outlet-Syndrom, Karpaltunnelsyndrom oder Dysfunktion des Handgelenks diagnostiziert.

TrP mit Bezug zum M. pronator teres finden sich häufig im M. biceps brachii, M. brachialis und M. pronator quadratus.

Selbstdehnung

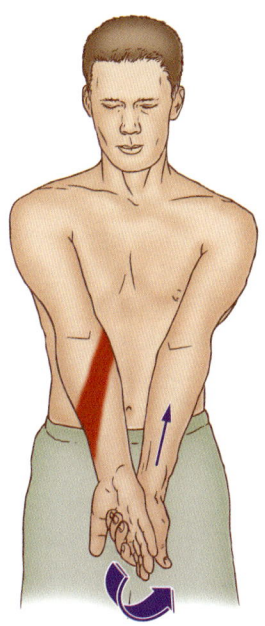

■ Abb. 3: Dehnung des rechten M. pronator teres. Der Unterarm des Patienten ist endgradig extendiert. Mithilfe der anderen Hand führt der Patient den Unterarm in endgradige Supination.

Handflexoren

Palpation im Sitzen

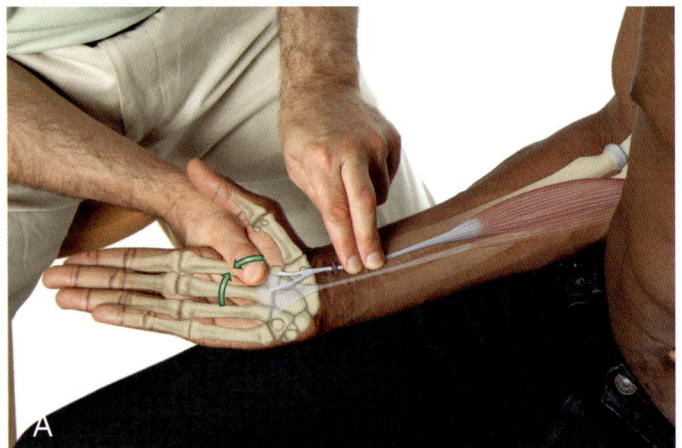

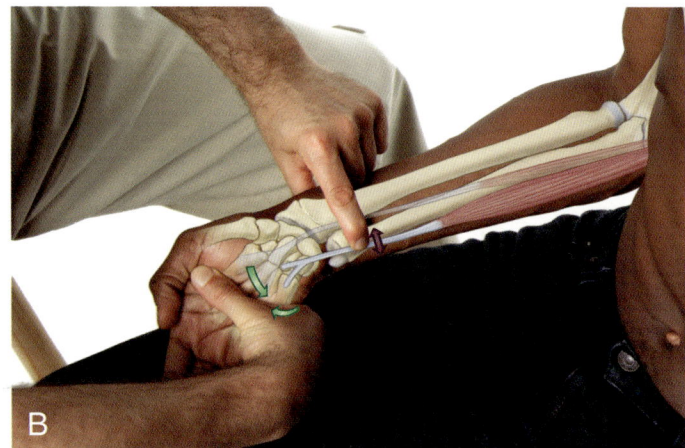

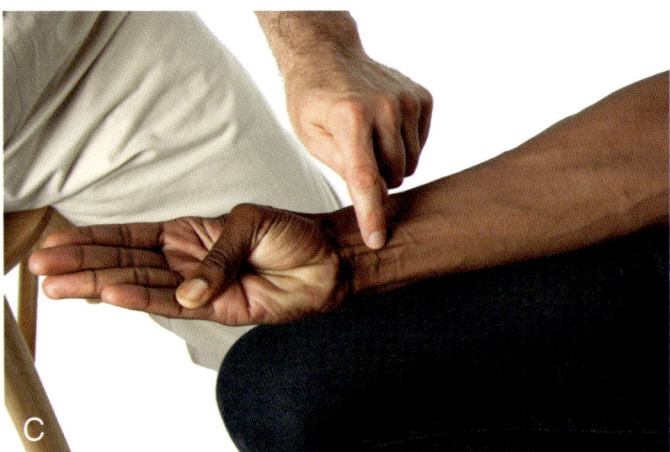

■ Abb. 1: Palpation der rechten Handflexoren. A) Palpation des M. flexor carpi radialis. Der Patient spannt die Hand gegen Widerstand in die radiale Abduktion. Der M. palmaris longus ist schemenhaft eingezeichnet. B) Palpation des M. flexor carpi ulnaris. Der Patient spannt die Hand gegen Widerstand in die ulnare Abduktion. Der M. palmaris longus ist schemenhaft eingezeichnet. C) Formt der Patient mit der Hand eine Schale, so kontrahiert der M. palmaris longus.

Der M. palmaris longus fehlt häufig (unilateral bzw. bilateral). Im Bereich des Handgelenks verläuft die distale Sehne des M. flexor carpi radialis deutlich näher bei der distalen Sehne des M. palmaris longus als die distale Sehne des M. flexor carpi ulnaris.

Bei Flexion des Handgelenks kontrahieren sämtliche Handflexoren. Für die Kontraktion und Isolierung eines einzelnen Muskels dieser Gruppe, was besonders wichtig ist, da ihre Muskelbäuche proximal ineinander übergehen, müssen andere Bewegungen gewählt werden. Für die Kontraktion des M. flexor carpi radialis wird Widerstand gegen radiale Deviation gegeben. Für die Kontraktion des M. flexor carpi ulnaris wird Widerstand gegen ulnare Deviation gegeben. Sofern der Patient in der anatomischen Ruhestellung beginnt, bleibt der M. palmaris longus sowohl bei der radialen als auch bei der ulnaren Deviation entspannt und weich.

Wird der Patient aufgefordert, mit der Hand eine Schale zu bilden, so wird dadurch häufig der M. palmaris longus sicht- und palpierbar.

Das Überkreuzen der Fingergelenke beim Widerstand gegen die Flexion des Handgelenks des Patienten ist unbedingt zu vermeiden, da ansonsten die Flexoren der Finger (M. flexor digitorum superficialis, M. flexor digitorum profundus, M. flexor pollicis longus) kontrahieren. Dies erschwert die Differen-

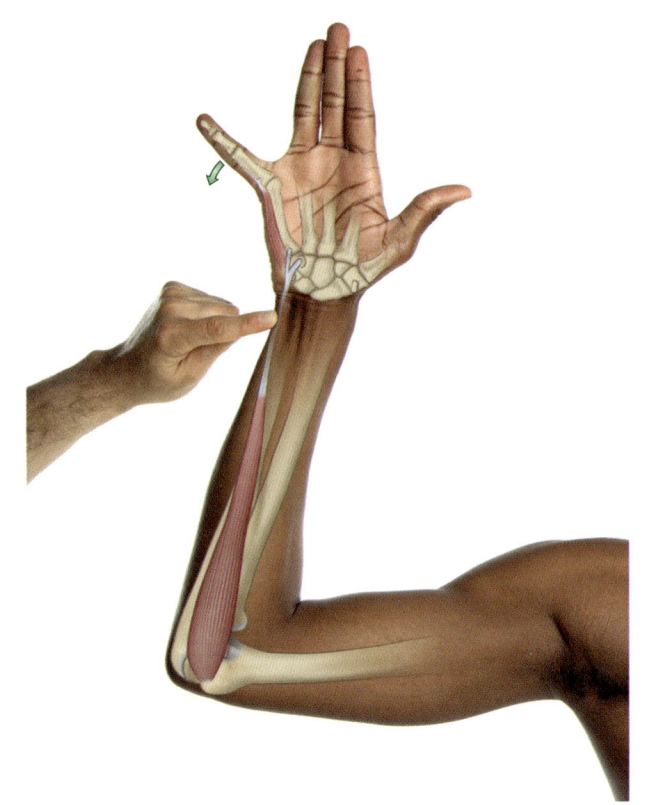

■ Abb. 2: Wird der kleine Finger im Metacarpophalangealgelenk abduziert, so kontrahiert der M. flexor carpi ulnaris und stabilisert das Os pisiforme.

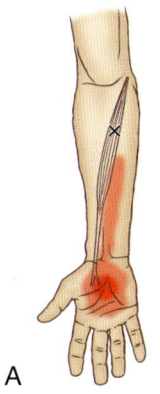 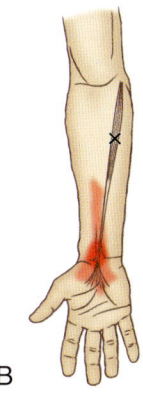 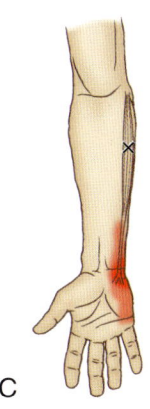

A B C

Abb. 3: Typische TrP der Handflexoren und ihre korrespondierenden Ausstrahlungszonen. A) M. flexor carpi radialis. B) M. palmaris longus. C) M. flexor carpi ulnaris.

zierung der oberflächlichen Handflexoren und diesen tiefer gelegenen Muskeln.

Eine andere Möglichkeit für die Kontraktion und Palpation des M. flexor carpi ulnaris ist die aktive Abduktion des kleinen Fingers im Metakarpophalangealgelenk. Hierbei kontrahiert der M. flexor carpi ulnaris zur Stabilisierung des Os pisiforme.

Praxistipp: Widerstand gegen Flexion für die Flexoren des Handgelenks.

Triggerpunkte

Triggerpunkte (TrP) in den Handflexoren resultieren häufig aus der akuten oder chronischen Überbeanspruchung des Muskels oder werden durch sie aufrechterhalten. Beispiele für die Überbelastung sind das Greifen nach Gegenständen, Streichen, Tennis spielen; ein Trauma des Unterarms, Handgelenks oder der Hand oder TrP im M. pectoralis major (Mm. flexor carpi radialis und ulnaris), M. triceps brachii (M. palmaris longus), M. latissimus dorsi und M. serratus posterior superior (M. flexor carpi ulnaris).

TrP im M. palmaris longus können zu einem scharfen, nadelstichartigen Schmerz führen, der eine andere Qualität hat als die üblichen tiefen, dumpfen Schmerzen von TrP. Typischerweise ist auch die Handfläche beim Greifen und Handhaben von Gegenständen (z. B. Gartenarbeit oder elektrische Geräte) empfindlich. TrP des M. flexor carpi ulnaris können zu einer Einklemmung des N. ulnaris führen.

Die Ausstrahlungsmuster der TrP in einem Handflexor müssen von denen der TrP in den anderen Handflexoren, im M. pronator teres, M. subclavius, M. subscapularis, M. infraspinatus, M. latissimus dorsi, M. brachialis und M. opponens pollicis abgegrenzt werden.

TrP in den Handflexoren werden häufig fälschlicherweise als Epicondylitis medialis, Diskusproblematik in der HWS, Thoracic-Outlet-Syndrom, Karpaltunnelsyndrom, Dysfunktion des Handgelenks (Mm. flexor carpi radialis und ulnaris) oder Kompression des N. ulnaris (M. flexor carpi ulnaris) diagnostiziert.

TrP mit Bezug zu den Handflexoren finden sich häufig in den anderen Handflexoren, im M. flexor digitorum superficialis und M. flexor digitorum profundus.

Selbstdehnung

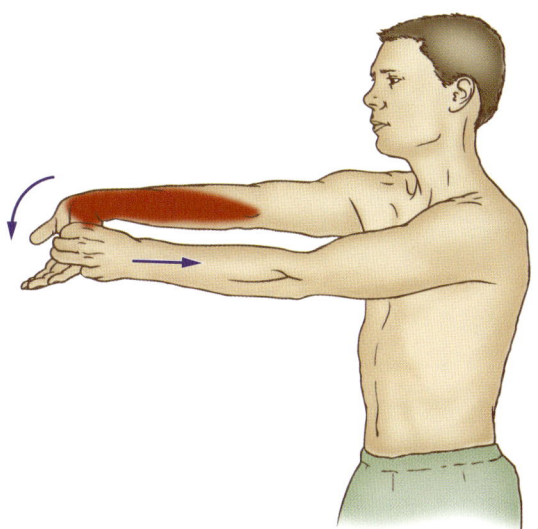

Abb. 4: Dehnung der rechten Handflexoren. Der Unterarm des Patienten ist endgradig extendiert. Mithilfe der anderen Hand extendiert der Patient die rechte Hand. Zusätzliche ulnare Abduktion betont die Dehnung des M. flexor carpi radialis, der M. flexor carpi ulnaris wird dabei angenähert. Zusätzliche radiale Abduktion betont die Dehnung des M. flexor carpi ulnaris, der M. flexor carpi radialis wird dabei angenähert.

Mm. flexor digitorum und pollicis longus

Palpation der Mm. flexor digitorum superficialis und profundus im Sitzen

Obwohl die meisten Patienten für die Palpation des M. flexor digitorum superficialis eine isolierte Flexion in den Metakarpophalangealgelenken ausführen können, fällt ihnen die isolierte Flexion der Finger in den distalen Interphalangealgelenken zur Palpation des M. flexor digitorum profundus im Normalfall schwer. Doch selbst mit etwas Flexion in den proximalen Interphalangealgelenken kann der M. flexor digitorum profundus bei dieser Palpation meist differenziert werden.
Eine wichtige Orientierungshilfe bei seiner Palpation ist die ulnare Kante des Ulnaschafts. Nach Auffinden dieser Leitstruktur gleitet man von ihr aus nach anterior und trifft auf den M. flexor digitorum profundus. Die Palpation erfolgt dabei durch das Caput ulnare des M. flexor carpi ulnaris, das hier aber sehr dünn ist und die Palpation des M. flexor digitorum profundus daher nicht beeinträchtigt.
Manchmal können durch eine Veränderung der Handgelenksposition M. flexor digitorum superficialis und M. flexor digitorum profundus differenziert werden. Der Patient wird aufgefordert, für den M. flexor digitorum superficialis eine leichte Flexion der Finger mit etwas Flexion im Handgelenk, für den M. flexor digitorum profundus mit etwas Extension im Handgelenk auszuführen.
Die individuelle Palpation der Sehnen nach deren distaler Aufspaltung in separate Sehnen des M. flexor digitorum superficialis und M. flexor digitorum profundus ermöglicht die isolierte Flexion eines einzelnen Fingers. Der Patient kann z. B. aufgefordert werden, ausschließlich den Zeigefinger zu flektieren. Die sich anspannende Sehne und die Kontraktion der damit in Verbindung stehenden Muskelfasern werden palpierbar. Dies gilt für den M. flexor digitorum superficialis und für den M. flexor digitorum profundus.

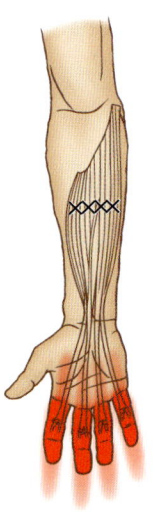

■ Abb. 1: Ansicht der typischen TrP in den M. flexor digitorum superficialis und M. flexor digitorum profundus von anterior und ihre korrespondierenden Ausstrahlungszonen.

Die Ausstrahlungsmuster der TrP in den Mm. flexor digitorum profundus und superficialis müssen von denen der TrP im M. triceps brachii, M. subclavius, M. pectoralis minor, M. latissimus dorsi und M. interosseus dorsalis I abgegrenzt werden.
TrP in den Mm. flexor digitorum profundus und superficialis werden häufig fälschlicherweise als Diskusproblematik in der HWS, Thoracic-Outlet-Syndrom, Karpaltunnelsyndrom, Pronator-teres-Syndrom oder Gelenkdysfunktionen bzw. Arthritis der Metakarpo- und Interphalangealgelenke diagnostiziert.
TrP mit Bezug zu den Mm. flexor digitorum profundus und superficialis finden sich häufig im M. flexor carpi radialis, M. flexor carpi ulnaris, M. pectoralis minor und in den Mm. scaleni.

Anmerkung:
Die TrP im M. flexor digitorum superficialis und M. flexor digitorum profundus wurden nicht differenziert.

> Praxistipp: Flexion in den Metakarpophalangealgelenken für den M. flexor digitorum superficialis. Flexion in den distalen Interphalangealgelenken und Palpation am Ulnaschaft für den M. flexor digitorum profundus.

Selbstdehnung

Triggerpunkte

Triggerpunkte (TrP) in den Mm. flexor digitorum profundus und superficialis resultieren häufig aus der akuten oder chronischen Überbeanspruchung des Muskels oder werden durch sie aufrechterhalten. Ein Beispiel für die Überbelastung ist das wiederholte bzw. kraftvolle Greifen des Lenkrads, Tennisschlägers, Golfschlägers, Gartengeräts oder Werkzeugs.
TrP in den Mm. flexor digitorum profundus und superficialis können zu scharfen ausstrahlenden Schmerzen, die nicht nur im gesamten anterioren Bereich des gebeugten Fingers, sondern auch als Phantomschmerz jenseits der Fingerspitze zu spüren sind, zu Einklemmungen von N. medianus und/oder N. ulnaris und zu Einschränkungen der Extension von Fingergelenken und Handgelenk führen.

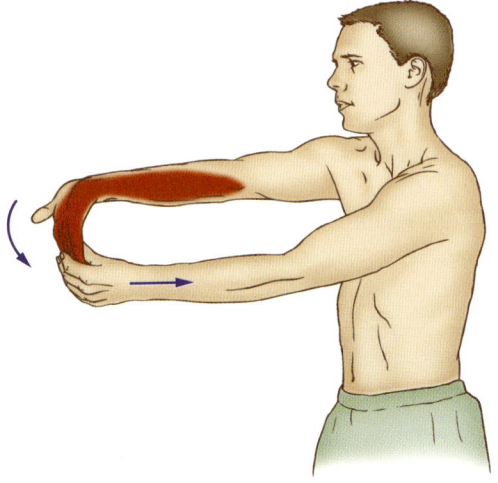

■ Abb. 2: Dehnung der rechten M. flexor digitorum superficialis und M. digitorum profundus. Hand- und Ellbogengelenk sind endgradig extendieret. Mithilfe der anderen Hand extendiert der Patient die Finger in den Metacarpophalangeal- und Interphalangealgelenken.

Palpation des M. flexor pollicis longus im Sitzen

Die proximalen Insertionen des M. flexor pollicis longus an Ulna und Humerus fehlen häufig. In diesem Fall endet der Muskel meist in der Mitte des Unterarms. Ist das Caput humeroulnare angelegt, so ist es klein und daher schwer zu palpieren.

Obwohl dieser Muskel tief liegt, kann die Kontraktion meist mit wenig Druck palpiert werden. Der Patient wird aufgefordert, den Daumen im Interphalangealgelenk zu flektieren. Spürt man bei der Palpation den Pulsschlag, so ist man auf der neben dem M. flexor pollicis longus verlaufenden A. radialis.

Die Palpation des M. flexor pollicis longus erfolgt am besten, indem der Patient aufgefordert wird, eine isolierte Flexion des Daumens im Interphalangealgelenk auszuführen. Flektiert der Patient den Daumen zusätzlich im Karpometakarpalgelenk bzw. Metakarpophalangealgelenk, so kontrahieren auch andere Daumenmuskeln. Dies führt zu einer verminderten Kontraktion des M. flexor pollicis longus. Zudem liegen diese Muskeln im Thenarbereich und ihre Kontraktion erschwert die Palpation und Differenzierung der distalen Sehne des M. flexor pollicis longus.

Praxistipp: Wie das Anzünden eines Feuerzeugs.

Triggerpunkte

Triggerpunkte (TrP) im M. flexor pollicis longus resultieren häufig aus der akuten oder chronischen Überbeanspruchung des Muskels oder werden durch sie aufrechterhalten. Ein Beispiel für die Überbelastung ist das wiederholte bzw. kraftvolle Greifen des Lenkrads, Tennisschlägers, Golfschlägers, Gartengeräts oder Werkzeugs.

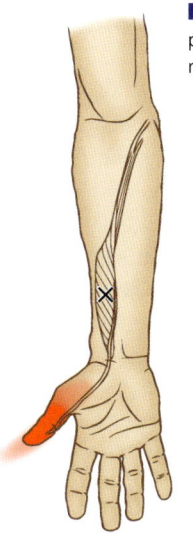

Abb. 3: Ansicht eines typischen TrP im M. flexor pollicis longus von anterior und die korrespondierende Ausstrahlungszone.

TrP im M. flexor pollicis longus können zu scharfen ausstrahlenden Schmerzen, die nicht nur im gesamten anterioren Bereich des Daumens, sondern auch als Phantomschmerz jenseits der Fingerspitze zu spüren sind, führen. Zusätzlich kann es zu Einschränkungen der Extension von Daumengelenken und Handgelenk kommen.

Die Ausstrahlungsmuster der TrP im M. flexor pollicis longus müssen von denen der TrP im M. opponens pollicis, M. adductor pollicis, M. brachialis und M. subclavius abgegrenzt werden.

TrP im M. flexor pollicis longus werden häufig fälschlicherweise als Epicondylitis medialis, Karpaltunnelsyndrom, Diskusproblematik in der HWS, Thoracic-Outlet-Syndrom oder Arthritis der Daumengelenke diagnostiziert.

TrP mit Bezug zum M. flexor pollicis longus finden sich häufig in den Mm. flexor digitorum superficialis und profundus.

Selbstdehnung

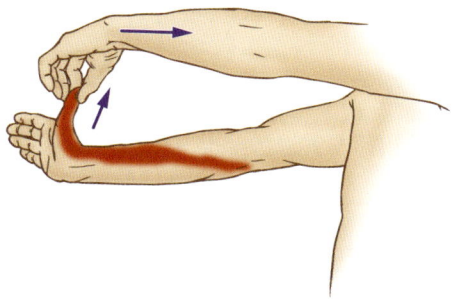

Abb. 4: Dehnung des rechten M. flexor pollicis longus. Hand- und Ellbogengelenk sind endgradig extendiert. Mithilfe der anderen Hand extendiert der Patient den Daumen in den Carpometacarpal-, Metacarpophalangeal- und Interphalangealgelenken.

Radiale Muskelgruppe und M. extensor digitorum

Palpation der radialen Muskelgruppe im Sitzen

Der M. brachioradialis ist der am weitesten anterior gelegene Muskel der drei Muskeln dieser Gruppe. Der M. extensor carpi radialis brevis liegt am weitesten posterior, der M. extensor carpi radialis longus liegt mittig.

Unmittelbar posterior der radialen Gruppe, also posterior des M. extensor radialis brevis, liegt der M. extensor digitorum. Zur Abgrenzung von M. extensor carpi radialis brevis und M. extensor digitorum wird der Patient aufgefordert, im Handgelenk eine radiale Abduktion bzw. eine Extension der Finger im Metakarpo- und den Interphalangealgelenken auszuführen. Bei radialer Abduktion kontrahiert der M. extensor carpi radialis brevis, bei Fingerextension der M. extensor digitorum.

Zur Abgrenzung von M. extensor carpi radialis longus und M. brachioradialis wird der Patient aufgefordert, alternierend eine radiale Abduktion im Handgelenk und eine Unterarmflexion im Ellbogengelenk auszuführen. Bei radialer Abduktion der Hand kontrahiert der M. extensor carpi radialis longus, bei Ellbogenflexion der M. brachioradialis.

Die Differenzierung der Muskelbäuche der beiden Mm. extensor carpi radialis ist schwierig. Eine Möglichkeit bietet die Lage der Muskeln. Der Patient kann jedoch auch aufgefordert werden, eine nicht zu kräftige Flexion der Finger auszuführen (z. B. Faust machen). Der Zug der Fingerflexoren führt zwar zur Stabilisierung des Handgelenks gegen die Flexion durch die Kontraktion des M. extensor carpi radialis brevis, nicht jedoch des M. extensor carpi radialis longus. Die Flexion der Finger führt meist zu palpierbarer und häufig sichtbarer Spannung der distalen Sehne des M. extensor carpi radialis brevis.

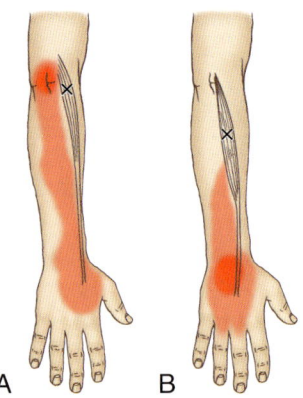

■ Abb. 1: Ansicht der typischen TrP in M. extensor carpi radialis longus und M. extensor carpi radialis brevis von posterior und die korrespondierenden Ausstrahlungszonen. A) M. extensor carpi radialis longus. B) M. extensor carpi radialis brevis.

M. latissimus dorsi, M. adductor pollicis und M. interosseus dorsalis I abgegrenzt werden.

TrP im M. extensor carpi radialis longus und M. extensor carpi radialis brevis werden häufig fälschlicherweise als Epicondylitis lateralis, Nervenkompression in Höhe C7 oder C8, Carpaltunnelsyndrom, Dysfunktion oder Arthritis des Handgelenks oder Tendovaginitis de Quervain diagnostiziert.

TrP mit Bezug zu den M. extensor carpi radialis longus und M. extensor carpi radialis brevis finden sich häufig im M. brachioradialis, M. extensor digitorum, M. supinator, in den Mm. scaleni und im M. supraspinatus.

Triggerpunkte

Triggerpunkte (TrP) im M. extensor carpi radialis longus und M. extensor carpi radialis brevis resultieren häufig aus der akuten oder chronischen Überbeanspruchung des Muskels oder werden durch sie aufrechterhalten. Beispiele für die Überbelastung sind das kraftvolle oder wiederholte Greifen, das Schlagen der Rückhand im Tennis mit einer Hand und TrP in den Mm. scaleni oder M. supraspinatus.

TrP in den M. extensor carpi radialis longus und M. extensor carpi radialis brevis können zu einem geschwächten oder schmerzhaften Griff (z. B. beim Händeschütteln) und zur Einklemmung des N. radialis (nur M. extensor carpi radialis brevis) führen.

Die Ausstrahlungsmuster der TrP im M. extensor carpi radialis longus und M. extensor carpi radialis brevis müssen von denen der TrP im M. brachioradialis, M. extensor digitorum, M. extensor indicis, M. supinator, M. triceps brachii, M. subclavius, in den Mm. scaleni, M. supraspinatus, M. infraspinatus, M. subscapularis, M. coracobrachialis, M. brachialis,

Selbstdehnung

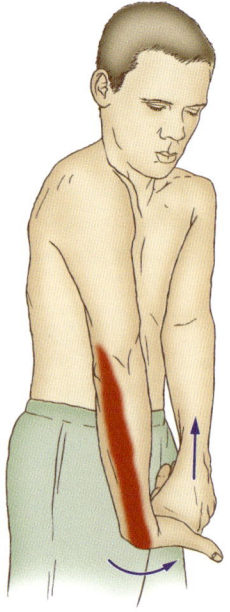

■ Abb. 2: Dehnung der rechten M. extensor carpi radialis longus und M. extensor carpi radialis brevis. Mithilfe der anderen Hand führt der Patient die Hand in Flexion und ulnarer Abduktion. Anmerkung: Eine Dehnung des M. brachioradialis der radialen Gruppe wird in Abb. 3, S. 67, dargestellt.

Palpation des M. extensor digitorum und M. extensor digiti minimi im Sitzen

Der Patient wird aufgefordert, jeden Finger einzeln zu extendieren. Die entsprechende Sehne und die Faseranteile des dazugehörigen Muskelbauchs des M. extensor digitorum können so separat palpiert werden.

Zur Differenzierung von M. extensor digitorum und M. extensor carpi radialis brevis wird der Patient aufgefordert, die Hand im Handgelenk in radiale Abduktion zu bewegen. Hierbei kontrahiert zwar der M. extensor carpi radialis brevis, nicht aber der M. extensor digitorum. Wird der Patient aufgefordert, die Finger zu extendieren, so kontrahiert der M. extensor digitorum, nicht aber der M. extensor carpi radialis brevis.

Zur Differenzierung von M. extensor digiti minimi und M. extensor carpi ulnaris wird der Patient aufgefordert, eine ulnare Abduktion der Hand im Handgelenk auszuführen. Hierbei kontrahiert zwar der M. extensor carpi ulnaris, nicht aber der M. extensor digiti minimi. Wird der Patient aufgefordert, die Finger zu extendieren, so kontrahiert der M. extensor digiti minimi, nicht aber der M. extensor carpi ulnaris.

Die Differenzierung jener Faseranteile des M. extensor digitorum, die zum kleinen Finger ziehen, und dem M. extensor digiti minimi (z. B. Lokalisieren der Grenze zwischen den beiden Muskeln) gestaltet sich ausgesprochen schwierig, da sie nebeneinanderliegen und bei der gleichen Bewegung kontrahieren (Extension des kleinen Fingers).

> Praxistipp: Extension der Finger und Palpation in der Mitte des posterioren Unterarms.

Triggerpunkte

Triggerpunkte (TrP) in den M. extensor digitorum und M. extensor digiti minimi resultieren häufig aus der akuten oder chronischen Überbeanspruchung des Muskels oder werden durch sie aufrechterhalten. Beispiele für die Überbelastung sind sich wiederholende Fingerbewegungen wie Tippen oder Klavierspielen; Dauerstellung in gedehntem Zustand (z. B. Schlafen mit gebeugten Fingern) oder TrP in den Mm. scaleni.

TrP im M. extensor digitorum und M. extensor digiti minimi können zu steifen Fingern (d. h. eingeschränkter Flexion) führen.

Die Ausstrahlungsmuster der TrP im M. extensor digitorum und M. extensor digiti minimi müssen von denen der TrP im M. extensor indicis, in den Mm. interossei dorsales, Mm. scaleni, im M. subclavius, M. latissimus dorsi, M. coracobrachialis und M. triceps brachii abgegrenzt werden.

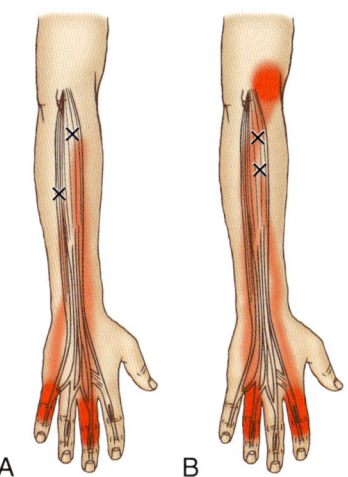

Abb. 3: Ansicht der typischen TrP in M. extensor digitorum und M. extensor digiti minimi von posterior und die korrespondierenden Ausstrahlungszonen. A) Ausstrahlungszone eines Trp im M. extensor digiti minimi in den kleinen Finger und Ausstrahlungszone eines TrP im M. extensor digitorum in den Mittelfinger. B) Ausstrahlungszonen der TrP im M. extensor digitorum in Zeige- und Ringfinger.

TrP im M. extensor digitorum und M. extensor digiti minimi werden häufig fälschlicherweise als Epicondylitis lateralis, Arthritis der Fingergelenke, Nervenkompression Höhe C6 oder C7 oder Gelenkdysfunktionen der Handwurzelknochen diagnostiziert.

TrP mit Bezug zu den M. extensor digitorum und M. extensor digiti minimi finden sich häufig im M. extensor carpi radialis longus, M. extensor carpi radialis brevis, M. supinator, M. brachioradialis und M. extensor carpi ulnaris.

Anmerkung: TrP im M. extensor digitorum und M. extensor digiti minimi führen meist zu ausstrahlenden Schmerzen im Handrücken und im von den jeweiligen Muskelfasern versorgten Finger. Die häufigsten TrP treten in den Muskelfasern des Mittel- und Ringfingers auf.

Selbstdehnung

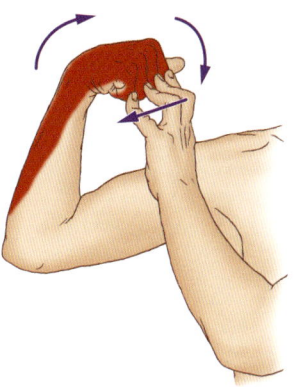

Abb. 4: Dehnung der rechten M. extensor digitorum und M. extensor digiti minimi. Hand- und Ellbogengelenk sind endgradig flektiert. Mithilfe der anderen Hand flektiert der Patient den 2. bis 5. Finger.

M. extensor carpi ulnaris und M. supinator

Palpation im Sitzen

Der M. extensor carpi ulnaris liegt an der ulnaren Seite des Unterarms, direkt neben dem Ulnaschaft.

Der Patient wird aufgefordert, im Handgelenk mit entspannten Fingern eine ulnare Abduktion der Hand auszuführen. Sind die Finger extendiert, so kontrahieren M. extensor digitorum und M. extensor digiti minimi. Die Differenzierung von M. extensor carpi ulnaris und diesen Muskeln wird dadurch erschwert.

Für die Differenzierung von M. extensor carpi ulnaris und M. extensor digiti minimi wird der Patient aufgefordert, den kleinen Finger zu extendieren. Hierbei kontrahiert zwar der M. extensor digiti minimi, nicht aber der M. extensor carpi ulnaris. Wird der Patient aufgefordert, die Hand im Handgelenk in ulnare Abduktion zu bewegen, so kontrahiert der M. extensor carpi ulnaris, nicht aber der M. extensor digiti minimi.

Praxistipp: Palpation direkt posterior am Ulnaschaft.

Triggerpunkte

Triggerpunkte (TrP) im M. extensor carpi ulnaris resultieren häufig aus der akuten oder chronischen Überbeanspru-

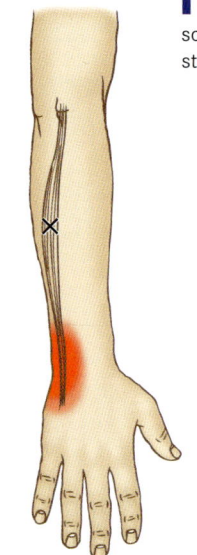

■ Abb. 1: Ansicht eines typischen TrP im M. extensor carpi ulnaris und die korrespondierende Ausstrahlungszone.

chung des Muskels oder werden durch sie aufrechterhalten. Beispiele für die Überbelastung sind die Handhaltung in ulnarer Abduktion beim Tippen, ein direktes Trauma und TrP in den Mm. scaleni oder im M. serratus posterior superior.

Die Ausstrahlungsmuster der TrP im M. extensor carpi ulnaris müssen von denen der TrP im M. extensor carpi radialis brevis, M. extensor indicis, M. supinator, in den Mm. scaleni, im M. subscapularis und M. coracobrachialis abgegrenzt werden.

TrP im M. extensor carpi ulnaris werden häufig fälschlicherweise als Dysfunktion oder Arthritis des Handgelenks, Karpaltunnelsyndrom oder Nervenkompression in Höhe C7 oder C8 diagnostiziert.

TrP mit Bezug zum M. extensor carpi ulnaris finden sich häufig im M. extensor digiti minimi, in den Mm. scaleni und im M. serratus posterior superior.

Anmerkung:

Im Vergleich zu den Muskeln der radialen Abduktion im Handgelenk (Mm. extensor carpi radialis longus und brevis) entwickelt der M. extensor carpi ulnaris weniger häufig TrP, da er seltener ein Gewicht gegen die Schwerkraft halten muss.

Selbstdehnung

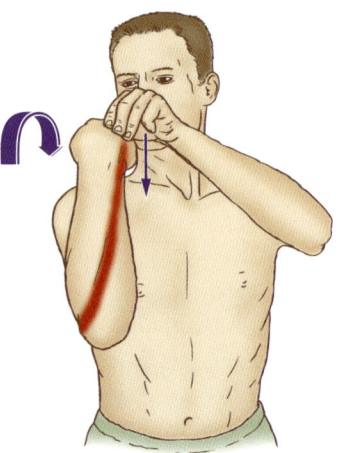

■ Abb. 2: Dehnung des rechten M. extensor carpi ulnaris. Das Ellbogengelenk ist endgradig flektiert. Mithilfe der anderen Hand flektiert der Patient die Hand und bewegt sie in radiale Abduktion.

Palpation im Sitzen

Für den Widerstand gegen Supination muss der Unterarm des Patienten mit sanftem, aber deutlichem Griff gehalten werden. Ansonsten wird die Haut des Patienten festgehalten, die darunter liegenden Unterarmknochen können sich jedoch bewegen. Dies führt zu ungenügendem Widerstand gegen die Supination des Unterarms und ist für den Patienten unangenehm.

Der M. supinator kann auch anteromedial des M. brachioradialis palpiert werden. Durch passive Flexion des Ellbogengelenks des Patienten (ca. 20 bis 30 Grad) wird der M. brachioradialis angenähert. Wird er nun zur Seite geschoben und Druck in der Nähe des Radiusköpfchens und Radiusschafts in die Tiefe ausgeübt, so kommt man auf den M. supinator.

Der Ramus profundus des N. radialis verläuft durch den M. supinator. Tiefes Arbeiten sollte mit Umsicht erfolgen.

> Praxistipp: Beiseiteschieben der radialen Gruppe und Einsinken in Richtung Radius auf den M. supinator.

Triggerpunkte

Triggerpunkte (TrP) im M. supinator resultieren häufig aus der akuten oder chronischen Überbeanspruchung des Muskels oder werden durch sie aufrechterhalten. Beispiele für die Überbelastung sind das Verwenden eines Schraubenziehers, Drehen fester Türknäufe oder Rückhandschläge beim Tennis mit schlechter Technik.

TrP im M. supinator können zu Einklemmungen des Ramus profundus des N. radialis führen. TrP im M. supinator sind die TrP, die am häufigsten zu Schmerzen am Epicondylus lateralis führen. Die Ausstrahlungsmuster der TrP im M. supinator müssen von denen der TrP im M. extensor carpi radialis longus, M. brachioradialis, M. extensor digitorum, M. biceps brachii, M. triceps brachii, M. supraspinatus, M. infraspinatus, M. subclavius, in den Mm. scaleni, im M. adductor pollicis und M. interosseus dorsalis I abgegrenzt werden.

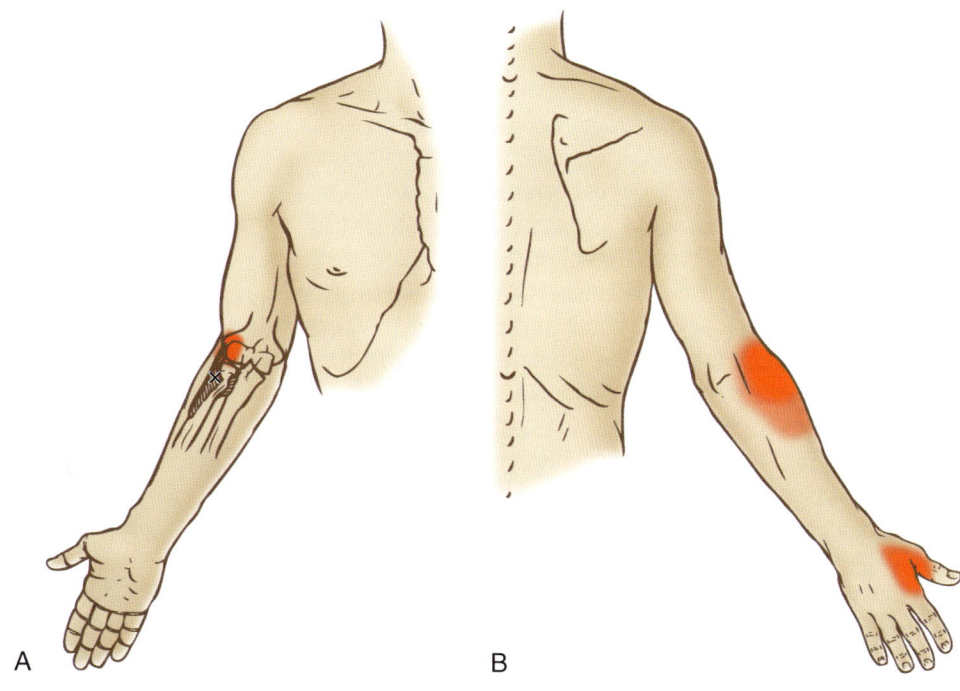

■ Abb. 3: A) Ansicht eines typischen TrP im M. supinator und die korrespondierende Ausstrahlungszone.
B) Posteriore Ansicht des entsprechenden Anteils der Ausstrahlungszone.

TrP im M. supinator werden häufig fälschlicherweise als Epicondylitis lateralis, Kompression in Höhe C5 oder C6 oder Tendovaginitis de Quervain diagnostiziert.

TrP mit Bezug zum M. supinator finden sich häufig im M. extensor carpi radialis longus, M. extensor carpi radialis brevis, M. extensor digitorum, M. extensor digiti minimi, M. triceps brachii, M. anconeus, M. brachioradialis, M. biceps brachii, M. brachialis und M. palmaris longus.

Selbstdehnung

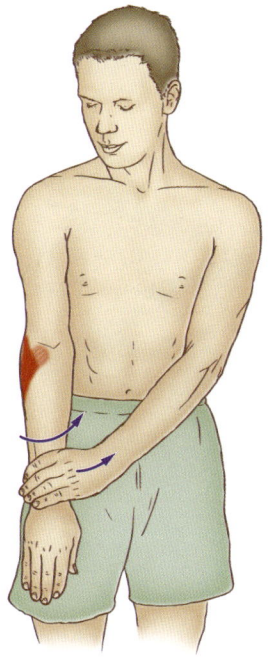

■ Abb. 4: Dehnung des rechten M. supinator. Mithilfe der anderen Hand proniert der Patient den Unterarm endgradig. Anmerkung: Die Pronation des Unterarms in den Radioulnargelenken wird leicht mit der Innenrotation des Arms im Schultergelenk verwechselt. Es muss sichergestellt werden, dass der Unterarm proniert wird.

Tiefe distale Vierergruppe

Palpation im Sitzen

Die Tabatière ist eine Vertiefung zwischen den drei Daumenmuskeln der tiefen Vierergruppe. Sie wird radial vom M. abductor pollicis longus und M. extensor pollicis brevis, ulnar vom M. extensor pollicis longus begrenzt (■ Abb. 1).

Die distalen Sehnen vom M. abductor pollicis longus und M. extensor pollicis brevis liegen extrem nahe beieinander und wirken häufig wie eine einzige Sehne. In diesem Fall können die beiden Sehnen durch sanften Druck mit dem Fingernagel getrennt werden. Die beiden Sehnen verlaufen über das distale Ende des M. brachioradialis.

Wird zusätzlich zu einer Extension des Daumens eine minimale Abduktion des Daumens im Karpometakarpalgelenk ausgeführt, so kontrahieren die Daumenmuskeln der tiefen distalen Vierergruppe. Dadurch werden sie leichter sicht- und palpierbar.

Obwohl die Muskeln der tiefen distalen Vierergruppe tief liegen, können sie meist leicht durch die oberflächlichen Muskeln hindurch palpiert werden.

Die Differenzierung von M. extensor indicis und jenen Faseranteilen des M. extensor digitorum, die zum Zeigefinger ziehen, kann sich schwierig gestalten. Die leichteste Möglichkeit bietet die unterschiedliche Lage der Muskelbäuche und somit die unterschiedliche Richtung der Faserverläufe. Der M. extensor indicis verläuft zur proximalen Insertion an der Ulna weitaus schräger von radial nach ulnar über den distalen Unterarm. Der M. extensor digitorum dagegen verläuft mehr längs dem Unterarm nach proximal zum Epicondylus lateralis humeri. Auf dem Handrücken liegt die distale Sehne des M. extensor indicis ulnar der distalen Sehne des M. extensor digitorum, die zum Zeigefinger läuft.

Praxistipp: Visualisierung der Tabatière und Extension des Zeigefingers (M. extensor indicis).

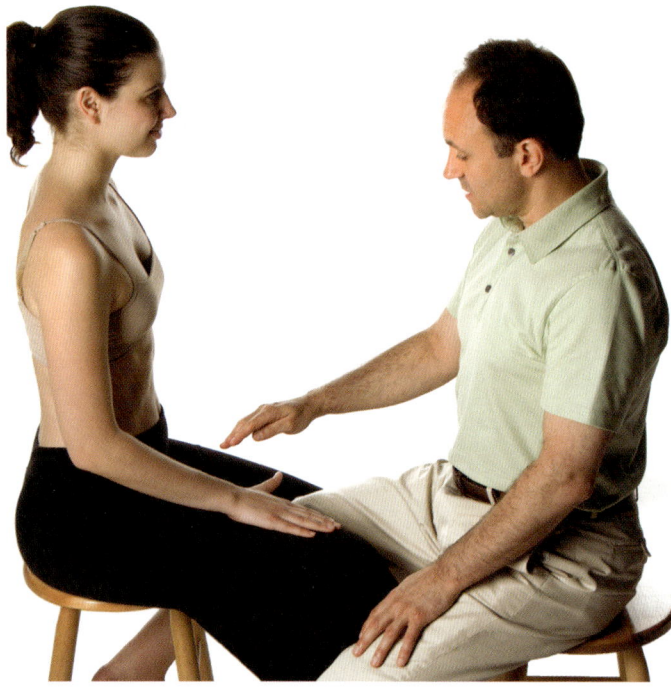

■ Abb. 1: Ausgangsposition für die Palpation der Muskeln der rechten tiefen Vierergruppe im Sitzen. Vor Beginn der Palpation werden die Sehnen der anatomischen Tabakloge visualisiert. Der Patient wird ausgefordert, den Daumen zu extendieren.

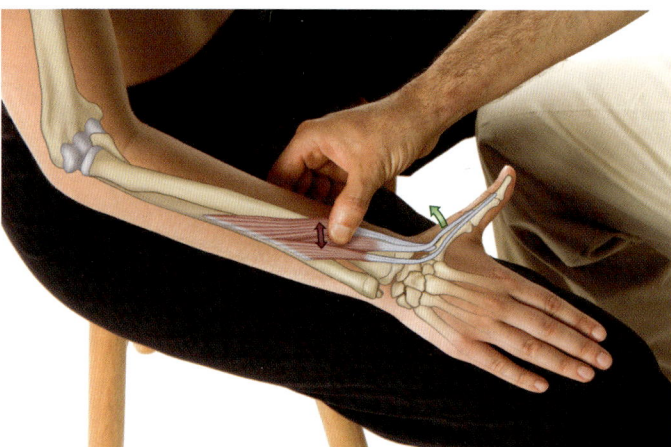

■ Abb. 2: Palpation der drei Daumenmuskeln der rechten tiefen distalen Vierergruppe (M. abductor pollicis longus, M. extensor pollicis brevis und M. extensor pollicis longus). Der Patient extendiert den Daumen im Carpometacarpalgelenk.

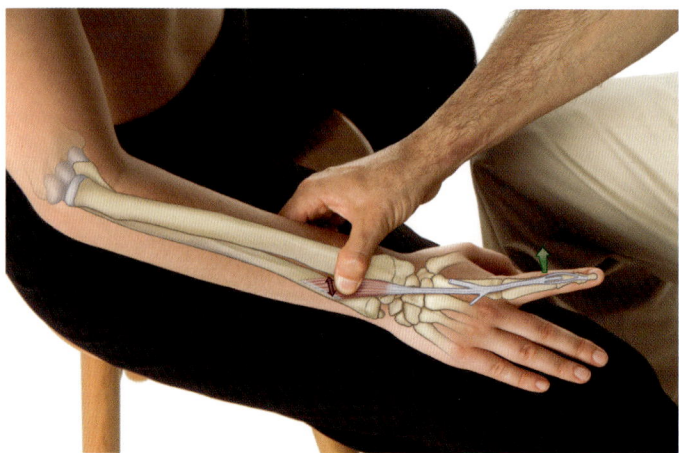

■ Abb. 3: Palpation des rechten M. extensor indicis der tiefen distalen Vierergruppe. Der Patient extendiert den Zeigefinger im Metacarpophalangealgelenk.

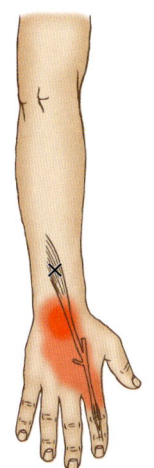

▪ Abb. 4: Ansicht eines typischen TrP im M. extensor indicis und die korrespondierende Ausstrahlungszone.

Triggerpunkte

Triggerpunkte (TrP) in den Muskeln der tiefen distalen Vierergruppe resultieren häufig aus der akuten oder chronischen Überbeanspruchung des Muskels oder werden durch sie aufrechterhalten. Beispiele für die Überbelastung sind sich wieder-holende Fingerbewegungen von Daumen bzw. Zeigefinger wie beim Spielen eines Instrumentes oder beim Tippen.

TrP in den Muskeln der tiefen distalen Vierergruppe können zu Beschwerden und Schwierigkeiten beim Ausführen fein-motorischer Tätigkeiten mit Daumen und/oder Zeigefinger führen.

Die Ausstrahlungsmuster der TrP im M. extensor indicis müssen von denen der TrP in den Mm. extensor carpi radialis brevis und longus, im M. extensor carpi ulnaris, M. extensor digitorum, M. coracobrachialis, M. brachialis, M. supinator, in den Mm. scaleni, im M. subclavius und M. interosseus dorsalis I abgegrenzt werden.

TrP in den Muskeln der tiefen distalen Vierergruppe werden häufig fälschlicherweise als Handgelenksdysfunktion oder Tendovaginitis de Quervain diagnostiziert.

TrP mit Bezug zu den Muskeln der tiefen distalen Vierergruppe finden sich häufig im M. extensor digitorum und M. extensor digiti minimi.

Anmerkung:

Ausstrahlungsmuster der TrP in der tiefen distalen Vierergruppe, die zum Daumen zieht, sind bisher nicht beschrieben. Werden diese Muskeln auf TrP hin untersucht, so wird vor allem auf zentrale TrP in der Mitte der Muskelbäuche geachtet.

Selbstdehnung

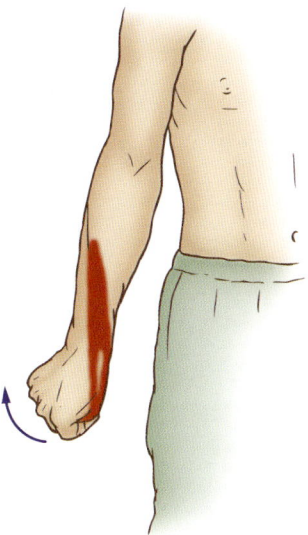

▪ Abb. 5: Dehnung der drei Daumenmuskeln der tiefen distalen Vierergruppe. Der Daumen wird in die Handfläche eingefaltet und die Hand nach ulnar abduziert. Anmerkung: Für die Dehnung des M. extensor indicis der tiefen distalen Vierergruppe müssen die Hand im Handgelenk und der Zeigefinger in den Metacarpophalangeal- und Interphalangealgelenken endgradig flektiert sein, vgl. ▪ Abb. 4, S. 73.

Handmuskulatur

Handmuskulatur

Thenargruppe

Palpation im Sitzen

Die Bewegungsrichtungen im Daumensattelgelenk sind ungewöhnlich. In der Frontalebene finden Flexion und Extension statt, in der Sagittalebene Abduktion und Adduktion. Des Weiteren gibt es die Oppositionsbewegung, eine Kombination aus Flexion, Abduktion und Innenrotation. Diese Bewegungen müssen bekannt sein, da der Patient zu den korrekten Bewegungen aufgefordert werden muss, um für die Palpation die Kontraktion der richtigen Muskeln zu erreichen.

Der M. abductor pollicis brevis liegt oberflächlich im Thenar und ist leicht zu palpieren.

Nur ein kleiner Teil des M. flexor pollicis brevis liegt oberflächlich an der Medialseite des Thenars. Der Großteil liegt unter dem M. abductor pollicis brevis.

Im lateralen Bereich des Thenars am Schaft des Os metacarpale des Daumens ist ein sehr geringer Teil des M. opponens pollicis oberflächlich zugänglich. Der übrige Anteil des M. opponens pollicis liegt unter den anderen Muskeln des Thenars. Die Palpation und die Abgrenzung von diesen Muskeln sind schwierig.

Obwohl der M. abductor pollicis brevis oberflächlich liegt und leicht zu palpieren ist, kann sich die Abgrenzung des medialen Rands vom M. flexor pollicis brevis schwierig gestalten. Beide Muskeln abduzieren und flektieren den Daumen im Karpometakarpalgelenk. Wird deutlicher Widerstand für eine der beiden Gelenkbewegungen gegeben, kontrahieren beide Muskeln. Der M. abductor pollicis brevis kontrahiert jedoch vorzugsweise bei Abduktion, der M. flexor pollicis brevis bei Flexion des Daumens. Für eine gute Palpation dieser Muskeln und zur Differenzierung ist es daher wichtig, nur leichten oder mäßigen Widerstand zu geben, da ansonsten beide Muskeln kontrahieren. Dies macht die Differenzierung der beiden Muskeln voneinander unmöglich.

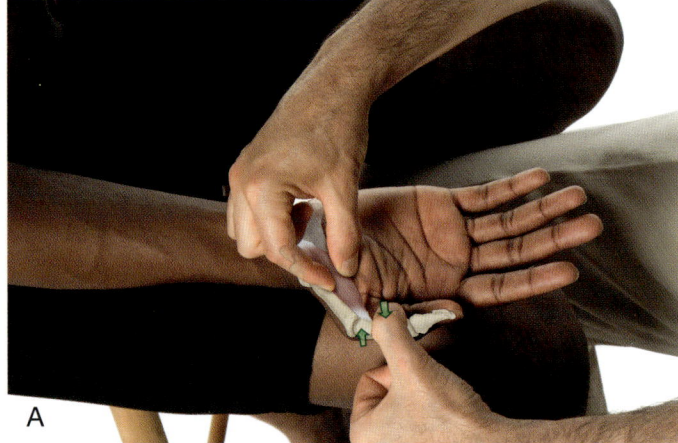

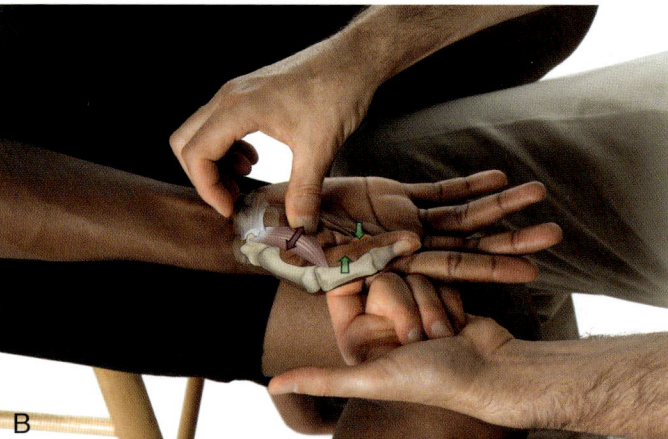

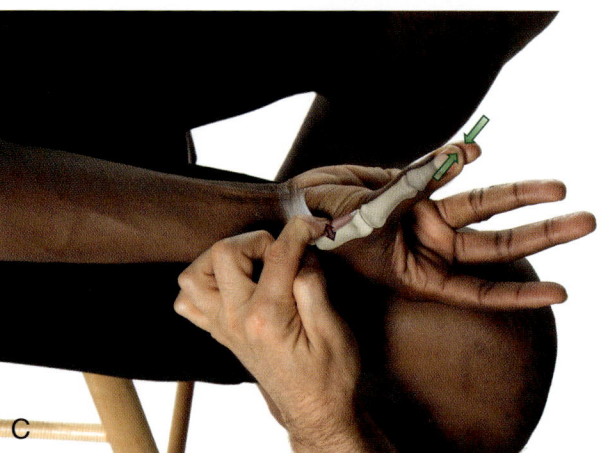

▌ Abb. 1: Palpation der rechten Thenargruppe: A) Palpation des M. abductor pollicis brevis während der Patient den Daumen im Karpometakarpalgelenk gegen Widerstand abduziert. B) Palpation des M. flexor pollicis brevis während der Patient den Daumen im Karpometakarpalgelenk gegen Widerstand flektiert. C) Palpation des M. opponens pollicis durch Umfahrung des Metakarpalgelenks des Daumens während der Patient den Daumen im Karpometakarpalgelenk hin zum kleinen Finger beugt.

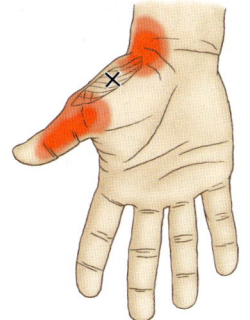

Abb. 2: Ansicht eines typischen TrP im rechten M. opponens pollicis von anterior und die korrespondierende Ausstrahlungszone.

Der M. opponens pollicis ist der am schwierigsten zu palpierende und zu differenzierende Muskel der Thenargruppe, da er der am tiefsten liegende Muskel am Thenar ist und die Opposition aus Abduktion und Flexion des Daumens im Sattelgelenk zusammengesetzt ist.

> **Praxistipp:**
> M. abductor pollicis brevis: Palpation im lateralen Bereich des Thenars.
> M. flexor pollicis brevis: Palpation im am weitesten medial gelegenen Bereich des Thenars.
> M. opponens pollicis: Finger um den Schaft des Os metacarpale des Daumens einrollen.

Triggerpunkte

Triggerpunkte (TrP) in den Thenarmuskeln resultieren häufig aus der akuten oder chronischen Überbeanspruchung des Muskels oder werden durch sie aufrechterhalten. Beispiele für die Überbelastung sind das Greifen im Spitzgriff über einen längeren Zeitraum hinweg (z. B. Schreiben) oder ein Trauma (z. B. Sturz auf die ausgestreckte Hand).
TrP in den Thenarmuskeln können zu einem Gefühl des Wundseins bei Gebrauch des Daumens (v. a. wenn das Objekt im Spitzgriff erfasst wird) oder Schwäche und Schwierigkeiten beim Ausführen feinmotorischer Tätigkeiten mit dem Daumen führen.

Die Ausstrahlungsmuster der TrP im M. opponens pollicis müssen von denen der TrP im M. adductor pollicis, M. flexor carpi radialis, M. pronator teres, M. brachialis, M. subscapularis, M. subclavius und den Mm. scaleni abgegrenzt werden. TrP in den Thenarmuskeln werden häufig fälschlicherweise als Karpaltunnelsyndrom, Tendovaginitis de Quervain, Diskussyndrom in der HWS oder Arthritis des 1. Karpometakarpalgelenks diagnostiziert.
TrP mit Bezug zur Thenargruppe finden sich häufig im M. adductor pollicis, M. interosseus dorsalis I, M. abductor pollicis brevis und M. flexor pollicis brevis.

Anmerkung:

Ausstrahlungsmuster der TrP im M. abductor pollicis brevis und M. flexor pollicis brevis sind bisher nicht beschrieben. Sie zeigen höchstwahrscheinlich Ähnlichkeiten zu den Ausstrahlungsmustern des M. opponens pollicis. Werden diese Muskeln auf TrP hin untersucht, so wird vor allem auf zentrale TrP in der Mitte der Muskelbäuche geachtet.

Selbstdehnung

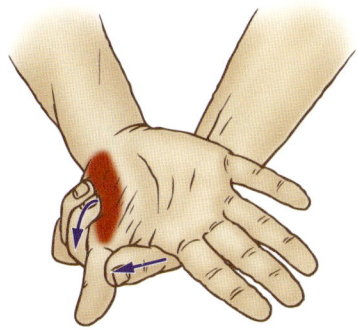

Abb. 3: Dehnung der Muskeln der rechten Thenargruppe. Mithilfe der anderen Hand umgreift der Patient das Os metacarpale und die proximale Phalanx des rechten Daumens. Er extendiert und adduziert das Os metacarpale im Metacarpophalangealgelenk und extendiert die proximale Phalanx im Metacarpophalangealgelenk.

Hypothenargruppe

Palpation im Sitzen

Der M. abductor digiti minimi liegt vollständig oberflächlich im Hypothenar und ist leicht zu palpieren.

Der Großteil des M. flexor digiti minimi liegt oberflächlich an der lateralen Seite des Hypothenars. Der am weitesten medial gelegene Anteil liegt unter dem M. abductor digiti minimi.

Der Großteil des M. opponens digiti minimi liegt unter den anderen Hypothenarmuskeln. Der am weitesten lateral gelegene Anteil liegt jedoch oberflächlich an der lateralen Seite des Hypothenars.

Die Abgrenzung zwischen M. abductor digiti minimi und M. flexor digiti minimi kann sich schwierig gestalten. Bei der Palpation des M. abductor digiti minimi muss sichergestellt werden, dass der Patient nicht gleichzeitig eine Flexion des kleinen Fingers ausführt. Bei der Palpation des M. flexor digiti minimi muss sichergestellt werden, dass der Patient nicht gleichzeitig eine Abduktion des kleinen Fingers ausführt.

Der Patient wird bei der Palpation des M. flexor digiti minimi aufgefordert, nur die proximale Phalanx im Metakarpophalangealgelenk zu bewegen. Wird eine Bewegung in den Interphalangealgelenken ausgeführt, so besteht die Wahrscheinlichkeit, dass die langen Fingerflexoren des Unterarms (Mm. flexor digitorum superficialis und profundus) mit kontrahieren. Aus diesem Grund wird auch ausschließlich an der proximalen Phalanx Widerstand gegeben.

Bei der Palpation des M. flexor digiti minimi wird nur leichter bis mäßiger Widerstand gegen die Flexion des kleinen Fingers gegeben. Hierdurch wird die Kontraktion der langen Fingerflexoren vermieden.

Die Sehnen der langen Fingerflexoren verlaufen direkt neben der Sehne des M. opponens digiti minimi. Sie müssen voneinander differenziert werden.

Die Sehne der langen Fingerflexoren, die zum kleinen Finger zieht, liegt direkt lateral der Muskelbäuche von M. flexor digiti minimi und M. opponens digiti minimi. Zur Palpation der Sehnen der langen Fingerflexoren wird der Patient aufgefordert, ausschließlich die mittlere und distale Phalanx des kleinen Fingers in den Interphalangealgelenken zu flektieren. Hierdurch kontrahieren zwar die langen Fingerflexoren, nicht aber der M. flexor digiti minimi.

Die Palpation und Differenzierung des M. opponens digiti minimi unter dem M. flexor digiti minimi kann sich schwierig gestalten, da die Flexion des kleinen Fingers eine Komponen-

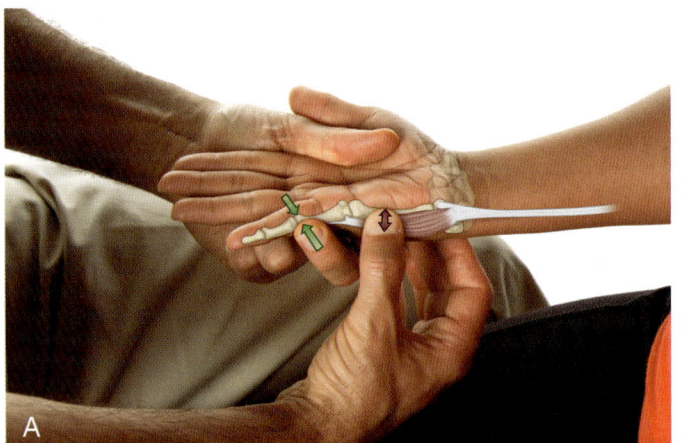
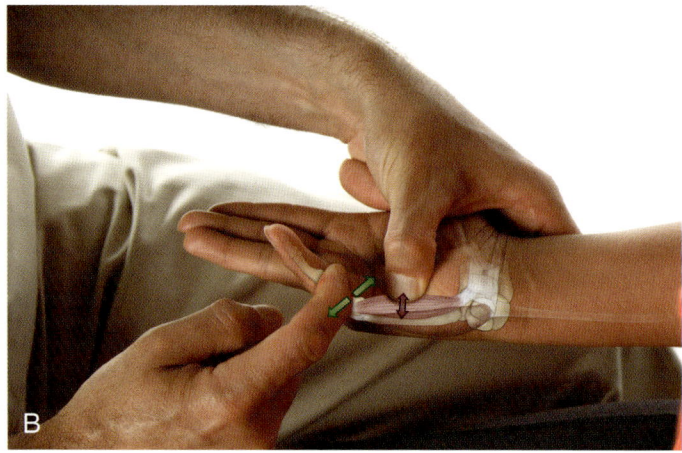
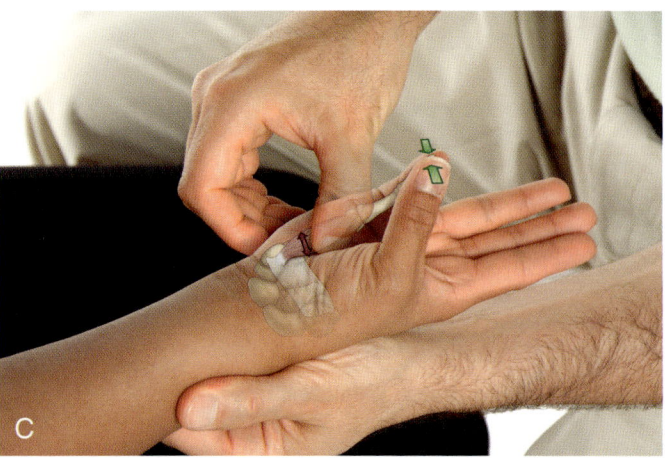
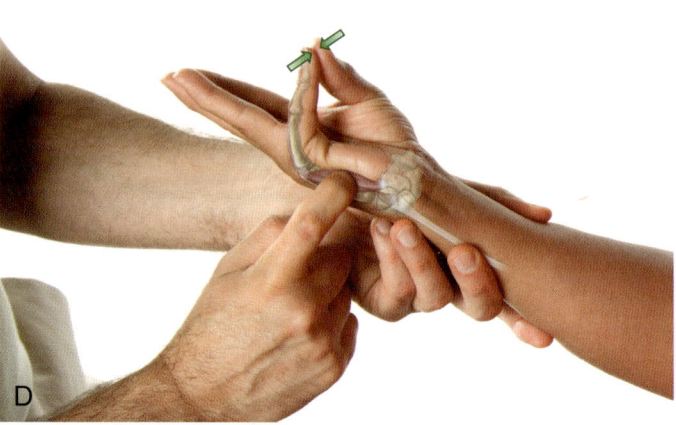

■ Abb. 1: Palpation der rechten Hypothenargruppe. A) Palpation des M. abductor digiti minimi manus an der medialen Seite der Hypothenareminenz. Der Patient abduziert den kleinen Finger gegen Widerstand. B) Palpation des M. flexor digiti minimi manus an der lateralen Seite der Hypothenareminenz. Der Patient flektiert die proximale Phalanx des kleinen Fingers gegen Widerstand. C) Palpation des M. opponens digiti minimi an der lateralen Seite der Hypothenareminenz. Der Patient opponiert den kleinen Finger gegen Widerstand. D) Palpation des M. opponens digiti minimi gegen das Os metacarpale des kleinen Fingers. Der Patient opponiert den kleinen Finger gegen Widerstand.

te der Opposition des kleinen Fingers ist. Daher kann bei Opposition der M. flexor digiti minimi kontrahieren. Dies erschwert die Palpation der Kontraktion des M. opponens digiti minimi.

> **Praxistipp:**
> M. abductor digiti minimi: Palpation der medialen Seite des Hypothenars.
> M. flexor digiti minimi: Flexion des kleinen Fingers ausschließlich im Metakarpophalangealgelenk.
> M. opponens digiti minimi: Aufsuchen des Hamulus ossis hamati und Palpation des am weitesten lateral gelegenen Anteils des Hypothenars direkt distal desselben.

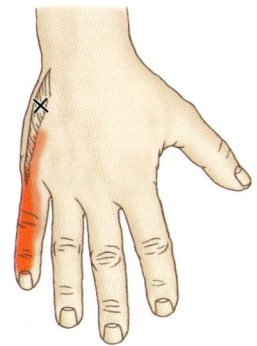

▌ Abb. 2: Ansicht eines typischen TrP im M. abductor digiti minimi manus von posterior und die korrespondierende Ausstrahlungszone.

Triggerpunkte

Triggerpunkte (TrP) in den Hypothenarmuskeln resultieren häufig aus der akuten oder chronischen Überbeanspruchung des Muskels oder werden durch sie aufrechterhalten. Beispiele für die Überbelastung sind das Greifen im Spitzgriff über einen längeren Zeitraum hinweg wie beim Schreiben oder ein Trauma (z. B. Sturz auf die ausgestreckte Hand). TrP in den Hypothenarmuskeln können zu Schwäche und Schwierigkeiten beim Ausführen feinmotorischer Tätigkeiten mit dem kleinen Finger oder Einklemmungen des N. ulnaris (M. opponens digiti minimi) und in der Folge zu Schwäche der intrinsischen Handmuskulatur führen. Die Ausstrahlungsmuster der TrP im M. abductor digiti minimi müssen von denen der TrP im M. interosseus dorsalis I, M. latissimus dorsi und M. triceps brachi abgegrenzt werden.

TrP in den Hypothenarmuskeln werden häufig fälschlicherweise als Arthritis der Fingergelenke oder Thoracic-Outlet-Syndrom diagnostiziert.
TrP mit Bezug zur Hypothenargruppe finden sich häufig in den anderen Muskeln des Hypothenars und den Mm. interossei dorsales.

Anmerkung:

Ausstrahlungsmuster der TrP im M. flexor digiti minimi und M. abductor digiti minimi sind bisher nicht beschrieben. Sie zeigen höchstwahrscheinlich Ähnlichkeit zu den Ausstrahlungsmustern des M. opponens digiti minimi. Werden diese Muskeln auf TrP hin untersucht, so wird vor allem auf zentrale TrP in der Mitte der Muskelbäuche geachtet.

Selbstdehnung

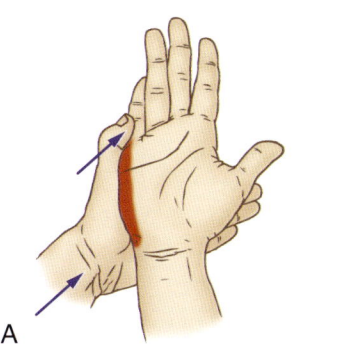 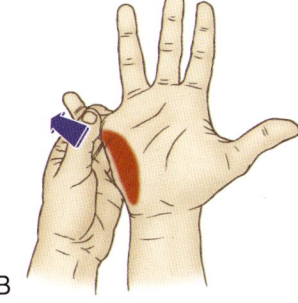

▌ Abb. 3: Dehnung der Muskeln der rechten Hypothenargruppe. A) Dehnung des M. abductor digiti minimi manus. Der kleine Finger ist abduziert und extendiert. B) Dehnung der M. flexor digiti minimi manus und M. opponens digiti minimi. Der kleine Finger und das entsprechende Os metacarpale sind extendiert und abduziert.

M. adductor pollicis und Mm. lumbricales

Palpation im Sitzen

Die Adduktion des Daumens im Sattelgelenk findet in der Sagittalebene statt und ist eine Bewegung in Richtung Handfläche.

Bei der Palpation des M. adductor pollicis in den Weichteilen des Daumens ist zu beachten, dass auch andere Muskeln Teil dieses Gewebes sind. Der M. interosseus dorsalis I verläuft in diesem Bereich und inseriert am 1. und 2. Os metacarpale. Der M. flexor pollicis brevis liegt in diesen Weichteilen des Daumens nahe dem 1. Os metacarpale, der 1. Lumbrikalmuskel nahe dem 2. Os metacarpale. Der M. flexor pollicis brevis ist der einzige dieser Muskeln, der den Daumen bewegt. Wird der Patient aufgefordert, den Daumen zu bewegen, so besteht die Möglichkeit, dass der M. flexor pollicis brevis kontrahiert. Der Patient soll daher eine reine Adduktion des Daumens, d. h. ohne begleitende Flexion, ausführen. So wird sichergestellt, dass der M. flexor pollicis brevis entspannt bleibt.

> Praxistipp: Palpation der Weichteile des Daumens in der Handfläche.

Triggerpunkte

Triggerpunkte (TrP) im M. adductor pollicis resultieren häufig aus der akuten oder chronischen Überbeanspruchung des Muskels oder werden durch sie aufrechterhalten. Beispiele für die Überbelastung sind das Greifen im Spitzgriff über einen längeren Zeitraum hinweg wie zum Schreiben oder ein Trauma (z. B. Sturz auf die ausgestreckte Hand).

TrP im M. adductor pollicis können zu Schmerzen in den

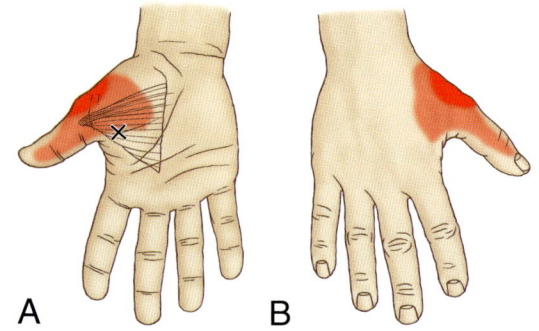

Abb. 1: A) Ansicht eines typischen TrP im M. adductor pollicis von anterior und ihre korrespondierenden Ausstrahlungszonen von anterior. B) Posteriore Ansicht des entsprechenden Anteils der Ausstrahlungszone.

Weichteilen des Daumens, einem Gefühl des Wundseins bei Gebrauch des Daumens (v. a. wenn das Objekt im Spitzgriff erfasst wird) oder Schwäche und Schwierigkeiten beim Ausführen feinmotorischer Tätigkeiten mit dem Daumen führen. Die Ausstrahlungsmuster der TrP im M. adductor pollicis müssen von denen der TrP im M. opponens pollicis, M. supinator, M. extensor carpi radialis longus, M. brachioradialis, M. brachialis, in den Mm. scaleni, im M. pronator teres und M. subclavius abgegrenzt werden.

TrP im M. adductor pollicis werden häufig fälschlicherweise als Tendovaginitis-de-Quervain, Karpaltunnelsyndrom, Diskussyndrom in der HWS, Thoracic-Outlet-Syndrom oder Gelenkdysfunktion bzw. Arthritis des 1. Karpometakarpal- oder Metakarpophalangealgelenks diagnostiziert.

TrP mit Bezug zum M. adductor pollicis finden sich häufig im M. opponens pollicis, M. interosseus dorsalis I, M. abductor pollicis brevis und M. flexor pollicis brevis.

Selbstdehnung

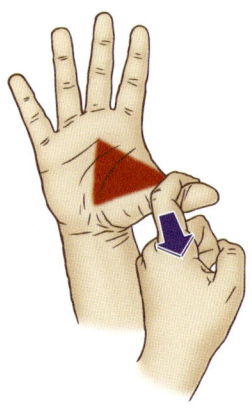

Abb. 2: Dehnung des rechten M. adductor pollicis. Der Daumen wird in Abduktion und Extension bewegt.

Palpation im Sitzen

Die Mm. lumbricales der Hand liegen recht oberflächlich. Sie sind größtenteils lediglich von der Palmarfaszie bedeckt und daher leicht zu palpieren.

Soll ein M. lumbricalis kontrahieren, so muss sichergestellt sein, dass bei einer Flexion der proximalen Phalanx des Fingers im Metakarpophalangealgelenk die Mittel- und Endphalangen in den Interphalangealgelenken vollständig extendiert bleiben. Andernfalls kontrahieren die langen Fingerflexoren (M. flexor digitorum superficialis und M. flexor digitorum profundus). Dies erschwert die Palpation und Differenzierung der Mm. lumbricales.

Um sicherzustellen, dass nicht die Sehne vom M. flexor digitorum superficialis oder vom M. flexor digitorum profundus, sondern der jeweilige M. lumbricalis palpiert wird, wird der Patient aufgefordert, den Finger im proximalen und distalen Interphalangealgelenk zu flektieren. Gerät die palpierte Struktur bei dieser Bewegung unter Spannung, so ist man auf der Sehne bzw. den Sehnen des/der langen Fingerflexoren (M. flexor digitorum superficialis und M. flexor digitorum profundus). Spannt die Struktur nicht an, so ist man auf dem M. lumbricalis dieses Fingers.

Da auch die Mm. interossei dorsales und palmares den Finger im Metakarpophalangealgelenk flektieren und in den Interphalangealgelenken extendieren, muss sichergestellt werden, dass der Patient nicht gleichzeitig mit der Flexion eine Abduktion oder Adduktion des Fingers im Metakarpophalangealgelenk ausführt. Andernfalls kontrahiert auch ein M. interosseus dieses Fingers. Dies erschwert die Palpation und Abgrenzung des palpierten M. lumbricalis.

Der am schwierigsten zu palpierende und zu differenzierende Muskel der Mm. lumbricales ist wohl der 4. M. lumbricalis. Er grenzt direkt an den M. flexor digiti minimi an, der bei Flexion des kleinen Fingers im Metakarpophalangealgelenk auch kontrahiert.

> Praxistipp: Flexion des Metakarpophalangealgelenks bei gleichzeitiger Extension der Interphalangealgelenke.

Triggerpunkte

Triggerpunkte (TrP) in den Mm. lumbricales resultieren häufig aus der akuten oder chronischen Überbeanspruchung des Muskels oder werden durch sie aufrechterhalten. Beispiele für die Überbelastung sind das Tippen, das Greifen im Spitzgriff über einen längeren Zeitraum hinweg wie beim Schreiben oder eine veränderte Biomechanik der Finger (häufig aufgrund von arthritischen Veränderungen).

TrP in den Mm. lumbricales können zu Schmerzen entlang der radialen Seite des entsprechenden Fingers oder Schwäche

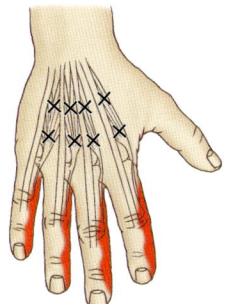

■ Abb. 3: Typische TrP der Mm. lumbricales manus von posterior und ihre korrespondierenden Ausstrahlungszonen. Anmerkung: Diese TrP liegen anterior und werden daher auch von anterior palpiert.

und Schwierigkeiten beim Ausführen feinmotorischer Tätigkeiten mit den Fingern führen.

Die Ausstrahlungsmuster der TrP in den Mm. lumbricales müssen von denen der TrP in den Mm. interossei dorsales und palmares, im M. extensor digitorum, M. extensor digiti minimi, in den Mm. flexor digitorum superficialis und profundus, Mm. scaleni, im M. pectoralis minor, M. latissimus dorsi, M. subclavius und M. triceps brachii abgegrenzt werden.

TrP in den Mm. lumbricales werden häufig fälschlicherweise als Arthritis der Fingergelenke, Diskussyndrom in der HWS, Thoracic-Outlet-Syndrom oder Karpaltunnelsyndrom diagnostiziert.

TrP mit Bezug zu den Mm. lumbricales finden sich häufig in den Mm. interossei palmares, Mm. interossei dorsales und den Thenarmuskeln des Daumens.

Anmerkung:

Die Schmerzausstrahlungsmuster der TrP in den Mm. lumbricales wurden nicht von den Ausstrahlungsmustern der Mm. interossei dorsales und palmares differenziert.

Selbstdehnung

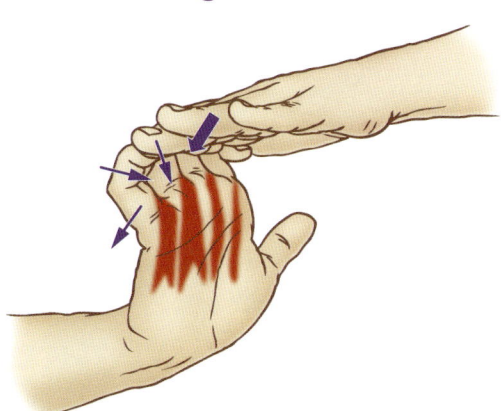

■ Abb. 4: Dehnung der rechten Mm. lumbricales manus. Die Finger werden in den Metacarpophalangealgelenken extendiert und in den Interphalangealgelenken flektiert.

Mm. interossei palmares

Palpation im Sitzen

Die Adduktion von Zeige-, Ring- und kleinem Finger ist eine Bewegung auf den Mittelfinger zu. Sie findet in der Frontalebene statt.

Die Mm. interossei palmares liegen tief in der Handfläche, können aber relativ leicht palpiert und differenziert werden. Das Zusammendrücken eines Stiftes zwischen Zeige- und Mittelfinger entspricht einer Adduktion des Zeigefingers. Dies führt zur Kontraktion des 1. M. interosseus palmaris. Entsprechend kann das Zusammendrücken des Stifts für die anderen zwei Mm. interossei palmares genutzt werden.

Soll ein M. interosseus palmaris isoliert werden, so muss sichergestellt werden, dass der Patient nicht gleichzeitig mit dem Zusammendrücken (Adduktion) den Finger im Metakarpo- oder Interphalangealgelenk flektiert. Andernfalls kontrahieren auch die Mm. lumbricales bzw. die langen Fingerflexoren (Mm. flexor digitorum superficialis und profundus). Dies erschwert die Palpation und Differenzierung des palpierten M. interosseus palmaris.

Die Differenzierung eines M. interosseus palmaris von den Sehnen der nahe gelegenen langen Fingerflexoren des entsprechenden Fingers erfordert eine umsichtige Palpation, da ansonsten die langen Fingerflexoren den Finger in Adduktion bewegen. Wird der Patient aufgefordert, den Finger in den Interphalangealgelenken zu flektieren und das Metakarpophalangealgelenk dabei absolut extendiert zu halten, und die

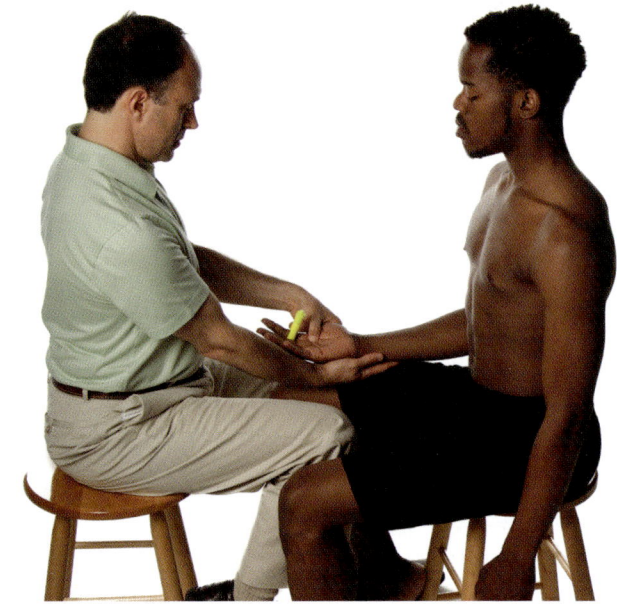

■ Abb. 1: Ausgangsstellung für die Palpation der rechten Mm. interossei palmares beim sitzenden Patienten.

palpierte Struktur spannt dabei an, so ist man auf einem langen Fingerflexor.

Praxistipp: Zusammendrücken eines Stifts zwischen den Fingern.

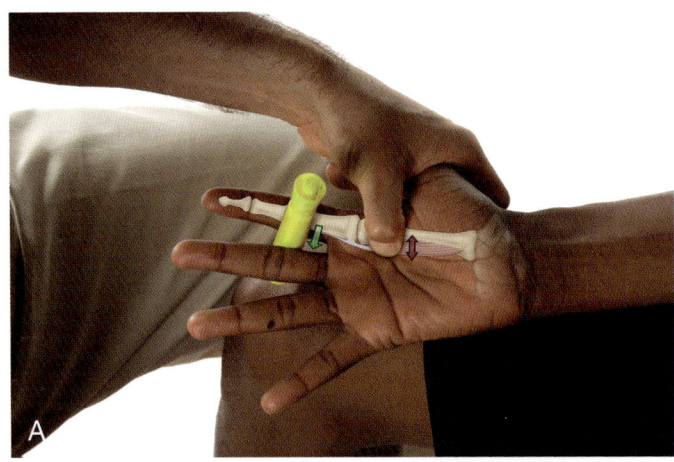

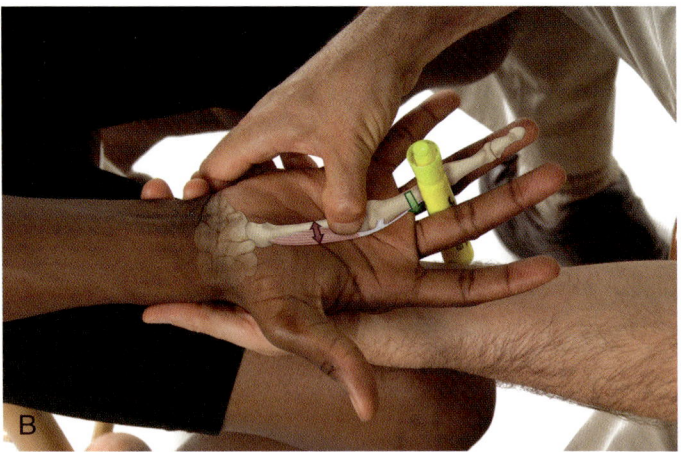

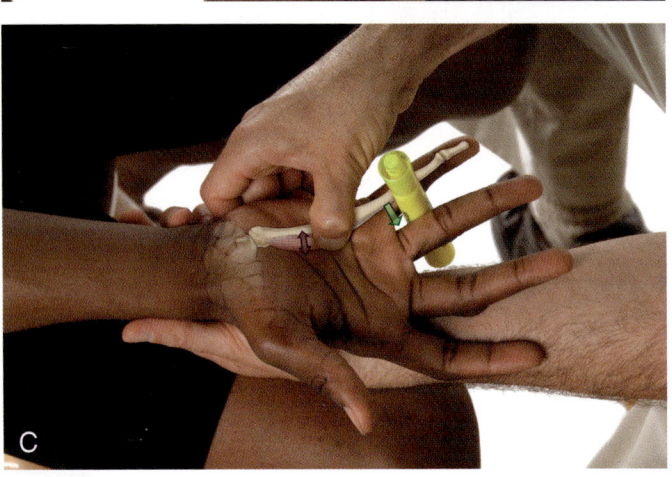

■ Abb. 2: Palpation der rechten Mm. interossei palmares (MIP). A) Palpation des MIP I, der Patient adduziert den Zeigefinger gegen den Widerstand (gelber Marker). B) Palpation des MIP II, der Patient adduziert den Ringfinger gegen den Widerstand. C) Palpaton des MIP III, der Patient adduziert den kleinen Finger gegen den Widerstand.

Triggerpunkte

Triggerpunkte (TrP) in den Mm. interossei palmares resultieren häufig aus der akuten oder chronischen Überbeanspruchung des Muskels oder werden durch sie aufrechterhalten. Beispiele für die Überbelastung sind das regelmäßige Greifen über einen längeren Zeitraum hinweg, wie beim Halten eines Tennisschlägers oder Werkzeugs oder der Spitzgriff wie beim Schreiben, oder eine veränderte Biomechanik der Finger (häufig aufgrund von arthritischen Veränderungen).

TrP in den Mm. interossei palmares können zu Schmerzen entlang dem entsprechenden Finger im Bereich der Insertion; Schwäche und Schwierigkeiten beim Ausführen feinmotorischer Tätigkeiten mit dem entsprechenden Finger, Einklemmungen des N. medianus bzw. N. ulnaris oder Einschränkung der Abduktion im Metakarpophalangealgelenk führen. Die Ausstrahlungsmuster der TrP in den Mm. interossei palmares müssen von denen der TrP in den Mm. lumbricales, im M. extensor digitorum, M. extensor digiti minimi, in den Mm. flexor digitorum superficialis und profundus, Mm. scaleni, im M. pectoralis minor, M. subclavius, M. latissimus dorsi und M. triceps brachii abgegrenzt werden.

TrP in den Mm. interossei palmares werden häufig fälschlicherweise als Arthritis oder Dysfunktionen der Finger-

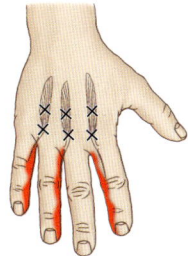

Abb. 3: Ansicht der typischen TrP in den Mm. interossei palmares von posterior und ihre korrespondierenden Ausstrahlungszonen. Anmerkung: Diese TrP liegen anterior und werden daher auch von anterior palpiert.

gelenke, Diskussyndrom in der HWS, Thoracic-Outlet-Syndrom oder Karpaltunnelsyndrom diagnostiziert.

TrP mit Bezug zu den Mm. interossei palmares finden sich häufig in den Mm. interossei dorsales, Mm. lumbricales, Thenarmuskeln des Daumens und im M. adductor pollicis.

Anmerkung:

Die Schmerzausstrahlungsmuster der TrP in den Mm. interossei palmares wurden nicht von den Ausstrahlungsmustern der Mm. lumbricales und Mm. interossei dorsales differenziert.

Selbstdehnung

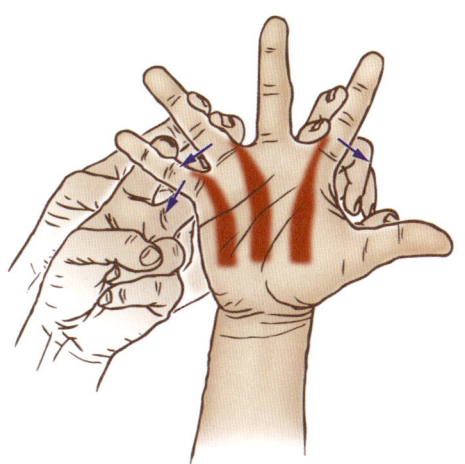

Abb. 4: Dehnung der drei Mm. interossei palmares der rechten Hand. Der Zeige-, der Ringfinger und der kleine Finger werden vom Mittelfinger weg abduziert.

Mm. interossei dorsales

Palpation im Sitzen

Die Abduktion der Finger ist eine Bewegung in der Frontalebene. Befindet sich der Mittelfinger in der anatomischen Nullstellung, so führt sie von einer imaginären Mittellinie des Mittelfingers weg.

Der Mittelfinger abduziert in zwei Richtungen. Er bewegt sich nach medial in die ulnare Abduktion und nach lateral in die radiale Abduktion. Isolierte Abduktionsbewegungen der Finger bereiten vielen Menschen Schwierigkeiten.

Die Mm. interossei dorsales liegen oberflächlich und sind zwischen den Ossa metacarpalia am Handrücken leicht zu palpieren. Die Sehnen der Fingerextensoren (Mm. extensor digitorum und indicis) sind die einzigen muskuloskelettalen Strukturen, die über sie hinwegziehen. Bei einer Kontraktion der Fingerextensoren geraten deren Sehnen unter Spannung. Dies erschwert die Palpation und Differenzierung der Mm. interossei dorsales. Um sicherzustellen, dass dies nicht geschieht, wird der Patient aufgefordert, den Finger zu abduzieren ohne zu extendieren.

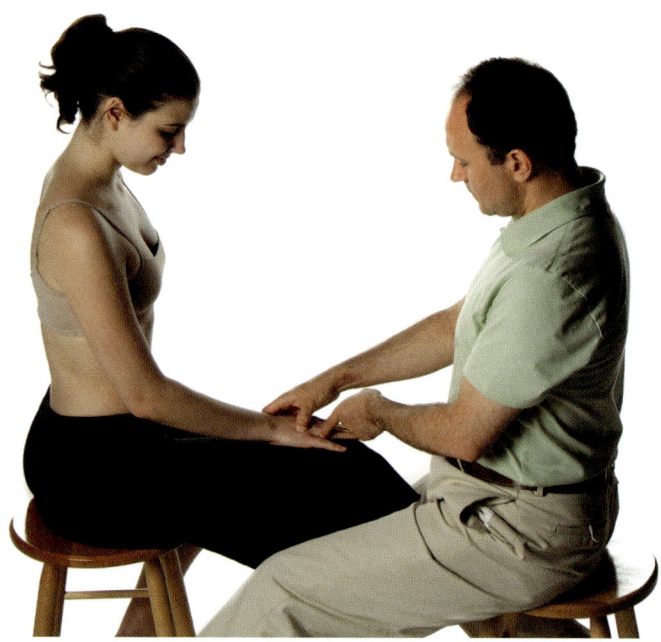

■ Abb. 1: Ausgangsstellung für die Palpation der rechten Mm. interossei dorsales beim sitzenden Patienten.

> Praxistipp: Palpation zwischen den Ossa metacarpalia auf der Handrückenseite.

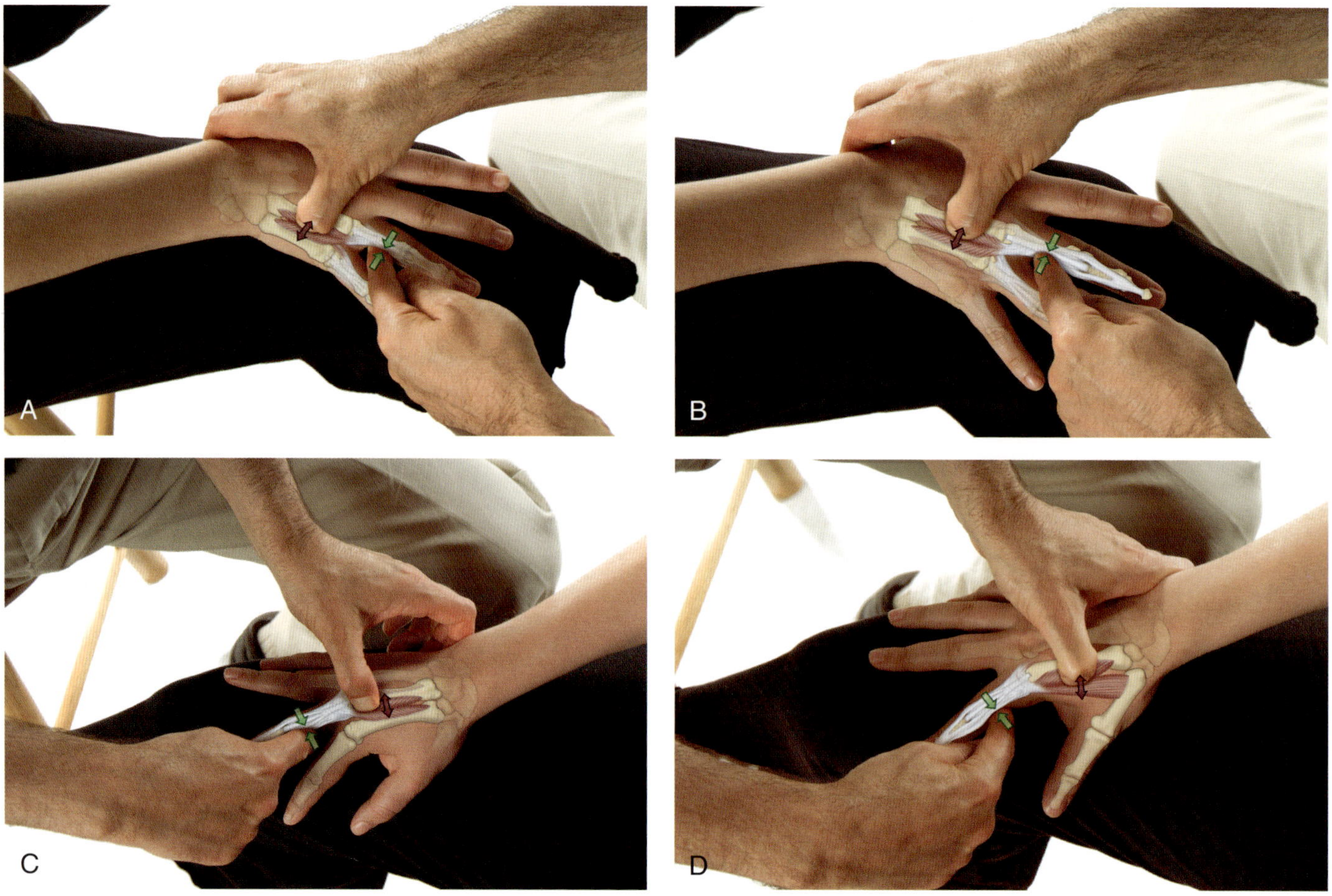

■ Abb. 2: Palpation der rechten Mm. interossei dorsales (MID). A) Palpation des MID IV, der Patient abduziert den Ringfinger gegen den Widerstand. B) Palpation des MID III, der Patient abduziert den Mittelfinger nach ulnar gegen den Widerstand. C) Palpation des MID II, der Patient abduziert den Mittelfinger nach radial gegen den Widerstand. D) Palpation des MID I, der Patient abduziert den Zeigefinger gegen den Widerstand.

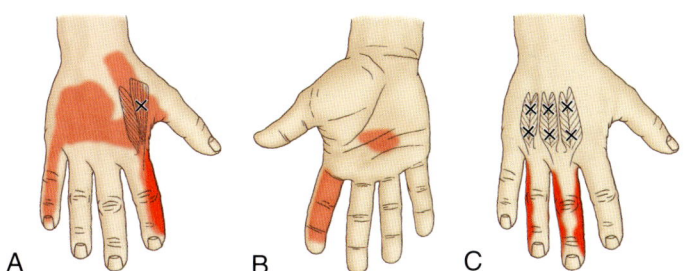

■ Abb. 3: Typische TrP in den Mm. interossei dorsales manus und die korrespondierenden Ausstrahlungszonen. A) M. interosseus dorsalis manus I und die korrespondierende Ausstrahlungszone. B) Anteriore Ansicht des entsprechenden Anteils der Ausstrahlungsszone. C) TrP der Mm. interossei dorsales II, III und IV und die korrespondierenden Ausstrahlungszonen.

Triggerpunkte

Triggerpunkte (TrP) in den Mm. interossei dorsales resultieren häufig aus der akuten oder chronischen Überbeanspruchung des Muskels oder werden durch sie aufrechterhalten. Beispiele für die Überbelastung sind Tippen, ein Spitzgriff über einen längeren Zeitraum hinweg wie beim Schreiben oder eine veränderte Biomechanik der Finger (häufig aufgrund von arthritischen Veränderungen).

TrP in den Mm. interossei dorsales können zu Schmerzen entlang dem entsprechenden Finger im Bereich der Insertion, Schwäche und Schwierigkeiten beim Ausführen feinmotorischer Tätigkeiten mit dem entsprechenden Finger oder Einklemmungen des N. medianus bzw. N. ulnaris führen.

Die Ausstrahlungsmuster der TrP in den Mm. interossei dorsales müssen von denen der TrP in den Mm. lumbricales, im M. adductor pollicis, M. brachioradialis, M. supinator, in den Mm. scaleni, Mm. flexor digitorum superficialis und profundus, im M. extensor digitorum, M. coracobrachialis, M. brachialis, M. triceps brachii, M. subclavius, M. pectoralis minor und M. latissimus dorsi abgegrenzt werden.

TrP in den Mm. interossei dorsales werden häufig fälschlicherweise als Arthritis oder Dysfunktionen der Fingergelenke, Diskussyndrom in der HWS, Thoracic-Outlet-Syndrom oder Karpaltunnelsyndrom diagnostiziert.

TrP in Bezug zu den Mm. interossei dorsales finden sich häufig in den Mm. interossei palmares, Mm. lumbricales, Thenarmuskeln des Daumens und im M. adductor pollicis.

Anmerkung:

Die Schmerzausstrahlungsmuster der TrP in den Mm. interossei dorsales wurden nicht von den Ausstrahlungsmustern der Mm. lumbricales und Mm. interossei palmares differenziert.

Selbstdehnung

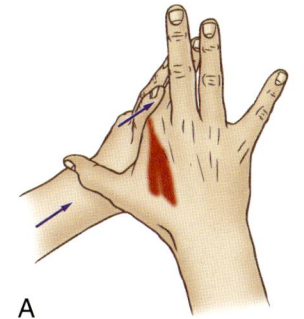
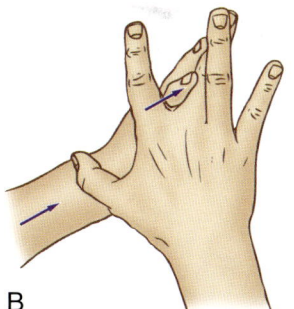
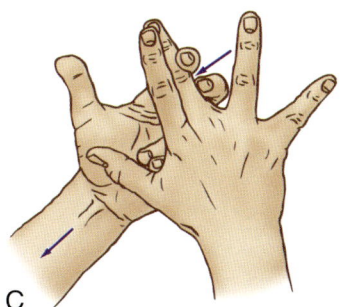
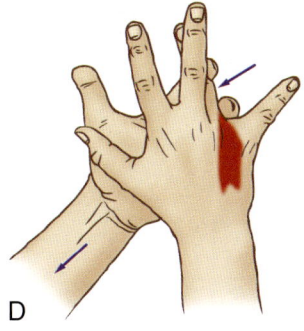

A   B   C   D

■ Abb. 4: Dehnung der vier Mm. interossei dorsales manus der rechten Hand. A) Dehnung des M. interosseus dorsalis manus I durch Adduktion des Zeigefingers in Richtung Mittelfinger. B) Dehnung des M. interosseus dorsalis manus II durch ulnare Abduktion des Mittelfingers. C) Dehnung des M. interosseus dorsalis manus III durch radiale Abduktion des Mittelfingers. D) Dehnung des M. interosseus dorsalis manus IV durch Adduktion des Ringfingers in Richtung Mittelfinger.

Rumpfmuskulatur

Rumpfmuskulatur

M. latissimus dorsi

Palpation in Bauchlage

Die Plica axillaris posterior setzt sich zusammen aus M. latissimus dorsi und M. teres major. Der Patient wird aufgefordert, den Arm anzuheben, und die hintere Achselfalte wird sanft mit den palpierenden Fingern ergriffen. Man hält nun die Mm. latissimus dorsi und teres major zwischen den Fingern.

Obwohl die distale Sehne des M. latissimus dorsi tief in der Axilla verläuft, kann ihr leicht bis zum Humerus gefolgt werden. Am Humerus liegt die Sehne des M. latissimus dorsi anterior der Sehne des M. teres major.

Der M. teres major liegt in der Plica axillaris posterior direkt medial des distalen Endes des M. latissimus dorsi. Auch er inseriert an der Crista tuberculi minoris des Sulcus intertubercularis am Humerus und führt dieselben drei Bewegungen des Arms im Schultergelenk aus. Die Differenzierung dieser beiden Muskeln in der Plica axillaris posterior kann eine Herausforderung darstellen. Der M. teres major ist eine rundliche Struktur nahe der Skapula, medial des M. latissimus dorsi. Die Palpation des M. teres major wird im Rahmen der Schultergürtelmuskulatur erklärt.

> Praxistipp: Palpation der Plica axillaris posterior.

Triggerpunkte

Triggerpunkte (TrP) im M. latissimus dorsi resultieren häufig aus der akuten oder chronischen Überbeanspruchung des Muskels oder werden durch sie aufrechterhalten. Beispiele für die Überbelastung sind Rudern; Abdrücken mit der Hand, um den Körper zu bewegen; jegliche Bewegung, die eine kraftvolle Bewegung der Arme zurück aus der Hochhalte erfordert; Überdehnung des Muskels durch Hängen an einer oder beiden Händen; Kompression des Muskels (z. B. Tragen eines engen BH), was zu Irritation und Ischämie führen kann, und TrP im M. serratus posterior superior.

TrP im M. latissimus dorsi können zu konstanten dumpfen Schmerzen, sowohl in Ruhe als auch bei Muskelkontraktion, Schlafproblemen beim Liegen auf der betroffenen Seite aufgrund von Druck auf die TrP und Dysfunktionen der Wirbelgelenke, an denen der Muskel inseriert, führen.

Die Ausstrahlungsmuster der TrP im M. latissimus dorsi müssen von denen der TrP in den Mm. scaleni, im M. infraspinatus, M. subscapularis, in den Mm. erector spinae und transversospinalis der Thorakalregion, im M. serratus anterior, M. serratus posterior superior, M. rectus abdominis, in den Mm. rhomboidei, im M. trapezius pars inferior, M. teres major, M. deltoideus und M. pectoralis minor abgegrenzt werden.

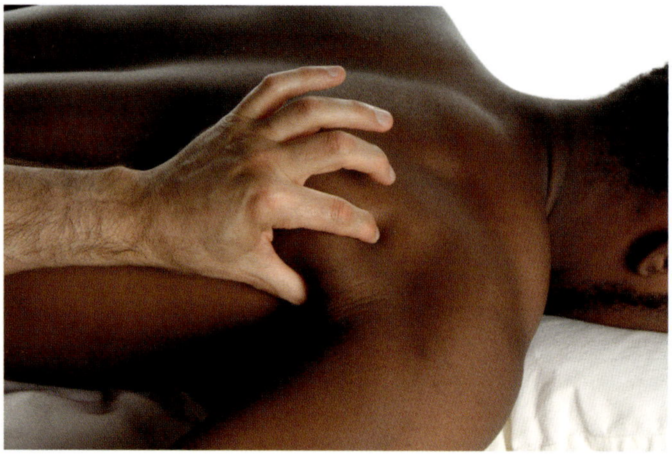

Abb. 1: Die Plica axillaris posterior, die den M. latissimus dorsi und den M. teres major enthält, wird gekniffen.

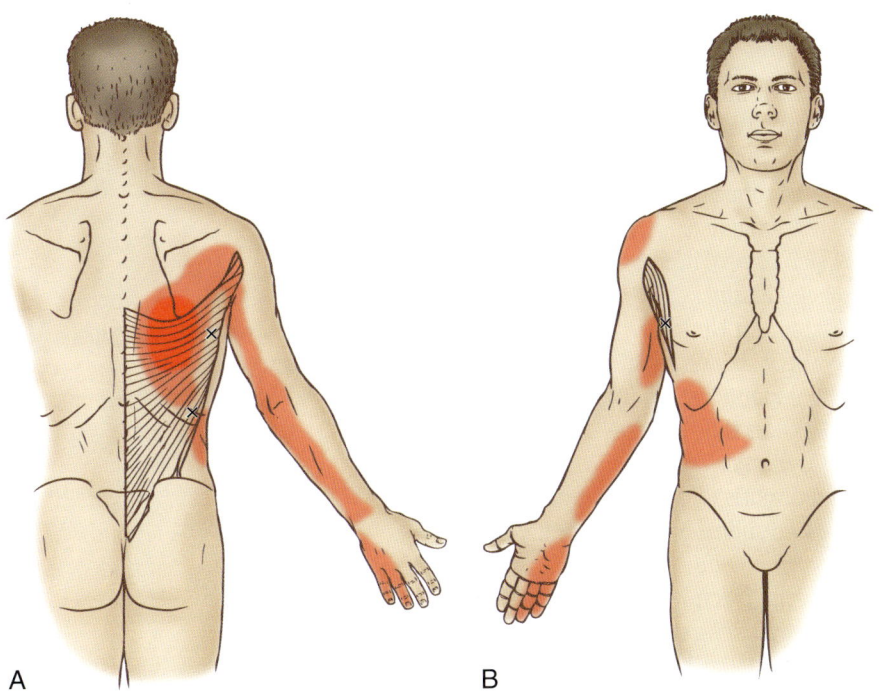

Abb. 2: Typische TrP im M. latissimus dorsi und ihre korrespondierenden Ausstrahlungszonen, A) posteriore und B) anteriore Ansicht.

TrP im M. latissimus dorsi werden häufig fälschlicherweise als Diskussyndrom der HWS, Thoracic-Outlet-Syndrom (führt zu Kompression des N. ulnaris), Einklemmung des N. suprascapularis oder Tendinitis der Bizepssehne diagnostiziert.

TrP mit Bezug zum M. latissimus dorsi finden sich häufig in den M. teres major, M. triceps brachii caput longum, in der Pars inferior des M. trapezius, im M. erector spinae der Thorakalregion, M. flexor carpi ulnaris und M. serratus posterior superior.

Selbstdehnung

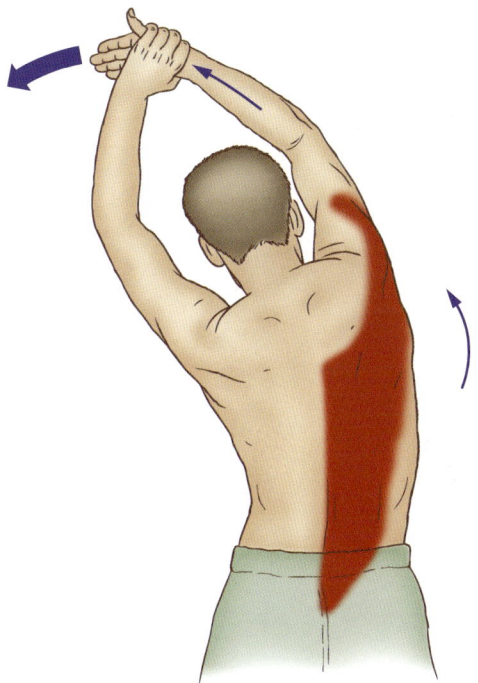

Abb. 3: Dehnung des rechten M. latissimus dorsi. Der Patient zieht mit der linken Hand den lateral rotierten rechten Arm nach vorne über den Körper, während der linke Torso gebeugt wird.

Erector-spinae-Gruppe

Palpation in Bauchlage

Die Erector-spinae-Gruppe liegt zwar nicht oberflächlich, ist jedoch so dick und massiv, dass sie meist leicht zu palpieren ist.

Die Palpation der Erector-spinae-Gruppe ist am einfachsten in der Lumbalregion.

In der Thorakalregion breitet sich der M. erector spinae aus. Die meisten der Faseranteile liegen interskapulär und sind leicht zu palpieren. Einige Faseranteile verlaufen jedoch weit nach lateral, bis tief unter die Skapula. Der Patient wird aufgefordert, den Arm über die Bankkante herabhängen zu lassen, was zu einer Skapulaprotraktion führt. Dies erlaubt einen direkten Zugang zu diesen Faseranteilen.

In der zervikalen und oberen thorakalen Region liegt der Großteil des M. erector spinae in der Rinne neben den Laminae arcus vertebrae.

Im Nacken ist es weitaus schwieriger, den M. erector spinae und die angrenzende Muskulatur zu differenzieren.

Bei der Palpation sollte man sich den vertikalen Faserverlauf vor Augen halten.

Die Erector-spinae-Gruppe setzt sich aus den drei Muskeln M. iliocostalis, M. longissimus und M. spinalis zusammen. Die Abgrenzung von M. iliocostalis und M. longissimus kann eine Herausforderung darstellen. Noch schwieriger ist meist die Abgrenzung von M. longissimus und M. spinalis.

Praxistipp: Extension des Rumpfes aus Bauchlage.

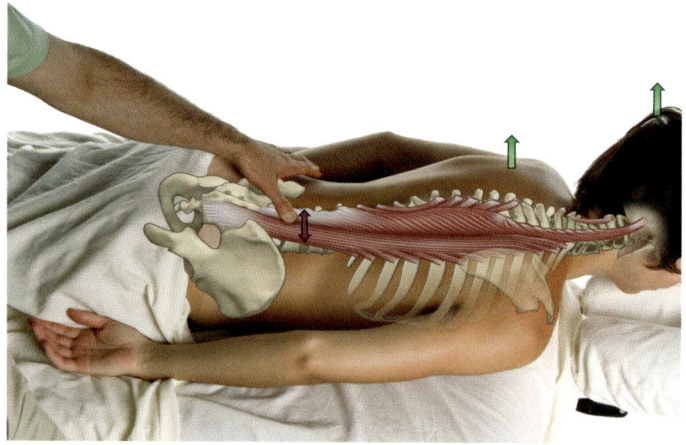

Abb. 1: Palpation der rechten Erector-spinae-Gruppe, während der Patient Kopf, Nacken und Torso streckt.

Triggerpunkte

Triggerpunkte (TrP) in der Erector-spinae-Gruppe resultieren häufig aus der akuten oder chronischen Überbeanspruchung des Muskels oder werden durch sie aufrechterhalten. Beispiele für die Überbelastung sind fortwährendes Stehen in einer zusammengesunkenen oder vorgebeugten Körperhaltung; Anheben von Gegenständen, v. a. mit flektierter und/oder rotierter WS; lange andauernde Immobilität (z. B. lange Autofahrten); Skoliose (oft bedingt durch Beinlängendifferenz oder Beckenasymmetrie); lange andauerndes Sitzen; schlechte Sitzhaltung oder Tragen des Geldbeutels in der hinteren Hosentasche.

TrP in der Erector-spinae-Gruppe können zu Einschränkungen der Rumpfbeweglichkeit in den Wirbelgelenken (beson-

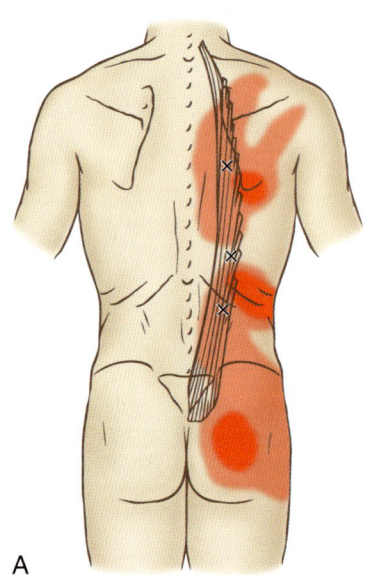

A

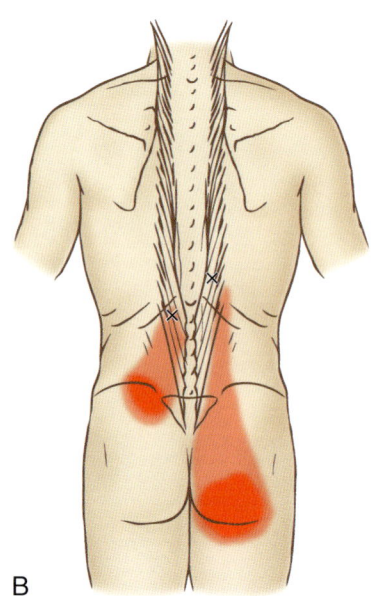

B

Abb. 2: Typische TrP in der Erector-spinae-Gruppe und ihre korrespondierenden Ausstrahlungszonen: A) posteriore Ansicht (M. iliocostalis), B) anteriore Ansicht (M. longissimus).

ders Einschränkungen der Flexion und/oder kontralateralen Lateralflexion), verstärkter lumbaler Lordose oder verminderter thorakaler Kyphose führen.

Die Ausstrahlungsmuster der TrP in der Erector-spinae-Gruppe müssen von denen der TrP im M. serratus anterior, in den Mm. serratus posterior superior und inferior, im M. rectus abdominis, in den Mm. rhomboidei, im M. levator scapulae, in den Mm. scaleni, im M. infraspinatus, M. latissimus dorsi, M. quadratus lumborum, M. psoas major, M. gluteus maximus, M. gluteus minimus, in den Mm. intercostales und im M. piriformis abgegrenzt werden.

TrP in der Erector-spinae-Gruppe werden häufig fälschlicherweise als Dysfunktionen der Wirbelgelenke, Arthritis, Diskussyndrome, Facettensyndrom, Angina pectoris, Pathologien der Lungen oder Viszera, Dysfunktionen des Iliosakralgelenks oder Ischialgie diagnostiziert.

TrP mit Bezug zur Erector-spinae-Gruppe finden sich häufig im M. latissimus dorsi, M. quadratus lumborum, M. psoas major, in der transversospinalen Gruppe und den Mm. serratus posterior superior und inferior.

Anmerkungen:

1. TrP können sich auf Höhe jedes Segments entwickeln. Die hier gezeigten TrP sind Beispiele.
2. Die größte Wahrscheinlichkeit zur Entwicklung von TrP besteht in den M. longissimus und M. iliocostalis. Ausstrahlungsmuster und Ausstrahlungszonen für TrP im M. spinalis sind bisher nicht beschrieben.
3. Schmerzen der TrP im M. erector spinae in der Thorakalregion strahlen meist nach superior und inferior aus. TrP in der Lumbalregion dagegen strahlen meist nur nach inferior, vorwiegend in das Gesäß, aus.
4. Generell strahlen die Schmerzen der TrP im M. erector spinae mehr nach lateral und diffuser aus als die der TrP im M. transversospinalis.
5. TrP im M. erector spinae können auch in die anteriore Thoraxregion und Bauchwand desselben Niveaus ausstrahlen.

Selbstdehnung

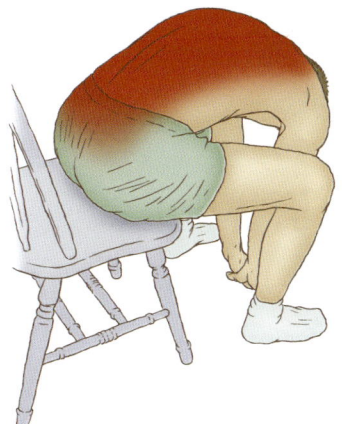

❚ Abb. 3: Bilaterale Dehnung der Erector-spinae-Gruppe. Der Patient sitzt auf einem Stuhl und beugt sich langsam nach vorne. Die Dehnung kann auf der einen Seite verstärkt werden durch eine laterale Beugung auf die andere Seite. Anmerkung: Bei der Rückkehr in die sitzende Position sollte der Patient die Unterarme auf den Oberschenkeln abstützen und sich so sich wieder hochdrücken.

Transversospinale Gruppe

Palpation in Bauchlage

Die transversospinale Gruppe setzt sich aus den drei Untergruppen M. semispinalis, M. multifidus und Mm. rotatores zusammen. Jede dieser Untergruppen wird wiederum aus kleineren individuellen Muskeln gebildet. Die Insertionen an den Wirbelkörpern liegen bei den Mm. rotatores ein bis zwei Segmente höher, beim M. multifidus drei bis vier Segmente höher und beim M. semispinalis fünf oder mehr Segmente höher.

Die transversospinale Muskulatur liegt tief in der Rinne neben den Laminae arcus vertebrae. Obwohl sie in LWS und HWS recht massiv ist und sich vorwölbt (der M. multifidus ist der größte Muskel in der LWS, der M. semispinalis ist der größte Muskel der HWS), kann es sich als schwierig erweisen, die transversospinale Muskulatur und die oberflächliche und angrenzende Muskulatur zu differenzieren.

Die Rinne neben den Laminae arcus vertebrae liegt zwischen den Processus transversales und den Processus spinosi der Wirbelsäule. Mit Ausnahme des M. semispinalis cervicis, der sich z.T. auch weiter nach lateral erstreckt, liegt die transversospinale Muskulatur in dieser Rinne.

Wird der Patient aufgefordert, den Rumpf zu extendieren, um die transversospinale Muskulatur des Rumpfes zu kontrahieren, wird mit hoher Wahrscheinlichkeit auch der mehr oberflächlich gelegene M. erector spinae kontrahieren. Dies erschwert die Differenzierung der transversospinalen Muskulatur. Daher ist es wichtig, den Patienten zusätzlich dazu aufzufordern, den Kopf zur kontralateralen Seite zu rotieren. Dies führt nicht nur zur Kontraktion der transversospinalen Muskulatur, sondern inhibiert auch reziprok den M. erector spinae.

Bei der Palpation des M. semispinalis in der HWS wird der Patient dazu aufgefordert, die Hand über die LWS zu legen. Dies inhibiert reziprok und entspannt die mehr oberflächlich gelegene Pars superior des M. trapezius. (Soll der Patient die Hand über die LWS legen, so erfordert dies eine Extension des Arms im Schultergelenk. Hierfür bedarf es einer damit gekoppelten Rückrotation der Skapula im skapulothorakalen Gelenk. Dies führt reziprok zur Inhibition jener Muskeln, die die Skapula vor- und hochrotieren, wie die Pars superior des M. trapezius.)

Praxistipp: Palpation in der Rinne neben den Laminae arcus vertebrae.

Triggerpunkte

Triggerpunkte (TrP) in der transversospinalen Gruppe resultieren häufig aus der akuten oder chronischen Überbeanspruchung des Muskels oder werden durch sie aufrechterhalten. Beispiele für die Überbelastung sind fortwährendes Stehen in einer zusammengesunkenen oder vorgebeugten Körperhaltung; Anheben von Gegenständen, v.a. mit flektierter und/oder rotierter WS; lange andauernde Immobilität (z.B. lange Autofahrten); lange andauerndes Sitzen; schlechte Sitzhaltung; Skoliose (oft bedingt durch Beinlängendifferenz oder Beckenasymmetrie) oder Tragen des Geldbeutels in der hinteren Hosentasche.

TrP in der transversospinalen Gruppe können zu tiefen Schmerzen, Einschränkungen der Rumpfbeweglichkeit in den Wirbelgelenken (insbesondere Ein-

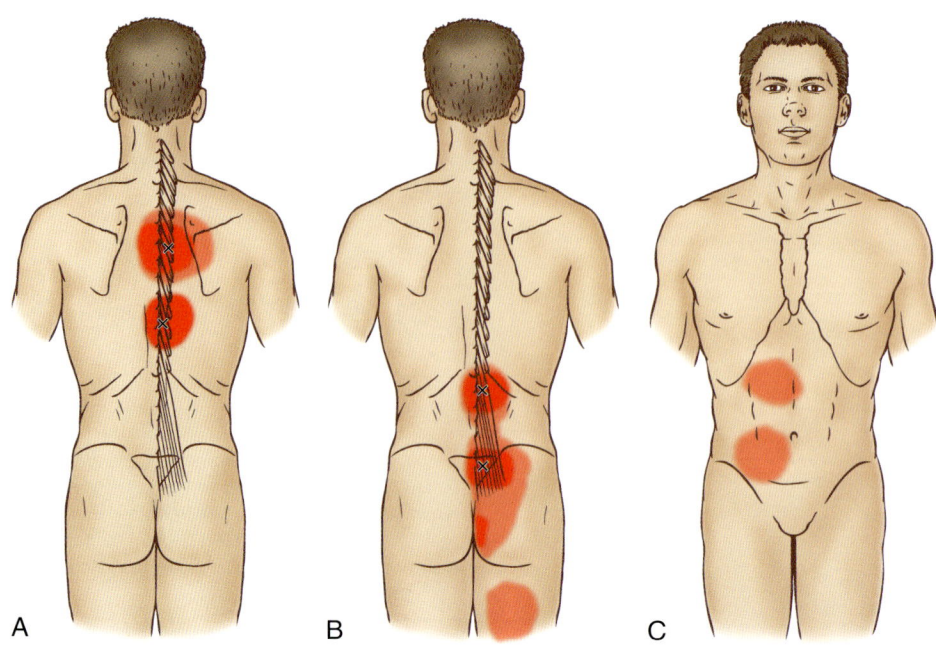

■ Abb. 1: Typische TrP in der transversospinalen Gruppe und ihre korrespondierenden Ausstrahlungszonen, in der A) Thorakalregion und B) der Lumbarregion von posterior, und B) von anterior die Ausstrahlungsmuster der lumbalen Triggerpunkte.

schränkungen der Flexion, Extension über die Neutralstellung hinaus, kontralateraler Lateralflexion und ipsilateraler Rotation), verstärkter lumbaler Lordose oder verminderter thorakaler Kyphose führen.

Die Ausstrahlungsmuster der TrP in der transversospinalen Gruppe müssen von denen der TrP in der Erector-spinae-Gruppe, im M. rectus abdominis, M. quadratus lumborum, M. psoas major, M. gluteus maximus, M. gluteus medius, M. piriformis und in den Muskeln des Beckenbodens abgegrenzt werden.

TrP in der transversospinalen Gruppe werden häufig fälschlicherweise als Dysfunktionen der Wirbelgelenke, Arthritis, Diskussyndrome, Facettensyndrom, Angina pectoris, Pathologien der Lungen oder Viszera, Dysfunktionen des Iliosakralgelenks oder Ischialgie diagnostiziert.

TrP mit Bezug zur transversospinalen Gruppe finden sich häufig im M. psoas major und in der Erector-spinae-Gruppe.

Anmerkungen:

1. TrP können sich auf Höhe jedes Segments entwickeln. Die hier gezeigten TrP sind Beispiele.
2. TrP im M. semispinalis strahlen meist im gleichen Muster aus wie TrP im M. longissimus der Erector-spinae-Gruppe.
3. Schmerzen der TrP in den Mm. rotatores strahlen im Allgemeinen mehr nach medial (meist direkt über und leicht lateral der Wirbelsäule) und genauer umschrieben aus als Schmerzen der TrP im M. multifidus.
4. TrP in der transversospinalen Gruppe in der LWS können auch in die anteriore Bauchwand, meist auf demselben Niveau, ausstrahlen.

Selbstdehnung

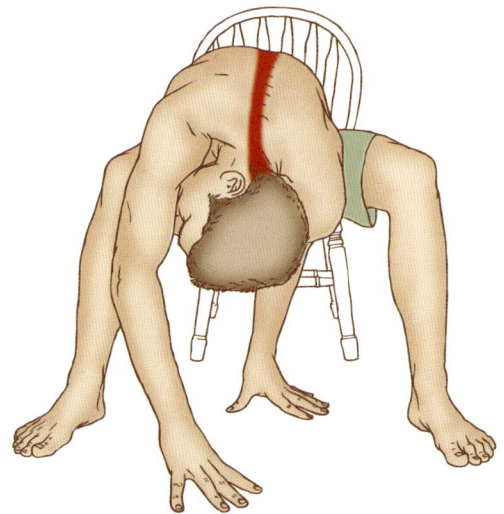

■ Abb. 2: Dehnung der rechten transversospinalen Gruppe. Der Patient beugt und rotiert Torso und Nacken ipsilateral (nach rechts) in den Wirbelgelenken. Von dieser Dehnung profitieren besonders der M. multifidus und die Rotatoren der transversospinalen Gruppe. Der M. semispinalis wird gut gedehnt durch die Übung in ■ Abb. 3, S. 93.

M. quadratus lumborum

Palpation in Bauchlage

Aufgrund des Durchmessers des M. erector spinae kann der M. quadratus lumborum nicht durch ihn hindurch palpiert werden. Um den M. quadratus lumborum erfolgreich zu palpieren, muss lateral des M. erector spinae angesetzt und mit festem Druck in Richtung medial palpiert werden.

Bei einigen Patienten ist ein großer Teil des M. quadratus lumborum lateral des M. erector spinae zugänglich, doch der Anteil des M. quadratus lumborum, der lateral des M. erector spinae frei liegt, variiert. Manche Personen haben einen breiteren, andere einen schmäleren M. quadratus lumborum, der lateral des M. erector spinae nur wenig hervortritt.

Jegliche tiefe Palpation von Muskeln muss langsam und mit festem Druck erfolgen. Der Patient wird aufgefordert, tief einzuatmen. Während der Ausatmung wird langsam in die Tiefe gedrückt. Dieses Vorgehen kann zwei bis drei Mal wiederholt werden, wobei mit jedem Atemzug etwas tiefer gedrückt werden kann. Dies ermöglicht den Zugang zum M. quadratus lumborum.

Die Insertionen des M. quadratus lumborum an den Rippen und am Beckenkamm sind meist am leichtesten zu palpieren. Die Palpation der Insertionen an den Processus transversi ist am schwierigsten.

> Praxistipp: Von lateral des M. erector spinae mit tiefem Druck nach medial palpieren.

Triggerpunkte

Triggerpunkte (TrP) im M. quadratus lumborum resultieren aus der akuten oder chronischen Überbeanspruchung des Muskels oder werden durch sie aufrechterhalten. Beispiele für die Überbelastung sind wiederholtes Heben schwerer Gegenstände oder Vorbeugen des Rumpfes; plötzliche Überforderung des Muskels in Dehnstellung (z.B. in flektierter Wirbelsäulenstellung, v.a. in Kombination mit kontralateraler Lateralflexion oder Rotation zu beiden Seiten); Gelenkdysfunktionen in BWS und LWS; Beinlängendifferenz oder Tragen des Geldbeutels in der hinteren Hosentasche.

TrP im M. quadratus lumborum können zu tiefen Schmerzen in der LWS, scharf einschießenden Schmerzen (kann in Ruhe gespürt werden, meist jedoch im Sitzen oder Stehen), Schlafstörungen (aufgrund von Druckschmerzhaftigkeit, die zum Trochanter major ausstrahlt), Schwierigkeiten beim Umdrehen im Bett oder beim Aufstehen aus dem Bett oder vom Stuhl, starken Schmerzen beim Husten bzw. Niesen, verminderter Flexion und kontralateraler Lateralflexion der WS und ipsilateraler Erhöhung des Beckens und Skoliose mit Konvexität zur kontralateralen Seite führen. Die Schmerzen können auch in die Leiste und beim Mann selbst in Skrotum und Hoden ausstrahlen.

Die Ausstrahlungsmuster der TrP im M. quadratus lumborum müssen von denen der TrP in der Erector-spinae- und transversospinalen Gruppe des Rumpfes, im M. iliopsoas, M. gluteus maximus, M. gluteus medius, M. gluteus minimus,

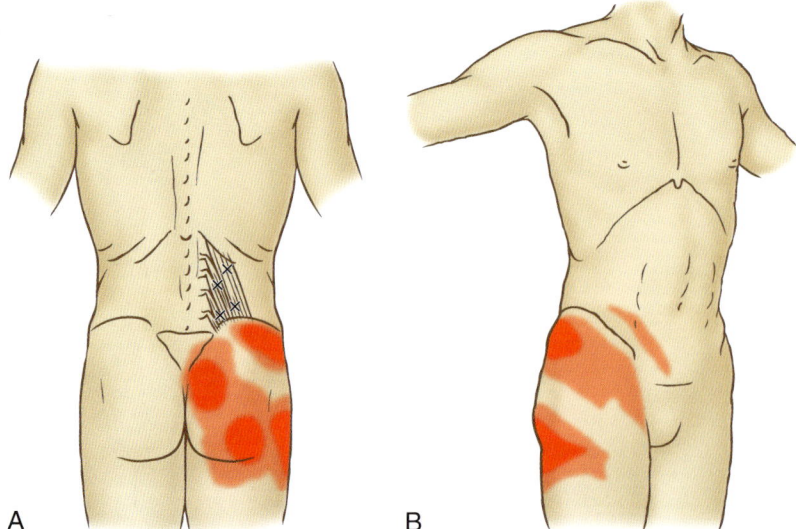

A   B

▌ Abb. 1: Typische TrP im M. quadratus lumborum und ihre korrespondierenden Ausstrahlungszonen. A) Ansicht von posterior, B) Ansicht von anterior mit den Ausläufern der Ausstrahlungsmuster.

M. piriformis und in anderen tiefen Außenrotatoren des Hüftgelenks und im M. tensor fascia latae abgegrenzt werden.
TrP im M. quadratus lumborum werden häufig fälschlicherweise als Dysfunktion des Iliosakralgelenks, Diskussyndrom
in der LWS, Ischialgie oder Bursitis trochanterica diagnostiziert.
TrP mit Bezug zum M. quadratus lumborum finden sich
häufig im kontralateralen M. quadratus lumborum, in der
ipsilateralen Erector-spinae-Gruppe bzw. transversospinalen
Gruppe des Rumpfes, im M. gluteus minimus, M. gluteus
medius, M. gluteus maximus, M. iliopsoas, M. piriformis und
in anderen tiefen Außenrotatoren des Hüftgelenks und im
M. obliquus externus abdominis.

Selbstdehnung

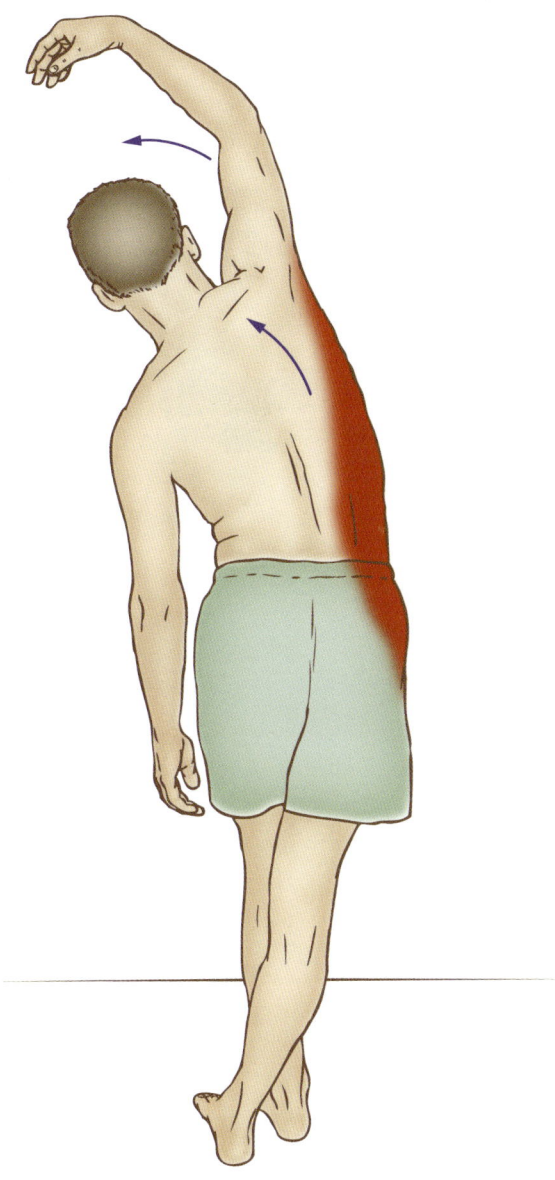

■ Abb. 2: Dehnung des rechten M. quadratus lumborum. Der Patient stellt
den linken Fuß vor den rechten und beugt den Oberkörper nach links mit dem
Arm links über dem Kopf erhoben (weitere Dehnungsübung für den M. quadratus lumborum ■ Abb. 4, S. 111).

Mm. interspinales und Mm. intercostales

Palpation der Mm. interspinales im Sitzen

Die Mm. interspinales sind nur in der HWS zwischen C2 und T2, T11 und T12 sowie der LWS zwischen L1 und L5 angelegt, doch Variationen sind nicht selten. So findet man sie häufig auch an anderen Lokalisierungen, v. a. in der oberen und unteren BWS.

Flexion der LWS öffnet die Interspinalräume. Dies erleichtert den Zugang zu den Mm. interspinales. Flektiert der Patient jedoch zu weit, wird das oberflächliche Gewebe in dieser Region gedehnt und straff. Dies schränkt den Zugang zu den Mm. interspinales ein.

Palpation und Differenzierung der Mm. interspinales können sich aufgrund der Lordosen in LWS und HWS schwierig gestalten. Meist sind die Mm. interspinales der LWS einfacher zu palpieren als die der HWS.

> **Praxistipp:** Palpation zwischen den Processus spinales.

Triggerpunkte

Ausstrahlungsmuster und Ausstrahlungszonen für TrP in den Mm. interspinales sind bisher nicht beschrieben.

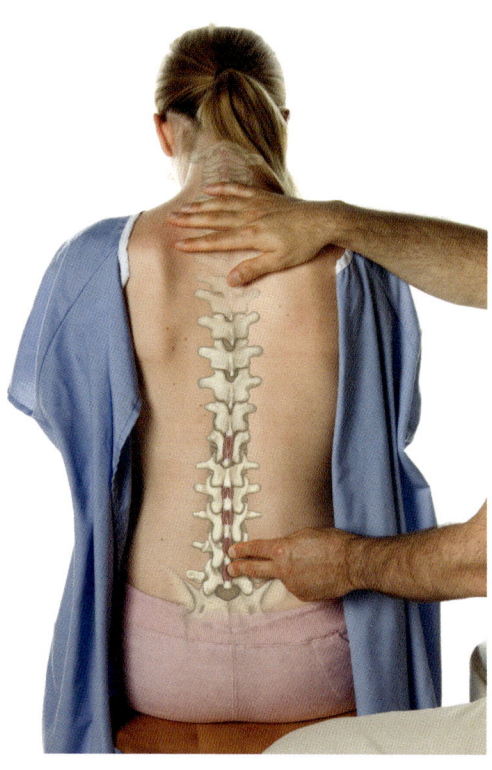

■ Abb. 1: Palpation der Mm. interspinales während der Patient sich aus einer leicht gebeugten Haltung wieder aufrichtet.

Selbstdehnung

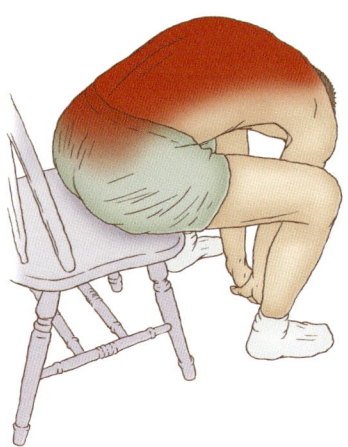

■ Abb. 2: Bilaterale Dehnung der Mm. interspinales.

Palpation der Mm. intercostales externi und interni in Seitenlage

Wird der Patient aufgefordert, tief einzuatmen, so entfernen sich die Rippen etwas voneinander. Dies vergrößert den Interkostalraum und erlaubt einen besseren Zugang zu den Mm. intercostales.

Die Differenzierung eines M. intercostalis externus von dem darunter liegenden M. intercostalis internus ist extrem schwierig.

Die Palpation der Mm. intercostales ist schwierig, da sämtliche Rumpfmuskeln, mit Ausnahme der Mm. subcostales und des M. transversus thoracis, über ihnen liegen. In einigen Fällen sind diese oberflächlich gelegenen Muskeln dünn und entspannt genug, um eine Palpation der darunter gelegenen Mm. intercostales zu erlauben. In anderen Fällen jedoch sind diese oberflächlichen Muskeln entweder zu dick oder zu fest, als dass die Differenzierung von den darunter liegenden Mm. intercostales möglich wäre.

Zwischen den Rippenknorpeln liegen ausschließlich die Mm. intercostales interni. Die Faserzüge der Mm. intercostales externi reichen weiter nach posterior zur Wirbelsäule.

> Praxistipp: Erste Lokalisierung in einem Interkostalraum, der nicht von anderer Muskulatur bedeckt ist.

Triggerpunkte

Triggerpunkte (TrP) in den Mm. intercostales resultieren häufig aus der akuten oder chronischen Überbeanspruchung des Muskels oder werden durch sie aufrechterhalten. Beispiele für die Überbelastung sind übermäßiges Training mit forcierter Atmung über einen längeren Zeitraum hinweg, chronischer Husten, Würgen, Rumpfrotation; Trauma (physisches Trauma oder durch Thoraxoperation); Rippenfraktur; Dysfunktionen der Rippengelenke; Herpes zoster sowie Herz- und Lungenleiden im Brustkorb.

TrP in den Mm. intercostales können zu lokalen Schmerzen führen, die an der ipsilateralen Seite nach anterior oder in

schwereren Fällen auch in den angrenzenden Interkostalraum ausstrahlen. Dies führt zu einer Einschränkung der kontralateralen Lateralflexion und/oder Rotation des Rumpfes in beide Richtungen, eingeschränktem bzw. schmerzhaftem Bewegungsausmaß der Armbewegungen (bedingt durch faszialen Zug am Brustkorb), Schmerzen und damit Schwierigkeiten bei tiefen Atemzügen, Husten, Niesen und Schwierigkeiten beim Liegen, da dies Druck auf die TrP ausübt.

Die Ausstrahlungsmuster der TrP in den Mm. intercostales müssen von denen der TrP im M. pectoralis major, M. pectoralis minor, M. serratus anterior, M. serratus posterior inferior, M. subclavius, M. erector spinae und M. transversospinalis des Rumpfes, M. rectus abdominis, M. obliquus abdominis externus, M. levator scapulae, in den Mm. scaleni, Mm. rhomboidei und im M. latissimus dorsi abgegrenzt werden.

TrP in den Mm. interspinales werden häufig fälschlicherweise als Dysfunktionen der Rippengelenke, Kostochondritis, Myokardinfarkt (oder andere intrathorakale Leiden) oder Herpes zoster diagnostiziert.

TrP mit Bezug zu den Mm. intercostales finden sich häufig in den anderen Atemhilfsmuskeln und im M. pectoralis major.

Anmerkungen:

Die Schmerzausstrahlungsmuster von den Mm. intercostales interni und Mm. intercostales externi werden nicht voneinander differenziert.

TrP in den Mm. intercostales befinden sich anterolateral oder posterolateral bzw. weit anterior zwischen den Rippenknorpeln.

Selbstdehnung

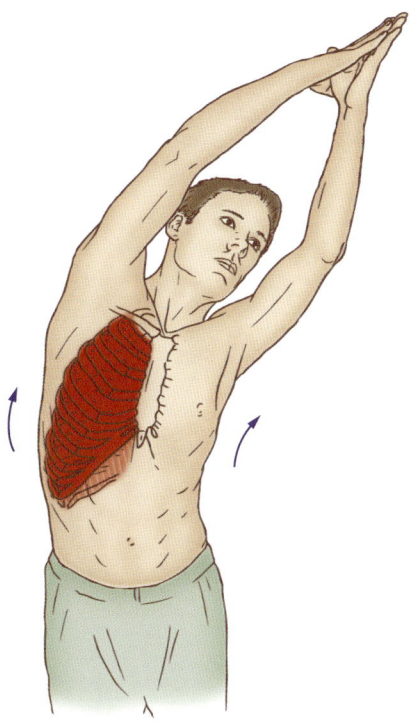

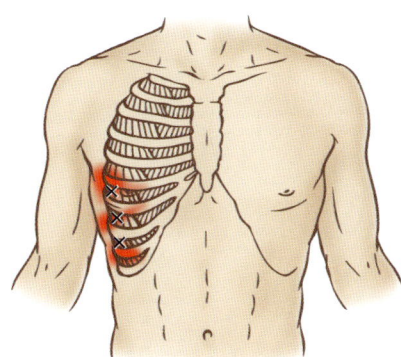

■ Abb. 3: Typische TrP im Mm. intercostales und ihre korrespondierenden Ausstrahlungszonen, Ansicht von anterior.

■ Abb. 4: Dehnung der rechten Mm. intercostales. Es ist wichtig, die Beugung der thorakalen Region möglichst isoliert durchzuführen.

M. rectus abdominis

Palpation in Rückenlage

Der M. rectus abdominis liegt oberflächlich und ist in gut entwickeltem Zustand sichtbar. Aufgrund der Intersectiones tendineae können vier Segmente gesehen werden. Aus diesem Grunde wird der M. rectus abdominis oft „Sixpack-Muskel" genannt. „Fourpack-Muskel" (bzw. „Eightpack-Muskel", wenn beide Seiten betrachtet werden) wäre angebrachter. Unerfahrene Therapeuten haben oft Hemmungen, den Muskel bis zu der inferioren Insertion zu palpieren. Sie befürchten, aus Versehen über das Os pubis hinaus zu palpieren und die Genitalien des Patienten bzw. der Patientin zu berühren. Um dies zu vermeiden, ist es hilfreich, bei entspanntem M. rectus abdominis in den Bauch zu drücken, da die Bauchwand in diesem Zustand weich ist. Somit kann das harte Gefühl des Os pubis (und damit auch die inferiore Insertion des M. rectus abdominis) einfach von der weichen Bauchwand differenziert werden. Sehr effektiv zum Auffinden des Os pubis ist die Palpation mit der ulnaren Handkante in einem nach inferior gerichteten 45-Grad-Winkel.

Der M. rectus abdominis ist der einzige in der Mittellinie der anterioren Bauchwand situierte Muskel. Die anderen drei Muskeln der anterioren Bauchwand liegen lateral des M. rectus abdominis.

> Praxistipp: Palpation in der Mittellinie bei abgehobenem und eingerolltem Oberkörper.

Triggerpunkte

Triggerpunkte (TrP) im M. rectus abdominis resultieren häufig aus der akuten oder chronischen Überbeanspruchung des Muskels oder werden durch sie aufrechterhalten. Beispiele für die Überbelastung sind exzessives Training mit Bauchpressen („Klappmesser"), starkes Pressen beim Stuhlgang bei Obstipation, chronischer Husten, kräftige Bauchatmung über einen längeren Zeitraum hinweg; direktes Trauma (physisches Trauma oder durch Operationsschnitte); viszerale Erkrankungen (z. B. gastrointestinale Erkrankung) oder emotionale Belastung (die zu einer Abwehrspannung führt, welche die Bauchwand anspannt).

TrP im M. rectus abdominis können zu Schmerzen, die im unteren Bereich des Herzens wahrgenommen werden (bei TrP im oberen linken Bereich), diffusem abdominalem Unwohlsein und viszeralen Symptomen wie Sodbrennen, Verdauungsstörungen, Bauchkrämpfen, Übelkeit, selbst Diarrhö und Erbrechen führen. Sie können auch einen anterioren Ast eines Spinalnervs einklemmen, was zu Schmerzen in Unterbauch und Becken führt.

Die Ausstrahlungsmuster der TrP im M. rectus abdominis müssen von denen der TrP im M. erector spinae, M. transversospinalis, M. obliquus externus abdominis, M. obliquus internus abdominis, M. transversus abdominis, in den Mm. intercostales, im M. pectoralis major und M. serratus posterior inferior abgegrenzt werden.

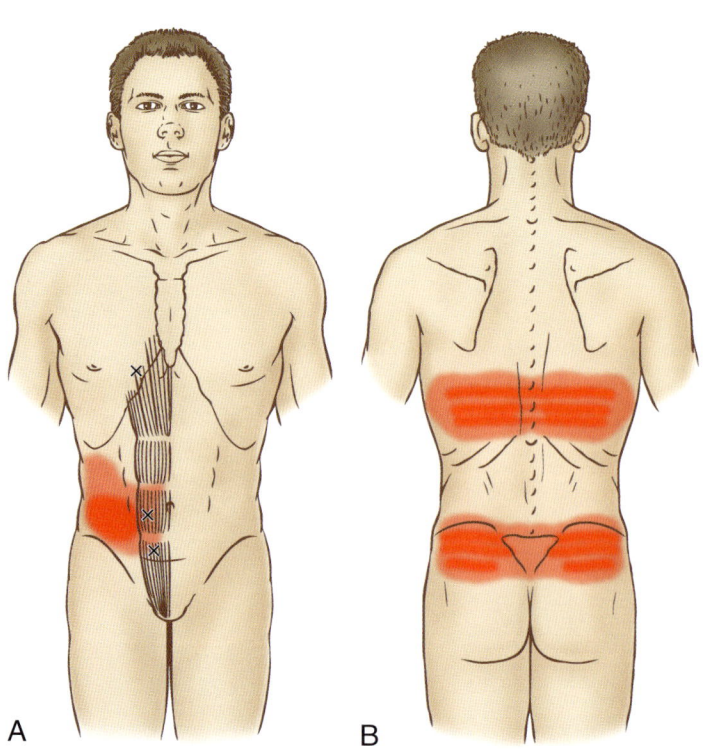

A B

■ Abb. 1: Typische TrP im M. rectus abdominis und ihre korrespondierenden Ausstrahlungszonen. A) Ansicht von anterior, B) Ansicht von posterior. Zu beachten ist, dass die posterioren Ausstrahlungszonen die Mittellinie zur kontralateralen Seite überschreiten kann.

TrP im M. rectus abdominis werden häufig fälschlicherweise
als eine Vielzahl viszeraler Erkrankungen (z. B. Ulcus ventriculi bzw. duodeni, Hiatushernie, Appendizitis, Intestinalerkrankungen, Urogenitalerkrankungen, Cholezystitis und
gynäkologische Erkrankungen wie Dysmenorrhoe) oder Dysfunktionen des Iliosakralgelenks bzw. der Gelenke der LWS
diagnostiziert.
TrP mit Bezug zum M. rectus abdominis finden sich häufig
in anderen Muskeln der anterioren Bauchwand (kontralateraler M. rectus abdominis, ipsilateraler und kontralateraler
M. transversus abdominis, Mm. obliquii abdomini externus
und internus) und den Adduktoren des Hüftgelenks.

Anmerkung:

Das Schmerzausstrahlungsmuster des M. rectus abdominis
dehnt sich bis in den Rücken aus und überkreuzt dabei häufig
die Mittellinie des Körpers. Somit können Schmerzen im
Rücken ipsilateral und kontralateral wahrgenommen werden.

Selbstdehnung

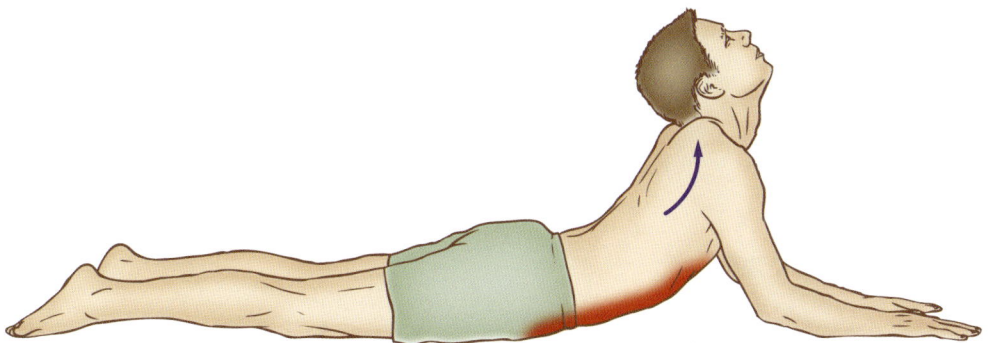

■ Abb. 2: Bilaterale Dehnung des M. rectus abdominis. Der Patient liegt in Bauchlage und stützt sich auf
die Unterarme, um den Oberkörper zu strecken. Die Dehnung kann auf einer Seite betont werden, indem
zusätzlich eine seitliche Beugung zur anderen Seite durchgeführt wird.

Mm. obliquii abdomini externus und internus

Palpation in Rückenlage

Der Patient wird aufgefordert, eine kontralaterale (Isolieren des M. obliquus abdominis externus) bzw. ipsilaterale (Isolieren des M. obliquus abdominis internus) Rotation durchzuführen. Er soll dabei möglichst wenig flektiert werden, da andernfalls beide Mm. obliquii abdominis dieser Seite kontrahieren.

Der Faserverlauf des M. obliquus abdominis externus entspricht der Ausrichtung einer Manteltasche.

Die Palpation der Faserverlaufsrichtungen der einzelnen Mm. obliquii abdominis und die Differenzierung von Mm. obliquus abdominis externus und internus einer Seite können sich als schwierig erweisen.

Das Ligamentum inguinale ist keine Insertion des M. obliquus abdominis externus, sondern ein Teil der Aponeurose.

> **Praxistipp:**
> M. obliquus abdominis externus: Flexion und kontralaterale Rotation.
> M. obliquus abdominis internus: Flexion und ipsilaterale Rotation.

Triggerpunkte

Triggerpunkte (TrP) in den Mm. obliquii abdominis resultieren häufig aus der akuten oder chronischen Überbeanspruchung des Muskels oder werden durch sie aufrechterhalten. Beispiele für die Überbelastung sind exzessives Training mit Bauchpressen („Klappmesser"), starkes Pressen beim Stuhlgang bei Obstipation, chronischer Husten, kräftige Bauchatmung über einen längeren Zeitraum hinweg, dauerhafte Körperhaltung mit rotiertem Rumpf; direktes Trauma (physisches Trauma oder durch Operationsschnitte); viszerale

Erkrankungen (z. B. gastrointestinale Erkrankung) oder emotionale Belastung (die zu einer Abwehrspannung führt, welche die Bauchwand anspannt).

TrP in den Mm. obliquii abdominis können zu Schmerzen in Brustkorb (v. a. die mehr superior gelegenen TrP), Abdomen, Becken und Leiste (v. a. die mehr inferior gelegenen TrP) und zu viszeralen Symptomen wie Sodbrennen, Verdauungsstörungen, Bauchkrämpfen, Übelkeit, selbst Diarrhö und Erbrechen führen.

Die Ausstrahlungsmuster der TrP in den Mm. obliquii abdominis müssen von denen der TrP in den M. rectus abdominis, Mm. intercostales, im M. transversus abdominis und M. pectoralis major abgegrenzt werden.

TrP in den Mm. obliquii abdominis werden häufig fälschlicherweise als eine Vielzahl viszeraler Erkrankungen (z. B. Ulcus ventriculi bzw. duodeni, Hiatushernie, Appendizitis, Intestinalerkrankungen, Urogenitalerkrankungen, Cholezystitis und gynäkologische Erkrankungen wie Dysmenorrhö) diagnostiziert.

TrP mit Bezug zu den Mm. obliquii abdominis finden sich häufig in anderen Muskeln der anterioren Bauchwand (kontralaterale Mm. obliquii abdominis, ipsilateraler und kontralateraler M. transversus abdominis und M. rectus abdominis) und Adduktoren des Hüftgelenks.

Anmerkungen:

Die Mm. obliquii abdominis externus und internus liegen sowohl oberflächlich als auch in der Tiefe größtenteils nebeneinander und ihre Schmerzausstrahlungsmuster werden nicht voneinander differenziert. Daher werden sie gemeinsam vorgestellt. (Einzige Ausnahme sind TrP im oberen Bereich des M. obliquus abdominis externus, wo dieser den M. obliquus abdominis internus nicht bedeckt.)

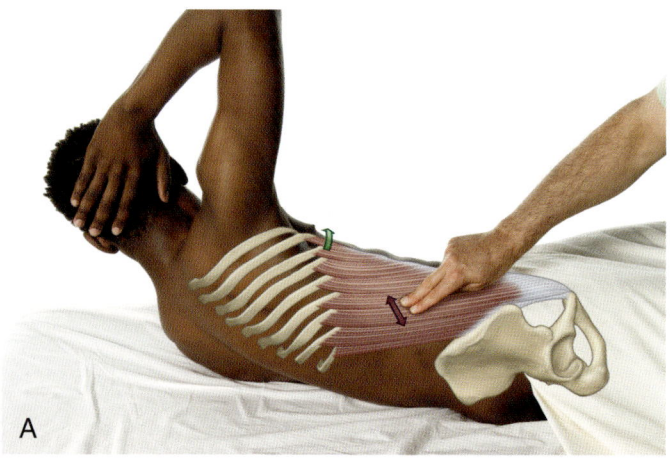 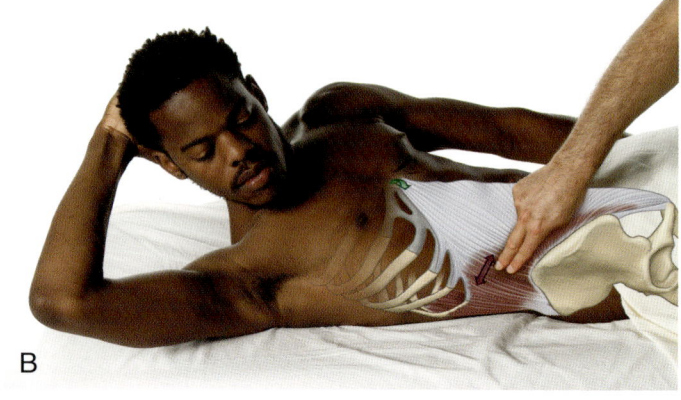

■ Abb. 1: Palpation der rechten Mm. obliquii abdomini externus und internus. A) Palpation des M. obliquii abdomini externus, während der Patient eine kontralaterale Beugung und Rotation des Oberkörpers vornimmt. B) Palpation des M. obliquii abdomini internus während einer ipsilaterale Beugung und Rotation des Oberkörpers.

Die Schmerzausstrahlungsmuster der Mm. obliquii abdominis
überkreuzen häufig die Mittellinie des Körpers und können
somit auf der ipsilateralen und kontralateralen Körperseite
wahrgenommen werden.

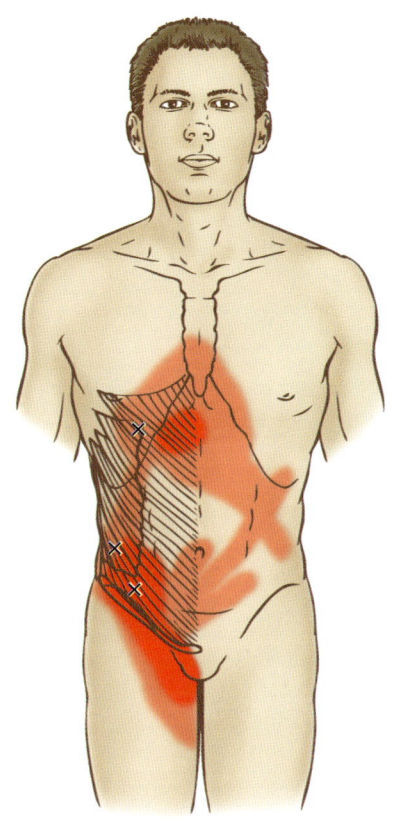

■ Abb. 2: Typische TrP in den rechtsseitigen Mm. obliquii abdominis externus
und internus und ihre korrespondierenden Ausstrahlungszonen. Der obere
hier gezeigte TrP ist ein TrP des M. obliquii abdominis externus, die unteren
TrP können in beiden Muskeln auftreten. Beachte: Die Ausstrahlungsmuster
können die Mittellinie zur kontralateralen Seite hin überqueren.

Selbstdehnung

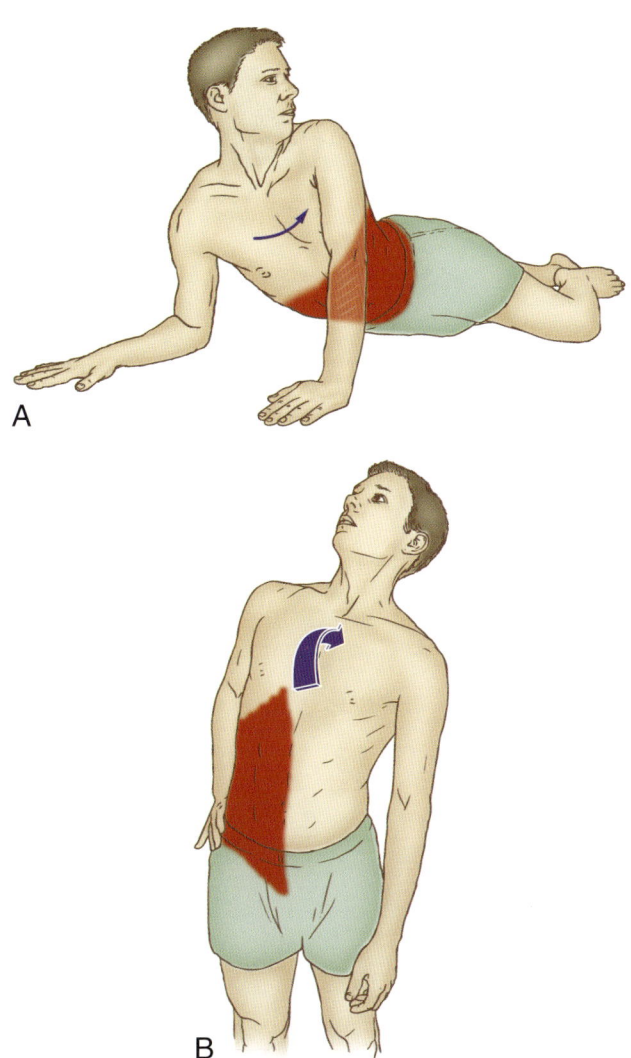

■ Abb. 3: Dehnung der rechten Mm. obliquii abdominis externus und internus. A) Dehnung des rechten M. obliquii abdominis internus: Der bäuchlings
liegende Patient streckt sich, führt eine links-seitliche Beugung und eine kontralaterale (linke) Rotation des Oberkörpers durch. B) Dehnung des rechten
M. obliquii abdominis externus: Der stehende Patient streckt den Oberkörper
und beugt ihn seitlich bei ipsilateraler (rechter) Rotation.

Diaphragma

Palpation in Rückenlage

Dem Patienten wird eine Rolle unter die Knie gelegt, um die Beine im Hüftgelenk passiv zu beugen. Das Becken dreht passiv nach posterior und die anteriore Bauchwand wird angenähert. Dies erleichtert den Zugang zum Diaphragma. Wie bei jeder tiefen Palpation eines Muskels ist es wichtig, mit klarem, sicherem Griff langsam tief in das Gewebe einzusinken.

Für eine erfolgreiche Palpation des Diaphragmas muss die Bauchwand entspannt und angenähert sein. Da die anteriore Bauchwand am leichtesten entspannt und angenähert werden kann, ist die Palpation des Diaphragmas am leichtesten von anterior. Je weiter lateral palpiert wird, desto schwieriger ist die Palpation. Die Palpation des Diaphragmas durch die posteriore Bauchwand hindurch ist extrem schwierig, wenn nicht unmöglich.

Praxistipp: Einrollen der Finger unter die unteren Rippen.

Triggerpunkte

Triggerpunkte (TrP) im Diaphragma resultieren häufig aus der akuten oder chronischen Überbeanspruchung des Muskels oder werden durch sie aufrechterhalten. Beispiele für die

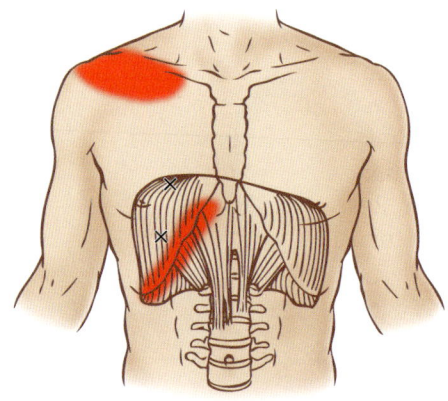

Abb. 2: Typische TrP im Diaphragma und ihre korrespondierenden Ausstrahlungszonen, Ansicht von anterior.

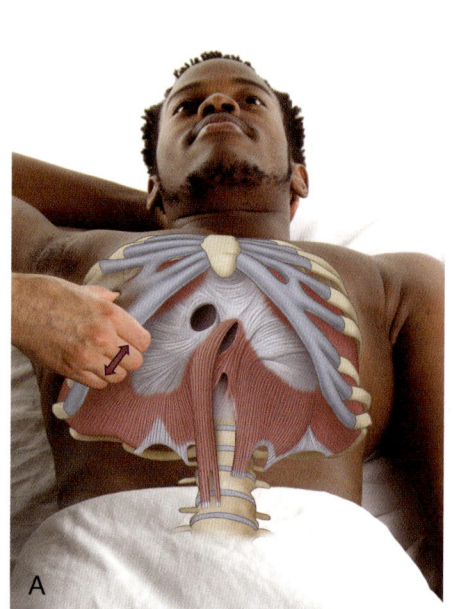

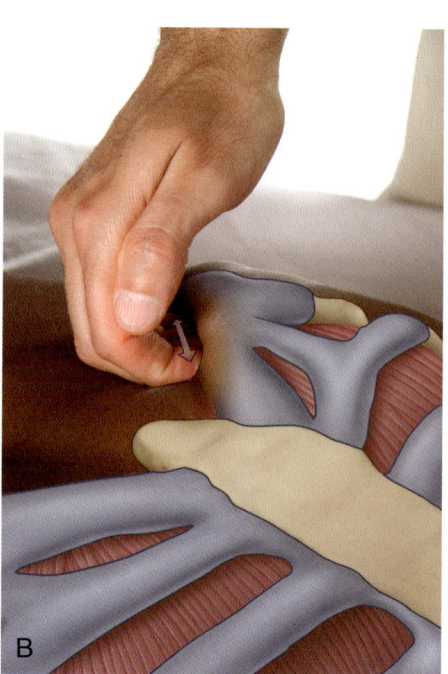

Abb. 1: Palpation des Zwerchfells. A) Palpation des Zwerchfells auf der rechten Seite bei langsamer Exspiration des Patienten. B) Die Nahaufnahme zeigt, wie die Finger um den Brustkorb greifen, so dass die Fingerkuppen zum Muskel zeigen.

Überbelastung sind dynamisches Training mit exzessiver, forcierter Atmung, chronischer Schluckauf oder chronischer Husten.

TrP im Diaphragma können zu Schmerzen bei Anstrengung (besonders bei tiefer Ausatmung) im anterolateralen Brustkorb, oft beschrieben als „Seitenstiche" oder Kurzatmigkeit, führen.

Die Ausstrahlungsmuster der TrP im Diaphragma müssen von denen der TrP im M. obliquus abdominis externus, M. subclavius und M. pectoralis major abgegrenzt werden.

TrP im Diaphragma werden häufig fälschlicherweise als Ulcus ventriculi bzw. duodeni, Erkrankungen der Gallenblase, gastroösophagealer Reflux oder Hiatushernie diagnostiziert.

TrP mit Bezug zum Diaphragma finden sich häufig in den Mm intercostales, im M. rectus abdominis und in den Mm. obliquii abdominis externus und internus.

Selbstdehnung

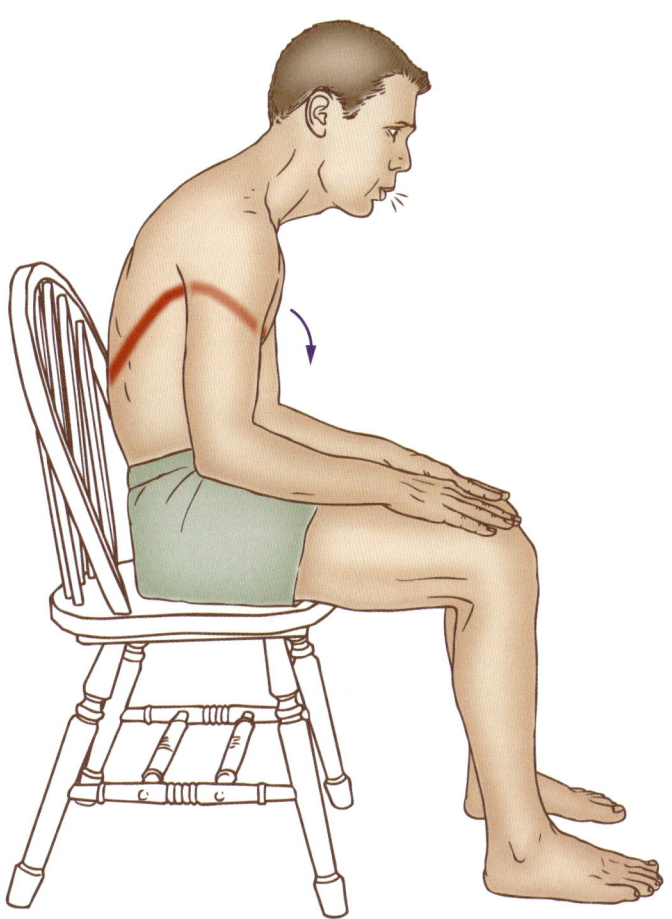

▌ Abb. 3: Dehnung des Diaphragmas. Der Patient atmet im Sitzen mit leicht nach vorn gebeugtem Oberkörper forciert aus und presst so viel Luft wie möglich aus der Lunge.

M. iliopsoas

Palpation im Sitzen

Der M. iliopsoas setzt sich zusammen aus dem M. psoas major und dem M. iliacus.

Der Patient wird aufgefordert, den Rumpf in leichte Flexion sinken zu lassen, wodurch die Muskeln der anterioren Bauchwand angenähert werden. Dies erleichtert den Zugang und die Beurteilung von den M. psoas major und M. iliacus.

Vor Beginn der Palpation wird der Patient angeleitet, wie er den Fuß vom Boden abzuheben hat (Flexion des Beins im Hüftgelenk). So wird zu gegebener Zeit bei der Palpation im Abdomen keine Zeit verloren.

Nur die nahe dem Beckenkamm gelegenen Faseranteile des M. iliacus sind palpierbar. Die übrigen Faseranteile liegen für die Palpation zu tief.

Wird der Bauch des M. psoas major tief in der Bauchhöhle palpiert, so ist eine umsichtige Palpation angebracht, da große Blutgefäße (Aorta und iliakale Arterien) in der Nähe verlaufen. Spürt man bei der Palpation den Pulsschlag, so sollten die Finger von der Arterie genommen werden.

Die Palpation des distalen Bauches und der Sehne des M. iliopsoas wird am leichtesten in Rückenlage durchgeführt.

Im proximalen anterioren Oberschenkelbereich ist eine umsichtige Palpation angebracht, da in dieser Region der N. femoralis sowie die A. femoralis und V. femoralis über den M. iliopsoas und M. pectineus verlaufen. Spürt man bei der Palpation den Pulsschlag, so sollte die Arterie entweder sanft beiseite geschoben oder die Finger etwas von der Arterie genommen werden. In ähnlicher Weise müssen die Finger vom N. femoralis genommen werden, falls der Patient bei der Palpation einen in den Oberschenkel einschießenden Schmerz durch Druck auf den N. femoralis wahrnimmt.

> **Praxistipp:**
> M. psoas major: langsamer, aber fester Druck diagonal in Richtung WS.
> M. iliacus: Einrollen der Finger um den Beckenkamm.

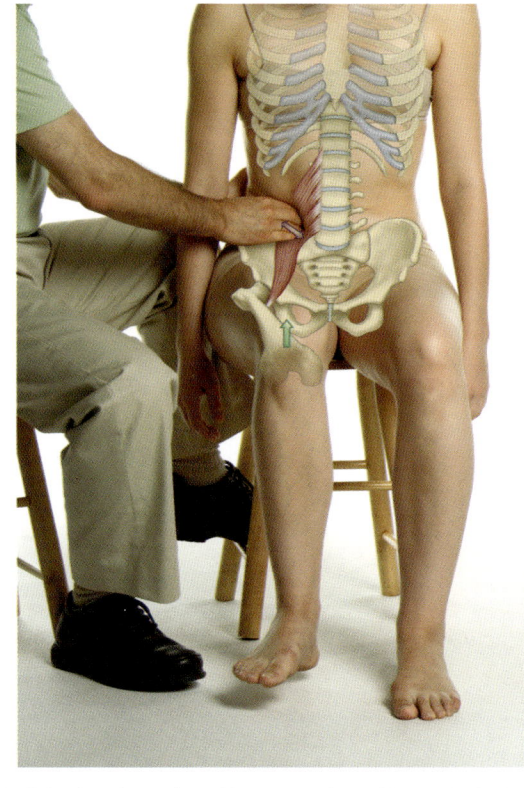

Abb. 1: Palpation des rechten M. psoas major, während der Patient durch geringes Anheben des Fußes den Oberschenkel im Hüftgelenk flektiert.

Triggerpunkte

Triggerpunkte (TrP) im M. iliopsoas resultieren häufig aus der akuten oder chronischen Überbeanspruchung des Muskels oder werden durch sie aufrechterhalten. Beispiele für die Überbelastung sind exzessives Training mit Bauchpressen („Klappmesser"), exzessives Laufen oder exzessives Kicken beim Fußball; Verkürzung des Muskels über einen längeren Zeitraum hinweg (z. B. Sitzen mit gebeugten Hüftgelenken,

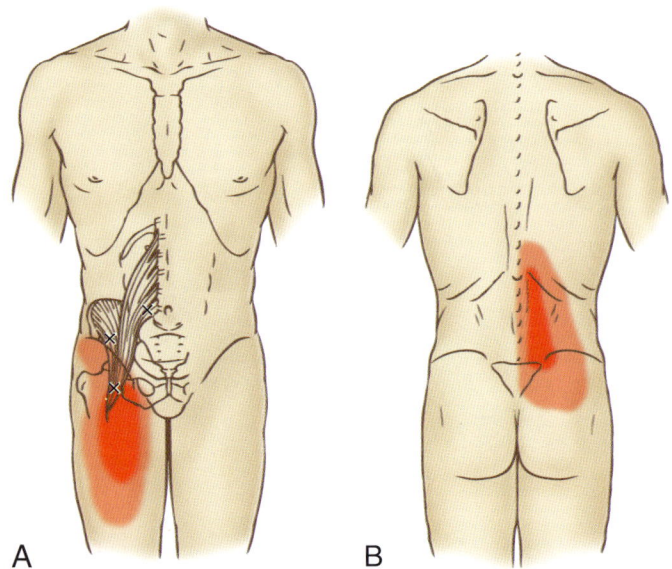

A   B

Abb. 2: Typische TrP im M. psoas major und ihre korrespondierenden Ausstrahlungszonen, A) Ansicht von anterior, B) Ansicht von posterior.

Schlafen in Embryostellung, extreme Lordose der LWS); Bein-längendifferenz oder Tragen des Geldbeutels in der hinteren Hosentasche.

TrP im M. iliopsoas können zu einer eingeschränkten Extension im Hüftgelenk oder einem charakteristischen, vertikal entlang der LWS verlaufenden Schmerzmuster, das im Stand am schlimmsten, im Liegen deutlich verbessert ist (Schmerz-reduktion häufig auch bei passiver Flexion des Hüftgelenks), führen. TrP im M. psoas major können den N. femoralis bzw. N. genitofemoralis beim Austritt aus der Bauchhöhle ins Becken einklemmen (mit möglichen Sensibilitätsstörungen im Oberschenkel).

Die Ausstrahlungsmuster der TrP im M. iliopsoas müssen von denen der TrP im M. quadratus lumborum, M. erector spinae und M. transversospinalis des Rumpfes, M. piriformis, M. gluteus medius, M. gluteus maximus, M. sartorius, M. pectineus, M. adductor longus, M. adductor brevis und M. rectus abdominis abgegrenzt werden.

TrP im M. iliopsoas werden häufig fälschlicherweise als Gelenkdysfunktionen der unteren BWS, LWS oder des Ilio-sakralgelenks oder als Appendizitis diagnostiziert.

TrP mit Bezug zum M. iliopsoas finden sich häufig im M. erector spinae und M. transversospinalis des Rumpfes, M. quadratus lumborum, M. rectus abdominis, in der Glutealmus-kulatur, der ischiokruralen Muskulatur (Hamstrings), im M. tensor fasciae latae, M. rectus femoris, M. pectineus und kontralateralen M. iliopsoas.

Selbstdehnung

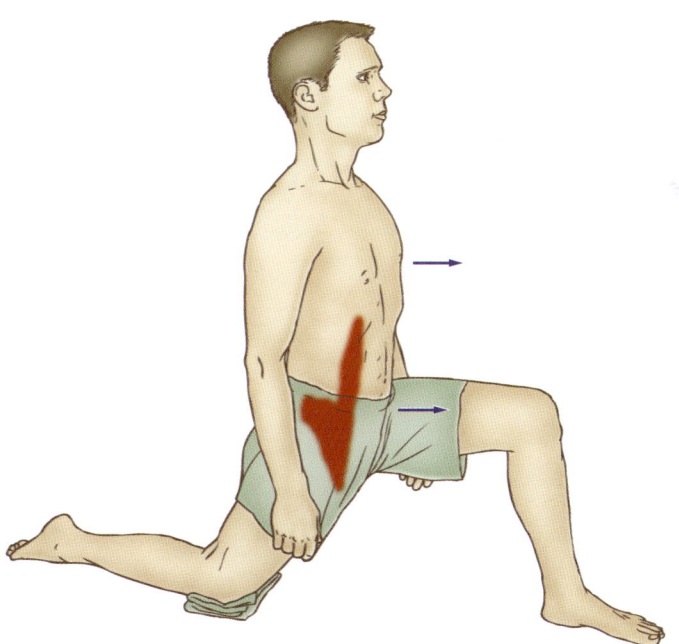

▎Abb. 3: Dehnung des rechten M. iliopsoas. Der Patient schiebt Hüfte und Oberkörper nach vorne und erzeugt damit eine Dehnung des rechten Hüftgelenks. Beachte: Es ist wichtig, den Oberkörper aufrecht oder leicht gestreckt zu halten, sonst wird der M. iliopsoas nicht gedehnt.

Beckenmuskulatur

Beckenmuskulatur

M. gluteus maximus und M. gluteus medius

Palpation in Bauchlage

Der M. gluteus maximus liegt oberflächlich und ist leicht zu palpieren.

Der M. gluteus maximus ist der Hauptmuskel des Gesäßes, bedeckt jedoch nicht das gesamte Gesäß. Superomedial liegt oberflächlich der M. gluteus medius. Bei der Palpation des M. gluteus maximus vom Sakrum in Richtung der distalen Insertion sollte im distalen Bereich lateral und inferior palpiert werden.

> Praxistipp: Extension und Außenrotation des Oberschenkels.

Triggerpunkte

Triggerpunkte (TrP) im M. gluteus maximus resultieren häufig aus der akuten oder chronischen Überbeanspruchung des Muskels oder werden durch sie aufrechterhalten. Beispiele für die Überbelastung sind starke exzentrische Kontraktion wie beim Aufwärtsgehen, v. a. bei gleichzeitigem Vorlehnen, oder konzentrische Kontraktion wie beim Kraulen; länger andauernde Dehnstellung (z. B. Schlafen mit Hüftflexion); Sitzen über einen längeren Zeitraum hinweg (v. a. beim Sitzen auf einem dicken Geldbeutel); direktes Trauma; Irritationen nach Injektionen oder Morton-Neuralgie.

TrP im M. gluteus maximus können zu Ruhelosigkeit und Schmerzen bei lang andauerndem Sitzen, Schlafstörungen, Schmerzen beim Aufwärtsgehen (v. a. bei gleichzeitigem Vorlehnen), Schmerzen beim Vorbeugen und eingeschränkter Flexion im Hüftgelenk führen.

Die Ausstrahlungsmuster der TrP im M. gluteus maximus müssen von denen der TrP im M. gluteus medius, M. gluteus minimus, M. piriformis, M. tensor fasciae latae, M. vastus lateralis, M. semitendinosus, M. semimembranosus, M. quadratus lumborum und in den Beckenbodenmuskeln abgegrenzt werden.

TrP im M. gluteus maximus werden häufig fälschlicherweise als Dysfunktion des Iliosakralgelenks, lumbales Facettengelenksyndrom, Bursitis trochanterica, Kokzygodynie oder bandscheibenbedingte Nervenkompression diagnostiziert.

TrP mit Bezug zum M. gluteus maximus finden sich häufig im M. gluteus medius, M. gluteus minimus, in der ischiokruralen Muskulatur („Hamstrings"), der Erector-spinae-Gruppe, im M. rectus femoris und M. iliopsoas.

Selbstdehnung

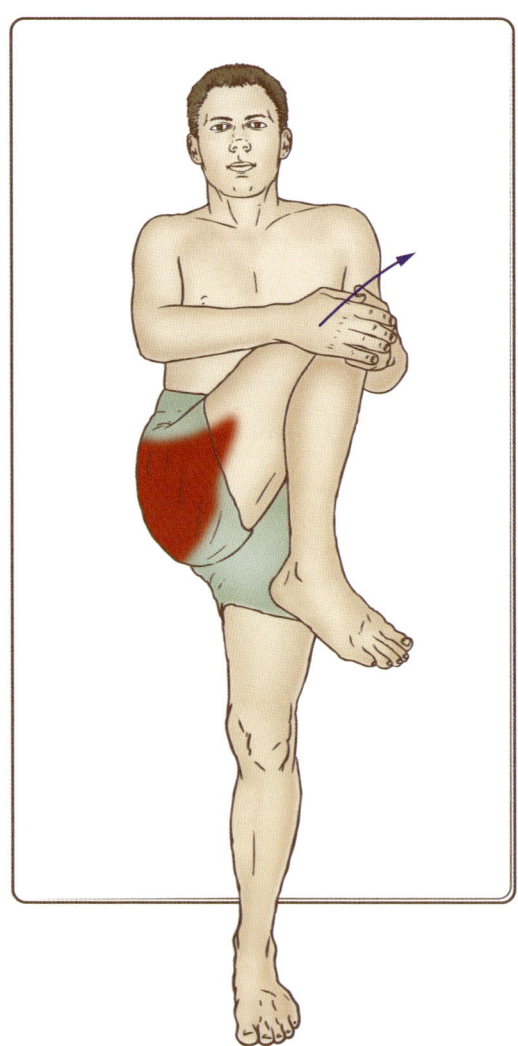

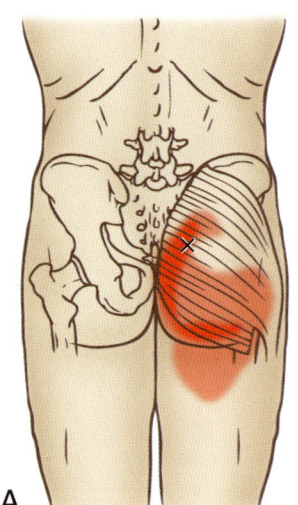 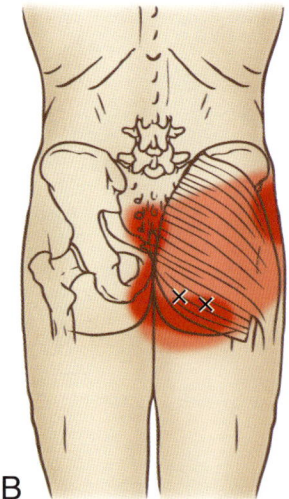

A   B

▌ Abb. 1: Typische TrP im M. gluteus maximus und ihre korrespondierenden Ausstrahlungszonen.

▌ Abb. 2: Dehnung des rechten M. gluteus maximus. Der Patient flektiert das Knie und zieht den rechten Oberschenkel mit beiden Händen hoch und schräg in Richtung der kontralateralen Schulter. Wird der Oberschenkel gerade zur ipsilateralen Schulter gezogen, so werden besonders die unteren Fasern des M. gluteus maximus gedehnt. Anmerkung: Nimmt der Patient bei dieser Dehnung einen stechenden Schmerz in der Leiste wahr, so hilft entweder eine vorangehende Dehnung der Hüftflexoren (insbesondere von M. sartorius und M. iliopsoas) oder Außenrotation und Abduktion des Oberschenkels zum Entrollen und Annähern der Hüftgelenkskapsel.

Palpation in Seitenlage

Der mittlere Faseranteil des M. gluteus medius liegt oberflächlich und ist gut zu palpieren. Eine Abgrenzung des anterioren, an den tiefen Faseranteil des M. tensor fasciae latae
angrenzenden Faseranteils ist schwierig. Dasselbe gilt für den
posterioren Faseranteil, der neben dem M. piriformis und
unter dem M. gluteus maximus verläuft.
Wird beim Gehen ein Bein vom Boden abgehoben, so trägt
das andere das gesamte Körpergewicht. Hierbei kann am
Standbein die Kontraktion des M. gluteus medius einfach palpiert werden. Er kreiert ipsilateral eine nach unten wirkende
Kraft am Becken, die zur Elevation der Gegenseite führt. So
wird ein Absinken der nicht unterstützten kontralateralen
Seite verhindert.

> Praxistipp: Palpation am Beckenkamm, direkt hinter der Mittel-
> linie. Der Patient wird aufgefordert, das Bein zu abduzieren.

Triggerpunkte

Triggerpunkte (TrP) im M. gluteus medius resultieren häufig
aus der akuten oder chronischen Überbeanspruchung des
Muskels oder werden durch sie aufrechterhalten. Beispiele
für die Überbelastung sind exzessives Gehen oder Laufen,
Gehen auf weichem Sand, Einbeinstand über einen längeren
Zeitraum hinweg; lange andauernde Immobilisierung; Dysfunktionen des Iliosakralgelenks; Sitzen auf einem dicken
Geldbeutel; direktes Trauma; Injektionen oder Morton-Neuralgie.
TrP im M. gluteus medius können zu Schmerzen beim Schlafen auf der betroffenen Seite oder beim Gehen, eingeschränkter Adduktion im Hüftgelenk, Schmerzen im Hüftgelenk,
Schongang, Ischialgie-artigen Schmerzausstrahlungen und
einer ipsilateral abgesenkten Beckenstellung (mit daraus resul-
tierender Skoliose) führen.
Die Ausstrahlungsmuster der TrP im M. gluteus medius müssen von denen der TrP im M. gluteus maximus, M. gluteus
minimus und M. piriformis abgegrenzt werden.
TrP im M. gluteus medius werden häufig fälschlicherweise als
Schmerzen in der LWS, Dysfunktionen des Iliosakralgelenks,
lumbales Facettengelenksyndrom oder Bursitis trochanterica
diagnostiziert.
TrP mit Bezug zum M. gluteus medius finden sich häufig im
M. gluteus maximus, M. gluteus minimus, M. piriformis,
M. tensor fascia latae und M. quadratus lumborum.

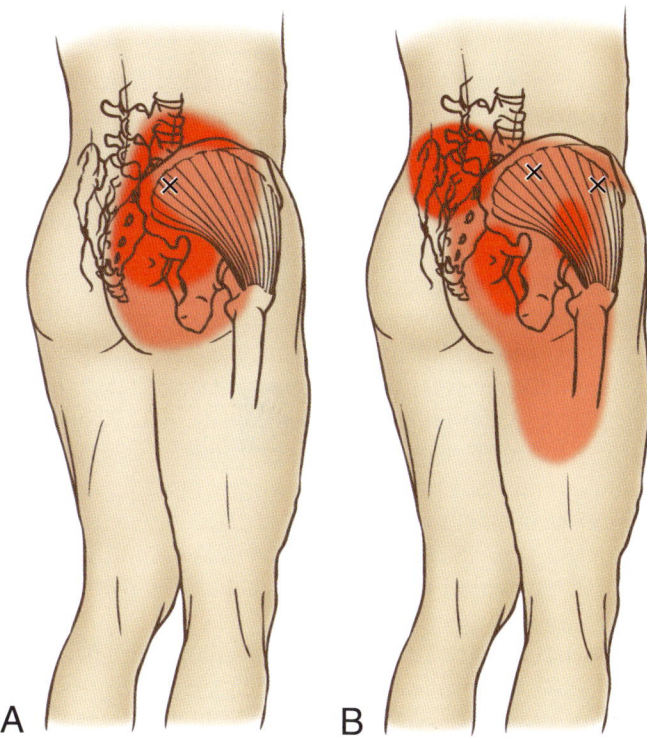

A   B

▌ Abb. 3: Typische TrP im M. gluteus medius und ihre korrespondierenden
Ausstrahlungszonen in posterolateraler Ansicht.

Selbstdehnung

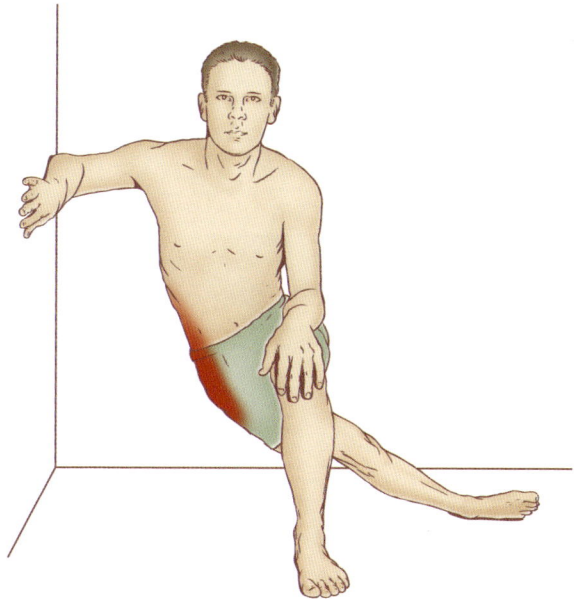

▌ Abb. 4: Dehnung des rechten M. gluteus medius und M. gluteus minimus.
Der Patient abduziert den rechten Oberschenkel hinter den Körper, wobei er
sich an der Wand abstützt. Anmerkung: Es darf nicht zu viel Gewicht auf das
Fußgelenk des hinteren Fußes gebracht werden. ▌ Abb. 2 auf S. 97 zeigt eine
weitere Dehnungsübung für den M. gluteus medius.

M. piriformis und M. quadratus femoris

Palpation in Bauchlage

Nach Auffinden der Mittellinie des Sakrums wird der Trochanter major femoris gesucht. Vor Beginn der Palpation wird der Verlauf des M. piriformis von der Mittellinie des Sakrums zum Trochanter major verfolgt. So muss der Ablauf der Palpation nicht unterbrochen werden, um den Trochanter major zu finden.

Der Patient wird aufgefordert, das Bein im Hüftgelenk nach außen zu rotieren. Wird zu starker Widerstand gegeben, so kontrahiert auch der mehr oberflächlich gelegene M. gluteus maximus (ebenfalls ein Außenrotator). Dies verhindert die Palpation des tiefer gelegenen M. piriformis.

Die Abgrenzung des M. piriformis vom superior gelegenen M. gluteus medius und vom inferior gelegenen M. gemellus superior kann eine Herausforderung darstellen. Auch diese beiden Muskeln sind Außenrotatoren des Beins im Hüftgelenk und können bei einer Kontraktion des M. piriformis mit kontrahieren.

Meist verläuft der N. ischiadicus nach Verlassen des Beckens zwischen M. piriformis und M. gemellus superior. In 10–20% aller Fälle verläuft ein Teil bzw. der gesamte N. ischiadicus durch den Muskelbauch des M. piriformis. Bei beiden Verläufen muss man sich bei der Palpation des M. piriformis der Nähe des N. ischiadicus bewusst sein.

Am anterioren Sakrum kann die sakrale Insertion des M. piriformis palpiert werden. Die Palpation des M. piriformis erfolgt hierbei mit der behandschuhten Hand von rektal. Nicht alle Zulassungsgesetze gestatten allerdings diese Art der Palpation.

Wird zuvor der Oberschenkel ca. 60 Grad oder mehr flektiert, so abduziert der M. piriformis das Bein im Hüftgelenk und ändert zudem seine Funktion von einem Außenrotator des Hüftgelenks zu einem Innenrotator des Hüftgelenks. Durch diese Funktionsumkehr wird der M. piriformis auch unterschiedlich gedehnt.

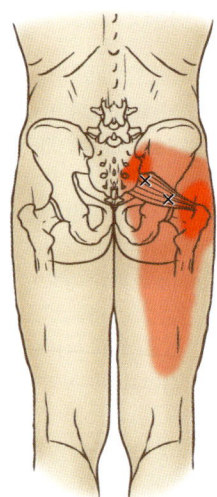

■ Abb. 1: Typische TrP im M. piriformis und ihre korrespondierenden Ausstrahlungszonen in posteriorer Ansicht.

> Praxistipp: Ziehen einer Linie von der Mitte der lateralen Kante des Sakrums zum Trochanter major.

Triggerpunkte

Triggerpunkte (TrP) im M. piriformis resultieren häufig aus der akuten oder chronischen Überbeanspruchung des Muskels oder werden durch sie aufrechterhalten. Beispiele für die Überbelastung sind die Verkürzung des Muskels über einen längeren Zeitraum hinweg (z. B. Autofahren mit dem Fuß auf dem Gaspedal), Schlafen in Seitenlage mit flektiertem und adduziertem oberem Bein; Verrenkung des Iliosakralgelenks; Arthritis des Hüftgelenks; Morton-Neuralgie; Beinlängendifferenz und Hyperpronation des Fußes in der Art. subtalaris.

TrP im M. piriformis können zu Ruhelosigkeit und Schmerzen beim Sitzen; Außenrotation des Beins im Hüftgelenk, bedingt durch das Auswärtsdrehen des Fußes; eingeschränkter Innenrotation des Beins im Hüftgelenk und Dysfunktionen des Iliosakralgelenks führen.

Die Ausstrahlungsmuster der TrP im M. piriformis müssen von denen der TrP im M. gluteus maximus, M. gluteus medius, M. gluteus minimus, M. quadratus lumborum und in den Beckenbodenmuskeln abgegrenzt werden.

TrP im M. piriformis werden häufig fälschlicherweise als Dysfunktion des Iliosakralgelenks, Piriformissyndrom (Kompression des N. ischiadicus), diskushernienbedingte Kompression auf die Nervenwurzeln von L5 bzw. S1 oder Facettensyndrom diagnostiziert.

TrP mit Bezug zum M. piriformis finden sich häufig im M. gluteus minimus, in den Mm. gemelli superior und inferior, im M. obturatorius internus, M. coccygeus und M. levator ani.

Selbstdehnung

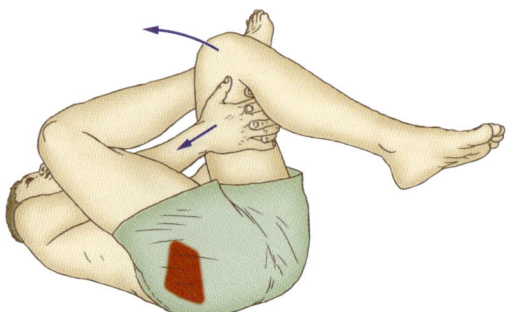

■ Abb. 2: Dehnung des rechten M. piriformis. Das rechte Bein überkreuzt den linken Oberschenkel. Der Patient zieht den linken Oberschenkel mit beiden Händen weiter in die Flexion. Anmerkung: Der M. piriformis, ein Innenrotator, wird durch die aufgrund der starken Flexion des Oberschenkels stattfindende Außenrotation gedehnt. ■ Abb. 3 auf S. 113 zeigt eine weitere Dehnungsübung für den M. piriformis.

Palpation in Bauchlage

Der Patient wird aufgefordert, das Bein im Hüftgelenk nach außen zu rotieren. Wird zu starker Widerstand gegeben, so kontrahiert auch der mehr oberflächlich gelegene M. gluteus maximus (ebenfalls ein Außenrotator). Dies verhindert die Palpation des tiefer gelegenen M. quadratus femoris.
Der bekannteste der sechs „tiefen Außenrotatoren" des Beines im Hüftgelenk ist der M. piriformis. Der M. quadratus lumborum ist jedoch der größte.
Wird der Oberschenkel zuvor ca. 60 Grad oder mehr flektiert, so abduziert der M. quadratus femoris das Bein im Hüftgelenk.
Die Palpation muss umsichtig durchgeführt werden, da der N. ischiadicus direkt über den M. quadratus femoris verläuft.

> Praxistipp: Aufsuchen der lateralen Kante der Tuberositas ischiadica.

Triggerpunkte

Die Muster der TrP im M. quadratus femoris und in den anderen tiefen Außenrotatoren und ihre Ausstrahlungszonen werden nicht von den Mustern des M. piriformis differenziert. Des Weiteren sind die Ursachen für die Entstehung oder die Aufrechterhaltung von TrP im M. quadratus femoris und in den anderen tiefen Außenrotatoren mit großer Wahrscheinlichkeit dieselben wie die des M. piriformis.

Selbstdehnung

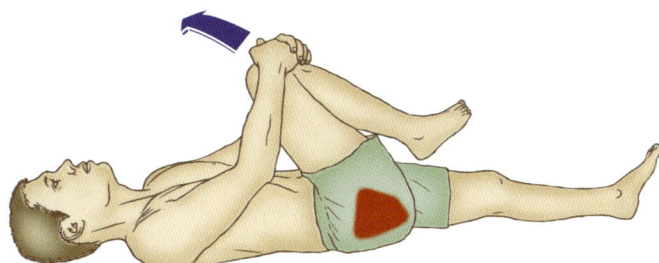

▌ Abb. 3: Dehnung des rechten M. quadratus femoris. Der Patient zieht den Oberschenkel mit beiden Händen hoch und schräg über den Körper. Anmerkung: Nimmt der Patient bei dieser Dehnung einen stechenden Schmerz in der Leiste wahr, so hilft entweder eine vorangehende Dehnung der Hüftflexoren (besonders der M. sartorius und M. iliopsoas) oder Außenrotation und Abduktion des Oberschenkels zum Entrollen und Annähern der Hüftgelenkskapsel. ▌ Abb. 2, S. 112, zeigt eine andere Dehnungsübung für diese Region.

Oberschenkelmuskulatur

Oberschenkel-muskulatur

Ischiokrurale Muskulatur

Palpation in Bauchlage

Im distalen Bereich liegen die Sehnen der medialen und lateralen ischiokruralen Muskulatur („Hamstrings") recht weit auseinander und sind einfach zu palpieren. Proximal verlaufen sie näher beieinander. Dies erschwert die Palpation. Eine hervorragende Möglichkeit zur Differenzierung ist die Rotation des Beines im Kniegelenk. Die medialen ischiokruralen Muskeln sind Innenrotatoren, die lateralen sind Außenrotatoren. Zur Ausführung einer Rotation im Kniegelenk muss das Knie zuvor flektiert werden. Empfehlenswert ist eine Knieflexion von ca. 90 Grad.

Für die Kontraktion der ischiokruralen Muskulatur wird der Patient aufgefordert, das Bein im Kniegelenk gegen Widerstand zu flektieren. Damit es zwischen den Kontraktionen zu einer vollständigen Entspannung der ischiokruralen Muskulatur kommt, wird das Bein des Patienten durch die unterstützende Hand gehalten. Andernfalls muss der Patient das Bein in leichter Flexion in der Luft halten, wodurch die ischiokrurale Muskulatur zwischen den Kontraktionen nie vollständig entspannt. Eine vollständige Entspannung der ischiokruralen Muskulatur zwischen den Kontraktionen verändert den Muskeltonus deutlicher. Dies erleichtert die Palpation und Lokalisierung der ischiokruralen Muskulatur.

Die Differenzierung der zwei medialen Bäuche der ischiokruralen Muskulatur kann sich als schwierig erweisen. Die distale Sehne des M. semitendinosus ist sehr prominent und einfach zu finden. Zu beiden Seiten dieser Sehne, v. a. medial, kann die Sehne des M. semimembranosus palpiert werden. Direkt anterior des Muskelbauchs des M. biceps femoris liegt der M. vastus lateralis. Durch alternierende Flexion und Extension des Beins können sie voneinander abgegrenzt werden. Der M. adductor magnus liegt direkt anterior der medialen ischiokruralen Muskulatur im proximalen Oberschenkelbereich. Er kann bei Flexion abgegrenzt werden. Er zieht nicht über das Kniegelenk und bleibt bei Flexion im Kniegelenk entspannt, die ischiokrurale Muskulatur dagegen kontrahiert bei Flexion im Kniegelenk.

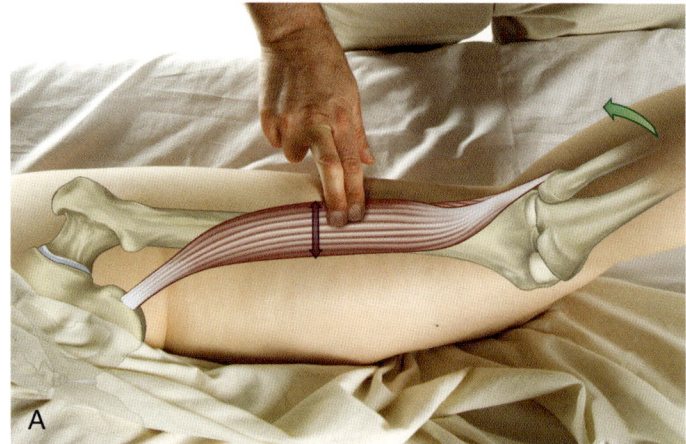

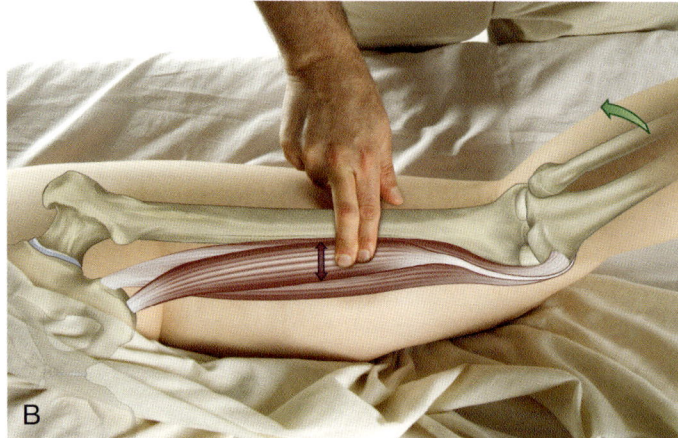

▮ Abb. 1: Palpation der oberflächlichen ischiokruralen Muskulatur am rechten Oberschenkel. Der Patient flektiert das Bein im Kniegelenk gegen Widerstand. A) Palpation des M. biceps femoris caput longum auf der lateralen Seite. B) Palpation des M. semitendinosus auf der medialen Seite.

Praxistipp: Widerstand gegen Flexion im Kniegelenk.

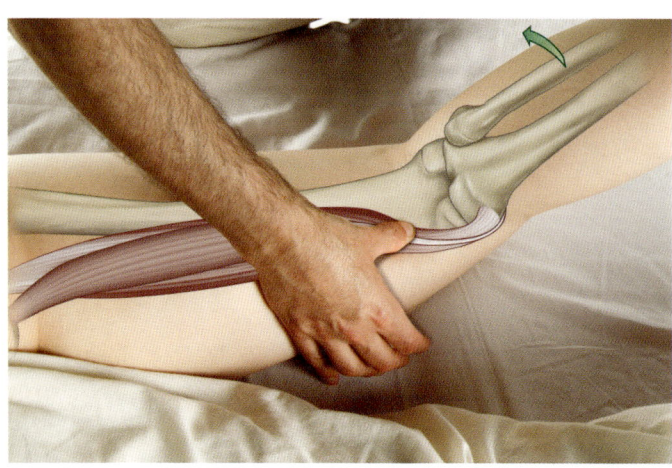

▮ Abb. 2: Der distale Anteil des M. semimembranosus kann auf beiden Seiten der distalen Sehne des M. semitendinosus palpiert werden. Dargestellt ist die Palpation auf der lateralen Seite.

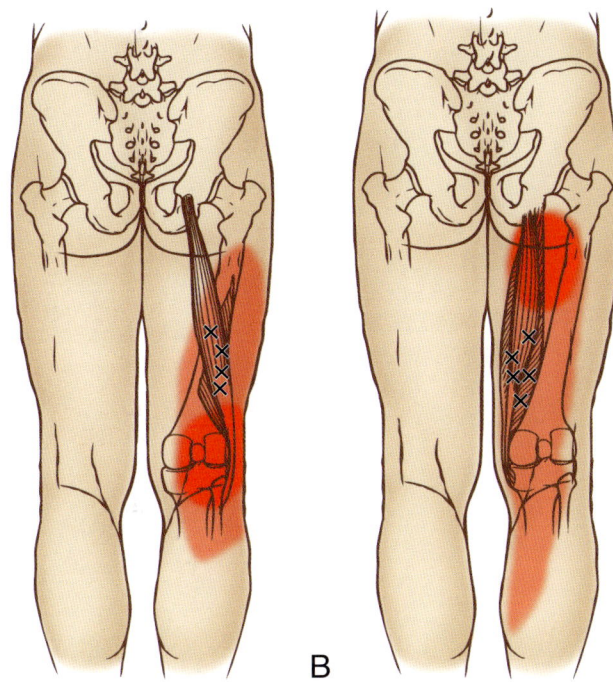

A   B

■ Abb. 3: Typische TrP in der lateralen und medialen ischiokruralen Muskulatur und ihre korrespondierenden Ausstrahlungszonen in posteriorer Ansicht. A) Laterale ischiokrurale Muskulatur (M. biceps femoris). B) Mediale ischiokrurale Muskulatur (M. semitendinosus und semimembranosus).

Triggerpunkte

Triggerpunkte (TrP) in der ischiokruralen Muskulatur resultieren häufig aus der akuten oder chronischen Überbeanspruchung des Muskels oder werden durch sie aufrechterhalten. Beispiele für die Überbelastung sind Ischämie (durch Kompression am distalen posterioren Oberschenkel aufgrund von Sitzen auf einem unpassenden Stuhl) und Verkürzung der Muskulatur über einen längeren Zeitraum hinweg durch Schlafen in Embryostellung.

TrP in der medialen ischiokruralen Muskulatur können zu oberflächlichen, stechenden Schmerzen führen. Die Schmerzen in der lateralen ischiokruralen Muskulatur dagegen sind tiefer und haben eine dumpfere Schmerzqualität. TrP in der lateralen ischiokruralen Muskulatur wecken den Patienten häufig auf, wodurch der Schlaf nicht erholsam ist.

Die Ausstrahlungsmuster der TrP in der ischiokruralen Muskulatur müssen von denen der TrP im M. piriformis, M. gluteus medius, M. gluteus minimus, M. obturatorius internus, M. vastus lateralis, M. popliteus, M. plantaris und M. gastrocnemius abgegrenzt werden.

TrP in der ischiokruralen Muskulatur werden häufig fälschlicherweise als Ischialgie oder degenerative Gelenkerkrankungen des Kniegelenks diagnostiziert.

TrP mit Bezug zur ischiokruralen Muskulatur finden sich häufig in den M. adductor magnus, M. vastus lateralis, M. gastrocnemius, M. iliopsoas und M. quadriceps femoris.

Selbstdehnung

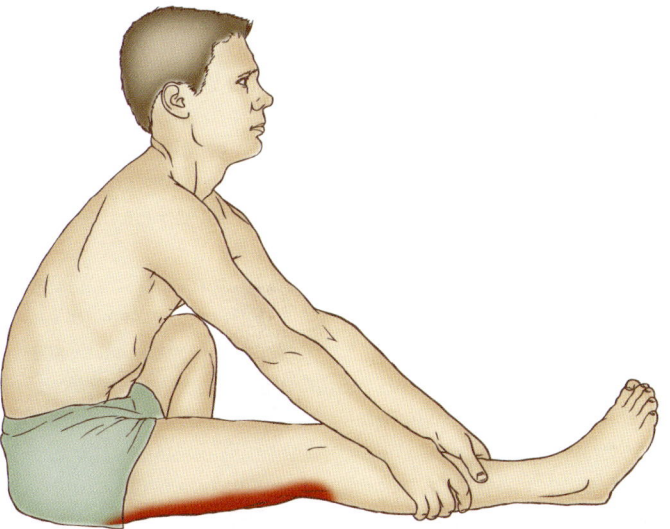

■ Abb. 4: Dehnung der rechten ischiokruralen Muskulatur. Der Patient sitzt mit endgradig extendiertem Knie und rollt das Becken in eine anteriore Kippung nach vorn. Anmerkung: Diese Dehnung erfordert keine Flexion der Wirbelsäule.

M. tensor fasciae latae und M. sartorius

Palpation in Rückenlage

Der M. tensor fasciae latae liegt oberflächlich und ist einfach zu palpieren.

Der Vergleich der Vorgehensweise bei der Palpation von M. sartorius und M. tensor fascie latae ist interessant. Beide Muskeln inserieren an der Spina iliaca anterior superior und sind Hüftgelenksflexoren. Der M. tensor fasciae latae ist dabei jedoch ein Innenrotator des Beins, der M. sartorius ein Außenrotator des Beins. Die Palpation des M. tensor fasciae latae erfolgt direkt distal und lateral der Spina iliaca anterior superior. Der Patient wird aufgefordert, im Hüftgelenk eine Innenrotation und Flexion des Beins auszuführen. Der M. sartorius wird direkt distal und medial der Spina iliaca anterior superior palpiert. Der Patient wird aufgefordert, im Hüftgelenk eine Außenrotation und Flexion des Beines auszuführen.

Zwischen den proximalen Insertionen von M. tensor fasciae latae und M. sartorius liegt der M. rectus femoris des M. quadriceps femoris.

Der Patient liegt in Rückenlage mit Überhang der Unterschenkel. Wird der Patient nun aufgefordert, das Bein im Kniegelenk zu extendieren, ohne dabei das Hüftgelenk zu flektieren, so kann unmittelbar der M. rectus femoris leicht palpiert und differenziert werden. Das Auffinden des M. rectus femoris erlaubt eine bessere Differenzierung von M. tensor fasciae latae und M. rectus femoris. In dieser Position können auch die anderen anterior und medial gelegenen Oberschenkelmuskeln leicht palpiert werden.

> **Praxistipp:** Innenrotation und Flexion des Oberschenkels.

Triggerpunkte

Triggerpunkte (TrP) im M. tensor fasciae latae resultieren häufig aus der akuten oder chronischen Überbeanspruchung des Muskels oder werden durch sie aufrechterhalten. Ein Beispiel für die Überbelastung ist eine durch Sitzen oder Schlafen in Embryostellung bedingte Verkürzung des Muskels über einen längeren Zeitraum hinweg.

Die Ausstrahlungsmuster der TrP im M. tensor fasciae latae müssen von denen der TrP in den anterioren Faseranteilen von M. gluteus medius und M. gluteus minimus, M. vastus lateralis und M. quadratus lumborum abgegrenzt werden. TrP im M. tensor fasciae latae werden häufig fälschlicherweise als Bursitis trochanterica, Dysfunktionen des Iliosakralgelenks oder Meralgia paraesthetica (Nervenentzündung des N. cutaneus femoris lateralis) diagnostiziert.

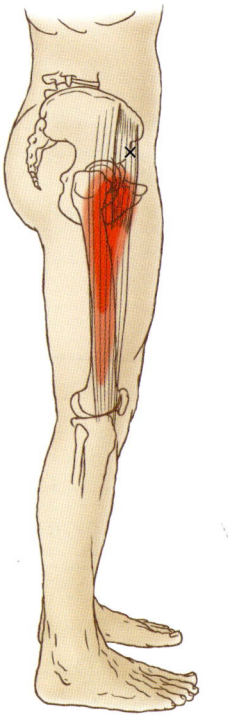

■ Abb. 1: Typische TrP im M. tensor fasciae latae und ihre korrespondierenden Ausstrahlungszonen, laterale Ansicht.

TrP mit Bezug zum M. tensor fasciae latae finden sich häufig im anterioren Faseranteil des M. gluteus minimus, M. rectus femoris, M. iliopsoas und M. sartorius.

Selbstdehnung

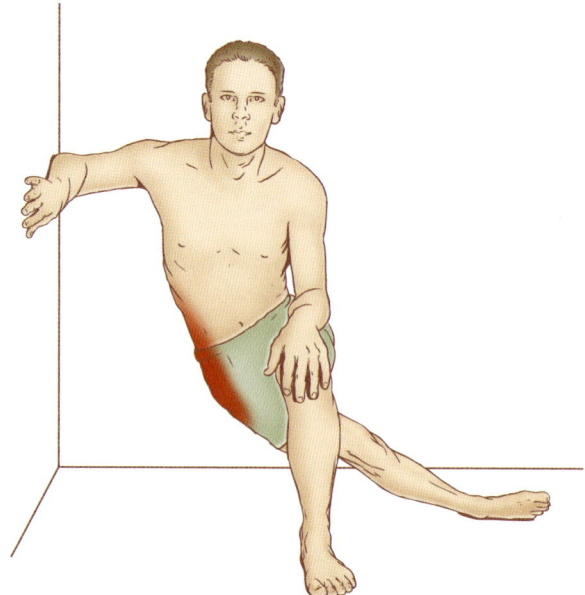

■ Abb. 2: Dehnung des rechten M. tensor fasciae latae. Der Patient abduziert den rechten Oberschenkel hinter den Körper, wobei er sich an der Wand abstützt. Anmerkung: Eine übermäßige Belastung des Fußgelenks des hinteren Fußes muss vermieden werden. ■ Abb. 2 auf S. 97 zeigt eine weitere Dehnungsübung für den M. tensor fasciae latae.

Palpation in Rückenlage

Obwohl der M. sartorius oberflächlich liegt, ist das distale Drittel des Muskels häufig schwierig zu palpieren und von der anderen Muskulatur zu differenzieren. Eine Möglichkeit zur Lokalisierung ist, zuerst den M. vastus medialis im distalen Oberschenkel aufzusuchen, da dieser meist recht prominent ist und sich bei Personen mit gut entwickelter Muskulatur oft hervorwölbt. Wird der Patient aufgefordert, das Bein im Kniegelenk zu extendieren, so führt dies zu einer Kontraktion des M. vastus medialis. Nach Auffinden des M. vastus medialis gelangt man direkt medial (posterior) davon auf den M. sartorius. Der Patient wird nun aufgefordert, das Bein im Kniegelenk zu flektieren. Hierfür soll der Patient in dieser Position das Bein gegen die Behandlungsbank drücken. Dies führt zur Kontraktion des M. sartorius.

Neben der Aufforderung an den Patienten, eine Außenrotation und Flexion des Beins im Hüftgelenk auszuführen, kann es hilfreich sein, den Patienten zusätzlich zur Abduktion im Hüftgelenk und Flexion im Kniegelenk aufzufordern. Dies sind die vier auf das Bein bzw. Hüftgelenk wirkenden Funktionen des M. sartorius.

Die M. sartorius und M. fasciae latae werden auf ähnliche Weise palpiert. Der M. sartorius wird direkt distal und medial der Spina iliaca anterior superior palpiert. Der Patient wird aufgefordert, im Hüftgelenk eine Außenrotation und Flexion des Beins auszuführen. Die Palpation des M. tensor fasciae latae erfolgt direkt distal und lateral der Spina iliaca anterior superior. Der Patient wird aufgefordert, im Hüftgelenk eine Innenrotation und Flexion des Beins auszuführen.

Anmerkung:

Zwischen den proximalen Insertionen von M. tensor fasciae latae und M. sartorius liegt der M. rectus femoris des M. quadriceps femoris.

Der mediale Rand des M. sartorius formt proximal die laterale Kante des Trigonum femorale (Scarpa-Dreieck). Im Trigonum femorale befinden sich die M. iliopsoas, M. pectineus, A. femoralis, V. femoralis und der N. femoralis.

> Praxistipp: Außenrotation und Flexion des Oberschenkels.

Triggerpunkte

Triggerpunkte (TrP) im M. sartorius resultieren häufig aus der akuten oder chronischen Überbeanspruchung des Muskels oder werden durch sie aufrechterhalten. Ein Beispiel für die Überbelastung ist durch eine durch Sitzen im Schneidersitz bzw. Lotussitz oder Schlafen in Embryostellung bedingte Verkürzung des Muskels über einen längeren Zeitraum hinweg. TrP im M. sartorius können – im Gegensatz zum für myofaszialen TrP charakteristischen tiefen, dumpfen Schmerz – zu oberflächlichen, scharfen Schmerzen oder Kribbeln führen. Die Ausstrahlungsmuster der TrP im M. sartorius müssen von

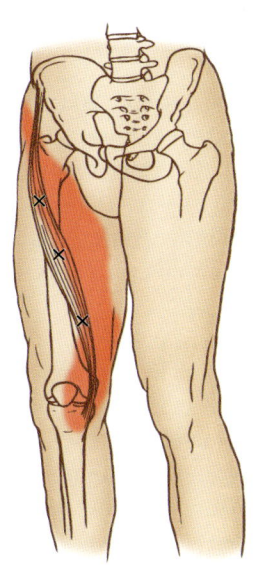

■ Abb. 3: Typische TrP im M. sartorius und ihre korrespondierenden Ausstrahlungszonen, anteromediale Ansicht.

denen der TrP im M. vastus medialis, M. vastus intermedius, M. pectineus, M. iliopsoas und in den drei Adduktoren des Oberschenkels abgegrenzt werden.

TrP im M. sartorius werden häufig fälschlicherweise als Meralgia paraesthetica (Nervenentzündung des N. cutaneus femoris lateralis) oder Dysfunktionen im medialen Bereich des Kniegelenks diagnostiziert.

TrP mit Bezug zum M. sartorius finden sich häufig im M. quadriceps femoris und in den drei Adduktoren des Oberschenkels.

Selbstdehnung

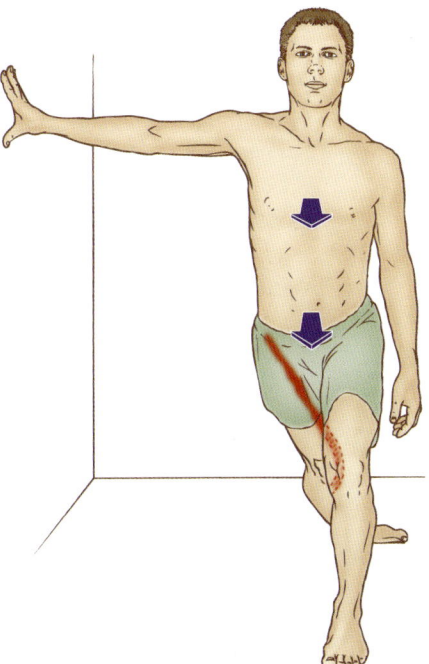

■ Abb. 4: Dehnung des rechten M. sartorius. Der Patient führt eine Innenrotation, Extension und Adduktion des rechten Oberschenkels im Hüftgelenk aus und lehnt sich zur Verstärkung der Dehnung im Hüftgelenksbereich mit Becken (posteriore Kippung) und Rumpf nach vorn. Anmerkung: Die Kippung des Beckens nach anterior und eine übermäßige Belastung des Fußgelenks des hinteren Fußes muss vermieden werden.

M. quadriceps femoris

Palpation in Rückenlage

Der M. rectus femoris liegt proximal zwischen den M. tensor fasciae latae und M. sartorius. Beide Muskeln können als Orientierungshilfe zum Auffinden des M. rectus femoris verwendet werden.

Der M. rectus femoris kann über den gesamten Verlauf bis zur Spina iliaca anterior inferior palpiert werden. In Rückenlage mit überhängenden Unterschenkeln wird dem Verlauf des M. rectus femoris so weit wie möglich gefolgt. Für die weitere Palpation proximal in Richtung Spina iliaca anterior inferior wird das Bein des Patienten passiv im Hüftgelenk flektiert. Der Patient wird aufgefordert, alternierend den M. rectus femoris zu kontrahieren und zu entspannen, indem er das Bein im Kniegelenk extendiert und wieder entspannt. Dabei kann die Spannung der proximalen Sehne palpiert werden. Wird die Spina iliaca anterior inferior erreicht, muss der M. rectus femoris entspannt und angenähert sein. So können die harte Struktur der Spina iliaca anterior inferior und das angrenzende weiche Gewebe der proximalen Sehne des M. rectus femoris differenziert werden.

Bei Patienten mit gut entwickelter Muskulatur kann der M. rectus femoris meist lateral vom M. vastus lateralis und medial vom M. vastus medialis abgegrenzt werden. Der M. rectus femoris wird bei angespanntem M. quadriceps femoris wie eine Gitarrensehne gezupft und die Breite seiner Sehne palpiert. Dann wird die vertikal zwischen M. rectus femoris und M. vastus lateralis bzw. M. vastus medialis verlaufende Vertiefung/Kerbe an beiden Seiten palpiert.

Der M. vastus medialis liegt oberflächlich und ist am distalen Oberschenkel einfach zu palpieren. Proximal liegt er jedoch tiefer und die Palpation und Differenzierung von der angrenzenden Muskulatur können schwierig sein.

Der M. vastus lateralis liegt im anterolateralen Oberschenkel oberflächlich und am lateralen Oberschenkel lediglich unter dem Lig. iliotibiale. Er ist hier einfach zu palpieren. Auch am posterioren Oberschenkel, unmittelbar posterior des Lig. iliotibiale, ist die Palpation einfach. Die Insertion an der Linea aspera liegt jedoch recht tief und ihre Palpation und Differenzierung können sich als schwierig erweisen.

Da der M. vastus lateralis unter dem Lig. iliotibiale verläuft, wird das Lig. iliotibiale häufig für Spannung in diesem Muskel verantwortlich gemacht.

Die Palpation und Differenzierung des M. vastus intermedius gestalten sich extrem schwierig, da er unter den M. rectus femoris und M. vastus lateralis verläuft und die gleiche Funktion wie diese beiden Muskeln hat.

Die Patella ist ein Sesambein, das sich im Laufe der Evolution innerhalb der distalen Sehne des M. quadriceps femoris entwickelt hat. Ihre Hauptfunktion ist die Vergrößerung der Hebelkräfte und damit der Stärke des M. quadriceps femoris.

> Praxistipp: Extension des Beins.

Triggerpunkte

Triggerpunkte (TrP) im M. quadriceps femoris resultieren häufig aus der akuten oder chronischen Überbeanspruchung des Muskels oder werden durch sie aufrechterhalten. Beispiele für die Überbelastung sind Laufen, Fahrrad fahren; direktes Trauma; fehlende Dehnung des M. quadriceps femoris aufgrund einer Einschränkung der endgradigen Knieflexion (z. B. bei Menschen, die viel sitzen; Regenerationsphase nach Operation oder Fraktur von Hüft- bzw. Kniegelenken); Platzieren schwerer Gewichte auf dem Schoß (z. B. Laptop, Kind) oder wiederholte intramuskuläre Injektionen.

TrP im M. quadriceps femoris können (sowohl bei Kindern als auch bei Erwachsenen) zu Schmerzen im Kniegelenk führen.

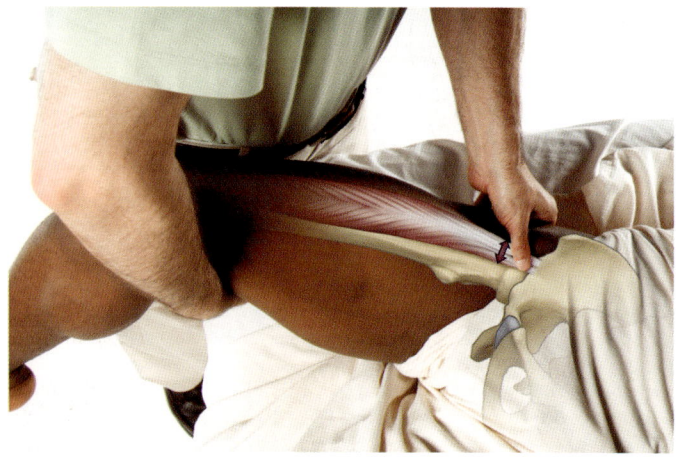

▎ Abb. 1: Palpation der proximale Sehne des M. quadratus femoris an der Spina iliaca anterior inferior (SIAI).

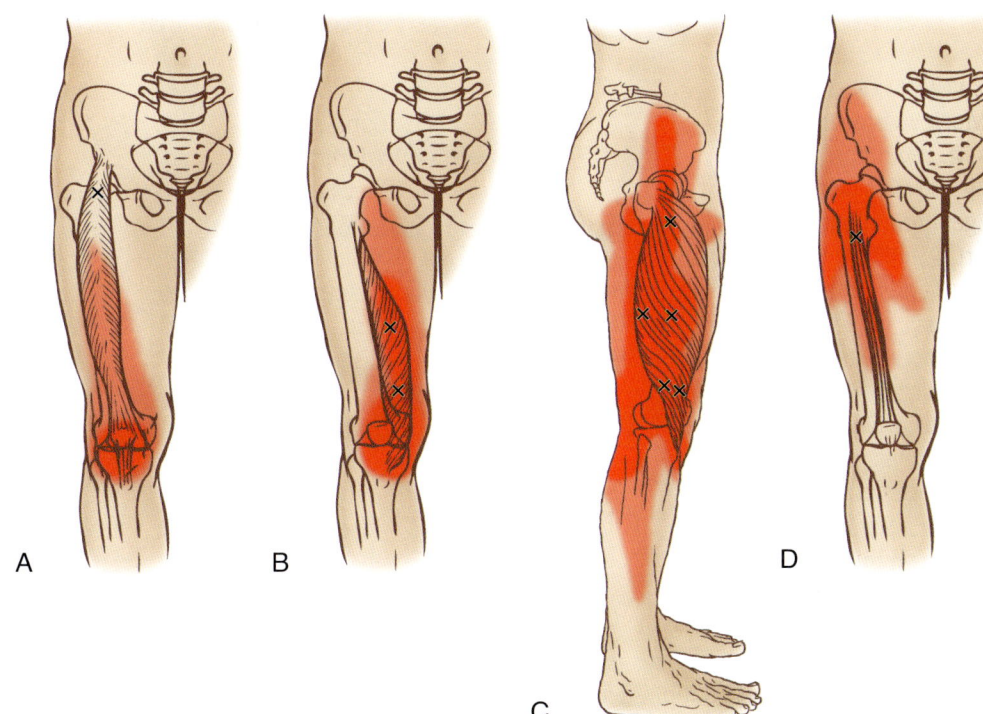

Abb. 2: Typische TrP im M. quadriceps femoris und ihre korrespondierenden Ausstrahlungszonen. A) Ansicht von
anterior des M. rectus femoris, B) Ansicht von anterior des M. vastus medialis. C) Ansicht von lateral des M. rectus
femoris. D) Ansicht von lateral des
M. vastus medialis.

A   B   C   D

Im Kniegelenk kann eine Schwäche auftreten, die dazu führt,
dass beim Gehen manchmal das Kniegelenk einknickt. Patienten mit TrP im M. vastus lateralis können häufig nicht auf der
betroffenen Seite schlafen.
Die Ausstrahlungsmuster der TrP im M. quadriceps femoris
müssen von denen der TrP im M. gluteus minimus, M. gluteus medius, M. sartorius, M. tensor fasciae latae, in den drei
Adduktoren des Oberschenkels, im M. gracilis und eventuell
M. pectineus und M. iliopsoas abgegrenzt werden.
TrP im M. quadriceps femoris werden häufig fälschlicherweise als Dysfunktionen des Kniegelenks, Bursitis trochanterica oder Meralgia paraesthetica (Nervenentzündung des
N. cutaneus femoris lateralis) diagnostiziert.
TrP mit Bezug zum M. quadriceps femoris finden sich häufig
in den jeweils anderen Muskeln des M. quadriceps femoris,
der ischiokruralen Muskulatur, im M. iliopsoas, M. sartorius,
in den drei Adduktoren des Oberschenkels und im M. gluteus
minimus.

Selbstdehnung

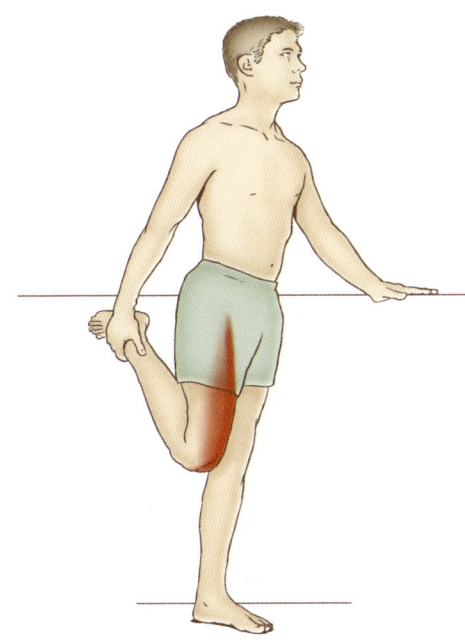

Abb. 3: Dehnung
des rechten M. qua-
driceps femoris. Der
Patient steht und
zieht mit der Hand
das Kniegelenk in
endgradige Flexion.
Eine Extension des
Hüftgelenks betont
die Dehnung des
M. rectus femoris,
eine Flexion des
Hüftgelenks betont
die Vastusmuskula-
tur. Anmerkung: Das
Kniegelenk darf bei
dieser Dehnung
nicht rotiert sein.

M. pectineus

Palpation in Bauchlage

Da die Sehne des M. adductor longus in dieser Oberschenkel-
region sehr prominent ist, eignet sie sich hervorragend als
Orientierungshilfe zum Auffinden des M. pectineus. Der
M. pectineus wird direkt unterhalb des Os pubis palpiert.
Weiter distal am Oberschenkel kann die Sehne nicht mehr
palpiert werden.

Eine weitere Möglichkeit zur Lokalisierung des M. pectineus
ist das Aufsuchen der Sehne des M. iliopsoas. Medial (posterior) von ihr in der Tiefe liegt der M. pectineus. Zur Abgrenzung von M. iliopsoas und M. pectineus wird der Patient
aufgefordert, den Oberkörper anzuheben. Hierbei spannt sich
die Sehne des M. psoas major, der M. pectineus jedoch bleibt
entspannt. Befindet man sich noch immer auf dem M. iliopsoas, so wird entlang dem Os pubis weiter nach medial palpiert. Stößt man auf Gewebe, was bei dieser Rumpfbewegung
nicht anspannt, so ist man auf dem M. pectineus.

Obwohl der Großteil des M. pectineus oberflächlich liegt,
liegt er im Vergleich zu den angrenzenden Muskeln tiefer. Bei
der Palpation des M. pectineus entsteht häufig der Eindruck,
als ob die palpierenden Finger in eine Senke oder Tasche
fielen. Daher ist er anfangs oft schwierig zu lokalisieren. Dies
macht verstärkten Druck oder mehr Widerstand gegen die
Adduktion des Oberschenkels im Hüftgelenk erforderlich.
Anmerkung: Wird der Patient aufgefordert, den Oberschenkel
im Hüftgelenk aktiv zu adduzieren, so kontrahieren auch die
anderen Adduktoren dieser Region.

Kann die Kontraktion des M. pectineus trotz aktiver Adduktion des Oberschenkels im Hüftgelenk nicht palpiert werden,
so kann der Patient aufgefordert werden, stattdessen das
Hüftgelenk zu flektieren. (Die unterstützende Hand kann
Widerstand geben.) Auch hier werden jedoch mit der Ober-
schenkelflexion sämtliche Muskeln der anterioren Oberschenkelregion kontrahieren.

Im proximalen anterioren Oberschenkelbereich ist eine umsichtige Palpation angebracht, da in dieser Region der N. femoralis und die A. femoralis und V. femoralis über den M. ilio-

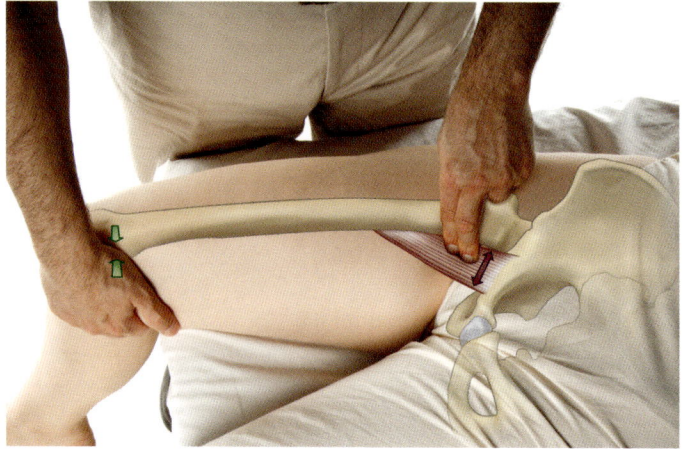

■ Abb. 1: Adduziert der Patient den Oberschenkel gegen Widerstand,
so kontrahiert der M. pectineus und kann palpiert werden.

psoas und M. pectineus verlaufen. Spürt man bei der Palpation den Pulsschlag, so sollte die Arterie entweder sanft
beiseite geschoben oder die Finger etwas von der Arterie genommen werden. In ähnlicher Weise müssen die Finger vom
N. femoralis genommen werden, falls der Patient bei der Palpation einen in den Oberschenkel einschießenden Schmerz
durch Druck auf den N. femoralis wahrnimmt.

Praxistipp: Anterior der Sehne des M. adductor longus in die Tiefe.

Triggerpunkte

Triggerpunkte (TrP) im M. pectineus resultieren häufig aus
der akuten oder chronischen Überbeanspruchung des Muskels oder werden durch sie aufrechterhalten. Beispiele für die
Überbelastung sind Reiten, Gymnastik, Geschlechtsverkehr;
eine durch Sitzen im Schneidersitz bzw. Lotussitz oder Schla-

fen in Embryostellung bedingte Verkürzung des Muskels über einen längeren Zeitraum hinweg oder sekundär eine degenerative Gelenkerkrankung im Hüftgelenk.

TrP im M. pectineus können zu tiefen, dumpfen Schmerzen in der Leiste führen.

Die Ausstrahlungsmuster der TrP im M. pectineus müssen von denen der TrP im M. iliopsoas, M. sartorius, M. gracilis und in den drei Adduktoren des Oberschenkels abgegrenzt werden.

TrP im M. pectineus werden häufig fälschlicherweise als degenerative Gelenkerkrankung des Hüftgelenks oder Einklemmung des N. obturatorius diagnostiziert.

TrP mit Bezug zum M. pectineus finden sich häufig im M. iliopsoas, M. gracilis und in den drei Adduktoren des Oberschenkels.

Selbstdehnung

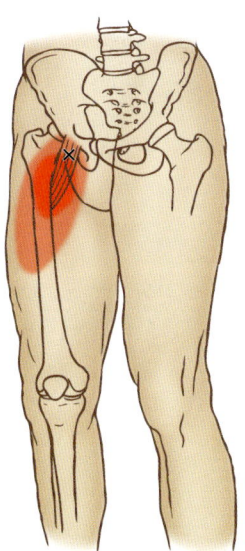

■ Abb. 2: Typische TrP im M. pectineus und ihre korrespondierenden Ausstrahlungszonen, anteromediale Ansicht.

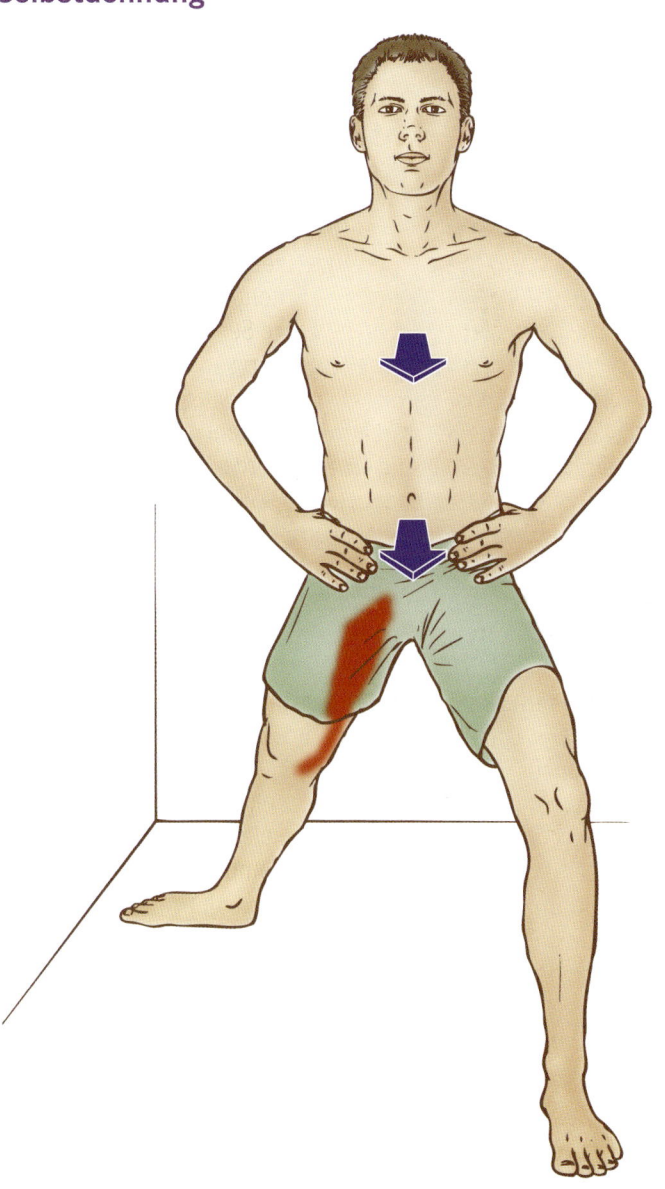

■ Abb. 3: Dehnung des rechten M. pectineus. Der Patient führt eine Extension, Abduktion und Außenrotation des rechten Oberschenkels im Hüftgelenk aus und lehnt sich zur Verstärkung der Dehnung im Hüftgelenksbereich mit Becken (posteriore Kippung) und Rumpf nach vorn. Anmerkung: Das Becken darf nicht nach anterior kippen, und es darf nicht zu viel Gewicht auf das Fußgelenk des hinteren Fußes gebracht werden. ■ Abb. 2 auf S. 124 und ■ Abb. 2 auf S. 126 zeigen zwei weitere Dehnungsübungen für den M. pectineus.

M. adductor longus und M. gracilis

Palpation in Rückenlage

Die Sehne des M. adductor longus ist in dieser Oberschenkelregion sehr prominent und selbst bei entspanntem Muskel einfach zu palpieren. Sie ist auch eine hervorragende Orientierungshilfe zum Auffinden des M. pectineus (anterior des M. adductor longus) und des M. gracilis (posterior des M. adductor longus). Ist die Lokalisierung der Sehne des M. adductor longus im proximalen Bereich schwierig, so wird wahrscheinlich nicht ausreichend proximal palpiert. Die Palpation muss direkt entlang dem Os pubis erfolgen.

Der mediale Rand des M. adductor longus formt proximal die mediale Kante des Trigonum femorale (Scarpa-Dreieck). Im Trigonum femorale befinden sich die M. iliopsoas, M. pectineus, A. femoralis, V. femoralis und der N. femoralis.

Praxistipp: Prominenteste Sehne der Leistenregion.

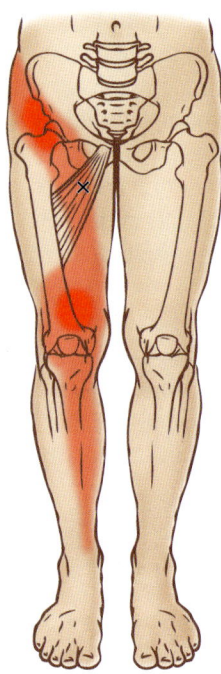

■ Abb. 1: Typische TrP im M. adductor longus und ihre korrespondierenden Ausstrahlungszonen, anteriore Ansicht.

Triggerpunkte

Triggerpunkte (TrP) im M. adductor longus resultieren häufig aus der akuten oder chronischen Überbeanspruchung des Muskels oder werden durch sie aufrechterhalten. Beispiele für die Überbelastung sind Reiten oder Verkürzung des Muskels beim Schlafen mit adduziertem Bein in Seitenlage oder Sitzen, besonders im Schneidersitz bzw. Lotussitz, über einen längeren Zeitraum hinweg.

TrP im M. adductor longus können die wesentliche Ursache für Leistenschmerzen sein und schränken häufig die Abduktion des Oberschenkels im Hüftgelenk ein.

Die Ausstrahlungsmuster der TrP im M. adductor longus müssen von denen der TrP in den anderen zwei Adduktoren, M. pectineus, M. sartorius, und im M. vastus medialis abgegrenzt werden.

TrP im M. adductor longus werden häufig fälschlicherweise als Adduktorentendinitis bzw. -periostitis, degenerative Gelenkerkrankung des Hüftgelenks, Inguinalhernie, Prostatitis oder Einklemmung von N. obturatorius oder N. genitofemoralis diagnostiziert.

TrP mit Bezug zum M. adductor longus finden sich häufig in den anderen zwei Adduktoren, im M. gracilis, M. pectineus und M. vastus medialis.

Selbstdehnung

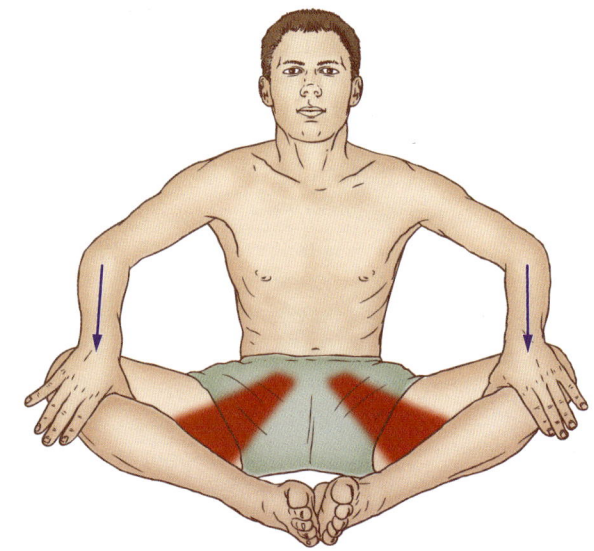

■ Abb. 2: Bilaterale Dehnung der Mm. adductores longi und Mm. adductores brevi. Der sitzende Patient lässt die Oberschenkel mit der Schwerkraft in Abduktion und Extension sinken. Er kann die Dehnung mit beiden Händen verstärken. ■ Abb. 3 auf S. 123 und ■ Abb. 2 auf S. 126 zeigen zwei weitere Dehnungsübungen für M. adductor longus und M. adductor brevis.

Palpation in Rückenlage

Der M. gracilis wird im proximalen Oberschenkel anterior vom M. adductor longus, posterior vom M. adductor magnus begrenzt. Keiner dieser beiden Muskeln zieht über das Kniegelenk hinweg. Wird der Patient daher aufgefordert, das Bein im Kniegelenk gegen die Behandlungsbank zu flektieren, so kontrahiert zwar der M. gracilis, nicht jedoch diese angrenzenden Muskeln. Dies erlaubt proximal eine effektive Palpation und Differenzierung des M. gracilis.

Für die Differenzierung von M. gracilis und M. sartorius im distalen Oberschenkel wird der Patient aufgefordert, alternierend Abduktion und Adduktion des Beins im Hüftgelenk auszuführen. Der M. sartorius kontrahiert bei Abduktion, der M. gracilis bei Adduktion.

Auch die distale Sehne des M. gracilis ist leicht zu lokalisieren. Der Patient wird aufgefordert, eine Innenrotation im Kniegelenk auszuführen (das Kniegelenk muss flektiert sein, um rotieren zu können). Die Palpation von zwei deutlich anspannenden Sehnen erfolgt distal am posteromedialen Oberschenkel. Der M. gracilis ist die schmalere und weiter medial gelegene Sehne. Die größere und weiter lateral gelegene Sehne ist die des M. semitendinosus. Sie liegt näher an der Mittellinie des Oberschenkels. Nach Auffinden des M. gracilis wird dieser durch Zupfen wie eine Gitarrensehne in Richtung Os pubis palpiert.

> Praxistipp: Posterior der Sehne des M. adductor longus in die Tiefe.

Triggerpunkte

Triggerpunkte (TrP) im M. gracilis resultieren häufig aus der akuten oder chronischen Überbeanspruchung des Muskels oder werden durch sie aufrechterhalten. Beispiele für die Überbelastung sind Reiten oder Verkürzung des Muskels beim Schlafen mit adduziertem Bein in Seitenlage oder Sitzen, besonders im Schneidersitz bzw. Lotussitz, über einen längeren Zeitraum hinweg.

TrP im M. gracilis können entweder einen heißen, stechenden oder einen dumpfen, tiefen Schmerz hervorrufen, der zu einer Einschränkung der Adduktion des Oberschenkels im Hüftgelenk führen kann. Patienten mit TrP im M. gracilis haben häufig Schwierigkeiten, eine bequeme Position zu finden.

Die Ausstrahlungsmuster der TrP im M. gracilis müssen von denen der TrP in den drei Adduktoren des Oberschenkels, im M. pectineus, M. sartorius, und M. vastus medialis abgegrenzt werden.

TrP im M. gracilis werden häufig fälschlicherweise als Adduktorentendinitis bzw. -periostitis, Inguinalhernie, Bursitis des Pes anserinus, Prostatitis oder Einklemmung von N. obturatorius oder N. genitofemoralis diagnostiziert.

TrP mit Bezug zum M. gracilis finden sich häufig im distalen M. sartorius.

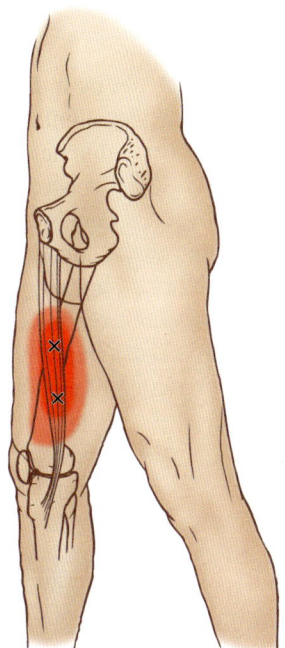

Abb. 3: Typische TrP im M. gracilis und ihre korrespondierenden Ausstrahlungszonen, mediale Ansicht.

Selbstdehnung

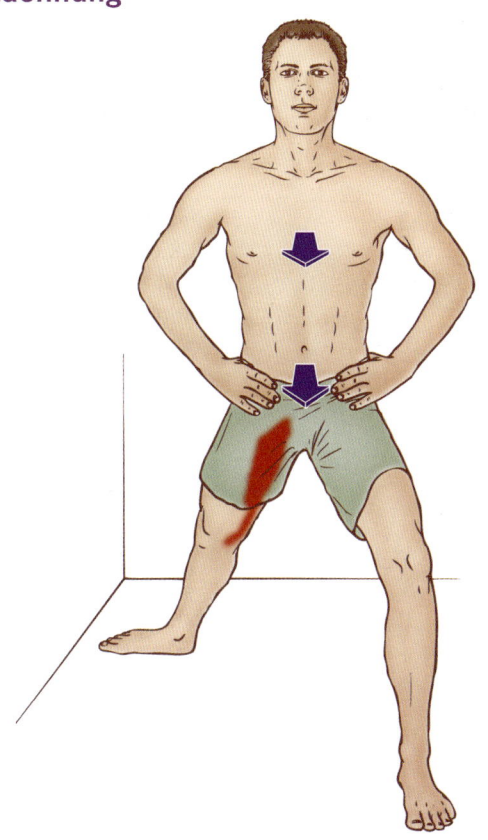

Abb. 4: Dehnung des rechten M. gracilis. Der Patient führt mit extendiertem Kniegelenk eine Extension, Abduktion und Außenrotation des rechten Oberschenkels im Hüftgelenk aus und lehnt sich zur Verstärkung der Dehnung im Hüftgelenksbereich mit Becken (posteriore Kippung) und Rumpf nach vorn. Anmerkung: Die Kippung des Beckens nach anterior und eine übermäßige Belastung des Fußgelenks des hinteren Fußes muss vermieden werden. Abb. 2 auf S. 126 zeigt eine weitere Dehnungsübung für den M. gracilis.

M. adductor magnus

Palpation in Rückenlage

Wird der Patient aufgefordert, das Bein im Kniegelenk zu flektieren, so bestätigt dies die Palpation auf einfache Weise. Der M. adductor magnus wird vom M. gracilis bzw. von der medialen ischiokruralen Muskulatur (M. semitendinosus und M. semimembranosus) begrenzt, die bei dieser Gelenkfunktion palpierbar kontrahieren und hart werden. Der M. adductor magnus kontrahiert nicht und bleibt weich und entspannt. Er liegt zwischen den kontrahierenden Muskeln.

Wird der Patient aufgefordert, das Bein im Hüftgelenk gegen Widerstand zu adduzieren oder zu extendieren, so kontrahiert der M. adductor magnus.

Anmerkung:

Auch der M. gracilis kontrahiert bei Adduktion, jedoch nicht bei Extension. Die mediale ischiokrurale Muskulatur kontrahiert bei Extension, jedoch nicht bei Adduktion. Diese beiden Bewegungen dienen daher auch zur Differenzierung von M. adductor magnus und diesen angrenzenden Muskeln. Der M. adductor magnus liegt im medialen Oberschenkelbereich in einer leichten Vertiefung zwischen dem M. gracilis und der medialen ischiokruralen Muskulatur. Daher ist für die Palpation dieses Muskels meist ein sanfter, aber fester Druck nötig.

Bis auf einen oberflächlichen Anteil im proximalen medialen Oberschenkel liegt der Großteil des M. adductor magnus tief. Die Differenzierung von den angrenzenden Muskeln ist schwierig. Von anterior gesehen kann der M. adductor magnus als der Boden der übrigen, mehr anterior gelegenen Adduktoren des Oberschenkels betrachtet werden. Aus der posterioren Perspektive kann er als der Boden der weiter posterior gelegenen ischiokruralen Muskulatur betrachtet werden. Die Insertion am Tuberculum adductorium an der medialen Seite des Kniegelenks kann häufig palpiert werden.

> Praxistipp: Palpation zwischen M. gracilis und medialer ischiokruraler Muskulatur.

Triggerpunkte

Triggerpunkte (TrP) im M. adductor magnus resultieren häufig aus der akuten oder chronischen Überbeanspruchung des Muskels oder werden durch sie aufrechterhalten. Beispiele für die Überbelastung sind Skifahren, Reiten oder Verkürzung des Muskels beim Schlafen mit adduziertem Bein in Seitenlage oder Sitzen, besonders im Schneidersitz bzw. Lotussitz, über einen längeren Zeitraum hinweg.

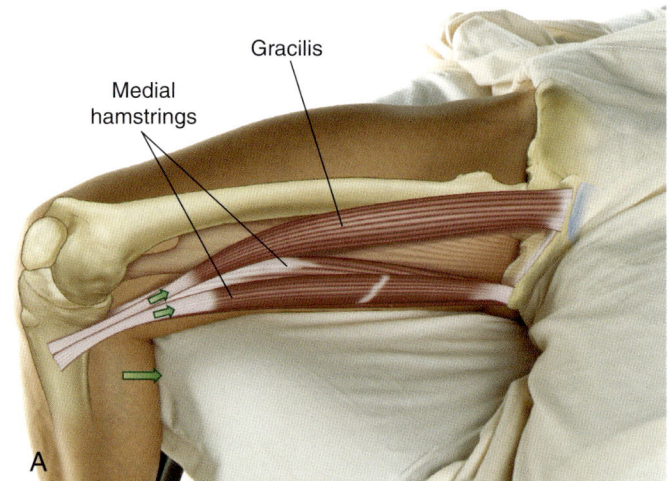

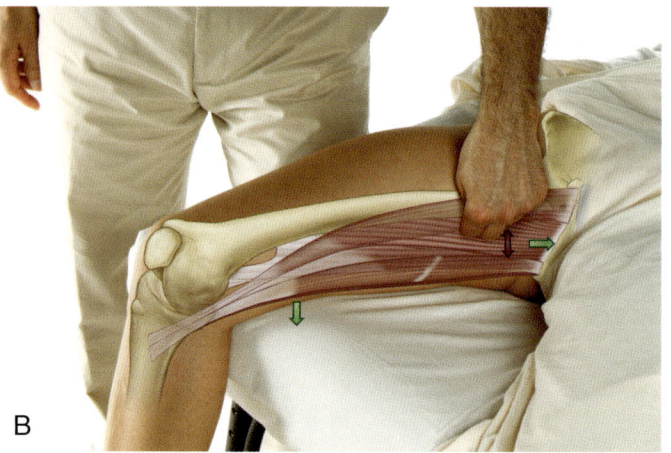

■ Abb. 1: Palpation des rechten M. adductor magnus im mittleren Oberschenkelbereich zwischen M. gracilis und mittlerer hinterer Oberschenkelmuskulatur. A) M. gracilis und mittlere hintere Oberschenkelmuskulatur sind zu fühlen, wenn der Patient das Bein im Kniegelenk flektiert, indem er den Unterschenkel gegen den Tisch drückt. B) Aufsuchen und Palpation des M. adductor magnus zwischen diesen Muskeln während der Patient den Oberschenkel im Hüftgelenk extendiert, indem er den Oberschenkel nach unten gegen den Tisch drückt.

Patienten mit TrP im M. adductor magnus haben häufig Probleme, während der Nachtruhe eine entspannte Stellung für das Bein zu finden. Weiter proximal gelegene TrP im M. adductor magnus können zu Schmerzen im Becken führen. Manche Patienten verspüren Schmerzen beim Geschlechtsverkehr.

Die Ausstrahlungsmuster der TrP im M. adductor magnus müssen von denen der TrP in den anderen zwei Adduktoren, im M. pectineus, M. sartorius, M. vastus medialis und möglicherweise M. iliopsoas abgegrenzt werden.

TrP im M. adductor magnus werden häufig fälschlicherweise als Adduktorentendinitis bzw. -periostitis, Inguinalhernie, Prostatitis, viszerale oder gynäkologische Erkrankung oder Einklemmung von N. obturatorius oder N. genitofemoralis diagnostiziert.

TrP mit Bezug zum M. adductor magnus finden sich häufig in den anderen zwei Adduktoren, im M. pectineus und M. vastus medialis.

Anmerkung:

Die Palpation von TrP im M. adductor magnus kann sich schwierig gestalten, da der Muskel tief liegt.

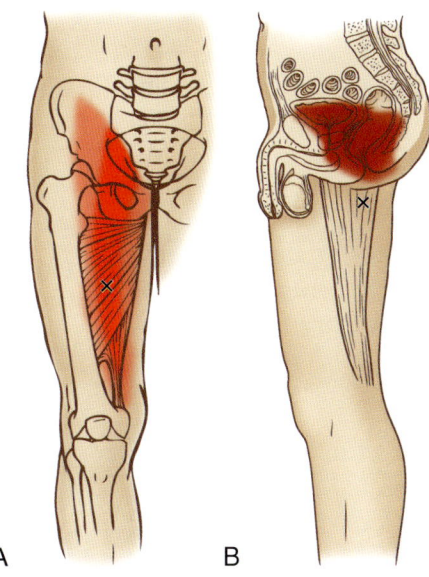

A   B

▌ Abb. 2: Typische TrP im rechten M. adductor magnus und ihre korrespondierenden Ausstrahlungszonen. A) Ansicht von anterior. B) Mediale Ansicht eines Sagittalschnitts durch das Becken mit einem weiteren typischen TrP des M. adductor magnus innerhalb seiner inneren viszeralen Ausstrahlungszone.

Selbstdehnung

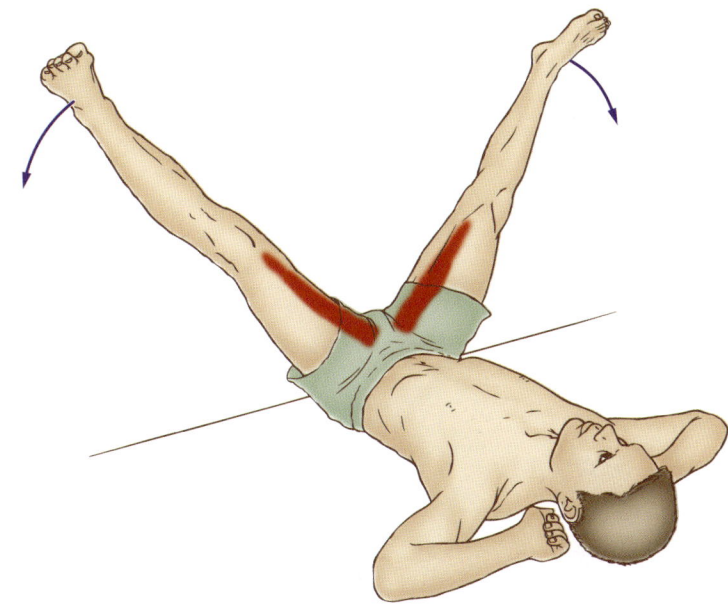

▌ Abb. 3: Bilaterale Dehnung der Mm. adductores magni. Der Patient liegt an der Wand und lässt die Oberschenkel mit der Schwerkraft in Abduktion sinken.
▌ Abb. 2 auf S. 124 zeigt eine weitere Dehnungsübung für den M. adductor magnus. ▌ Abb. 4 auf S. 125 zeigt eine effektive Dehnung für die proximalen Fasern des tiefen Anteils des M. adductor magnus (M. adductor minimus).

Unterschenkelmuskulatur

Unterschenkel-muskulatur

M. tibialis anterior und M. extensor digitorum longus

Palpation in Rückenlage

Wie bei allen oberflächlich liegenden Muskeln ist es sinnvoll, vor Anlage der Hände erst genau hinzusehen. Andernfalls kann die Hand den Blick blockieren, wodurch der Muskel und die Sehne nur schwierig gesehen und lokalisiert werden können. Die distale Sehne des M. tibialis anterior ist meist sehr prominent und gut zu erkennen. Dies gilt auch für den Muskelbauch am anterioren Unterschenkel, direkt neben dem Tibiaschaft. Sind Sehne und Muskelbauch nicht sichtbar, können sie meist einfach palpiert werden, indem vertikal zu ihrem Verlauf an ihnen gezupft wird wie an einer Gitarrensehne. Mithilfe einer sorgfältigen Palpation kann die distale Insertion des M. tibialis anterior bestimmt werden. Der Patient wird aufgefordert, alternierend gegen Widerstand in Dorsalextension und Supination zu kontrahieren und wieder zu entspannen. Dabei erfolgt die Palpation entlang dem M. tibialis anterior in Richtung Os cuneiforme I und Basis ossis metatarsale I. Für eine klare Differenzierung von M. tibialis anterior und dem angrenzenden M. extensor digitorum longus wird der Patient nicht aufgefordert, in Dorsalextension zu spannen, da hierbei beide Muskeln kontrahieren. Stattdessen werden Supination und Pronation eingesetzt. Bei Supination kontrahiert der M. tibialis anterior, nicht jedoch der M. extensor digitorum longus. Bei Pronation kontrahiert der M. extensor digitorum longus, nicht jedoch der M. tibialis anterior. Muskelbauch und Sehne des M. extensor hallucis longus grenzen direkt an den M. tibialis anterior. Beide Muskeln kontrahieren bei Dorsalextension und Supination des Fußes. Erschwert die Nähe des M. extensor hallucis longus die Bestimmung des M. tibialis anterior, so wird der Patient aufgefordert, die große Zehe zu flektieren und gleichzeitig gegen sanften Widerstand eine Dorsalextension mit Supination auszuführen. Flexion des Hallux inhibiert reziprok den M. extensor hallucis longus.

Anmerkung:
Starker Widerstand gegen Dorsalextension/Supination des Fußes überlagert die reziproke Inhibition des M. extensor hallucis longus.

> Praxistipp: Die distale Sehne wird zuerst visuell lokalisiert.

Triggerpunkte

Triggerpunkte (TrP) im M. tibialis anterior resultieren häufig aus der akuten oder chronischen Überbeanspruchung des Muskels oder werden durch sie aufrechterhalten. Beispiele für die Überbelastung sind Trauma; Körperhaltungen, die zu einer chronischen Verkürzung des Muskels führen, und hohe Spannung in den Antagonisten der Plantarflexion im Sprunggelenk. TrP im M. tibialis anterior können zu einer Schwäche bei Dorsalextension des Fußes (und in Folge möglicherweise zu einem Fallfuß bzw. Steppergang) führen.

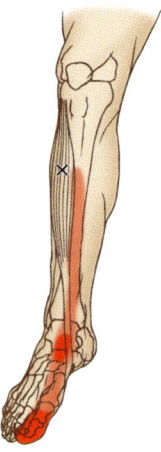

■ Abb. 1: Typische TrP im M. tibialis anterior und ihre korrespondierenden Ausstrahlungszonen, anteromediale Ansicht.

Die Ausstrahlungsmuster der TrP im M. tibialis anterior müssen von denen der TrP im M. extensor hallucis longus, M. extensor digitorum longus, M. peroneus tertius (M. fibularis tertius), M. extensor digitorum brevis, M. extensor hallucis brevis und M. interosseus dorsalis I abgegrenzt werden.
TrP im M. tibialis anterior werden häufig fälschlicherweise als Kompartmentsyndrom, Schienbeinkantensyndrom, Nervenwurzelkompression in Höhe L5 oder Dysfunktion des 1. Metatarsophalangealgelenks diagnostiziert.
TrP mit Bezug zum M. tibialis anterior finden sich häufig im M. peroneus longus, M. extensor hallucis longus und M. extensor digitorum longus.

Selbstdehnung

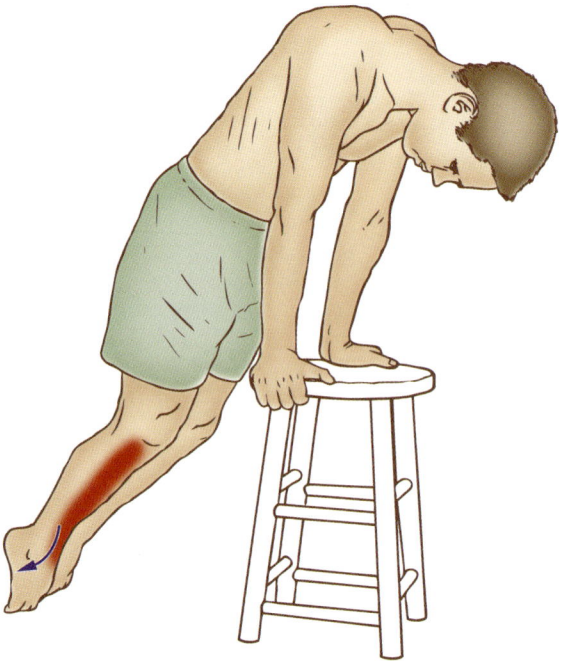

■ Abb. 2: Bilaterale Dehnung der Mm. tibiales anteriores. Der Patient bewegt die Füße in Plantarflexion und Pronation. Das Abstützen auf dem Hocker unterstützt die Dehnung und verhindert eine übermäßige Belastung von Zehen und Füße.

Palpation in Rückenlage

Vielen Menschen fällt die isolierte Bewegung einzelner Zehen schwer. Ein Patient ist z. B. nicht in der Lage, die 2. bis 5. Zehe ohne die große Zehe zu extendieren. In diesem Fall wird der Hallux nicht von der Extension abgehalten, da dies zwar die Bewegung des Hallux unterbindet, die isometrische Kontraktion des M. extensor hallucis longus jedoch dennoch stattfindet.

Bei allen oberflächlich liegenden Muskeln ist es sinnvoll, vor Anlage der Hände erst genau hinzusehen. Andernfalls kann die Hand den Blick blockieren, wodurch der Muskel und die Sehne nur schwierig gesehen und lokalisiert werden können. Die distalen Sehnen des M. extensor digitorum longus sind meist sehr prominent und gut zu erkennen. Sie können leicht palpiert werden, indem man vertikal zu ihrem Verlauf an ihnen zupft wie an einer Gitarrensehne.

Für eine klare Differenzierung von M. extensor digitorum longus und dem angrenzenden M. tibialis anterior wird der Patient nicht aufgefordert, in Dorsalextension zu spannen, da hierbei beide Muskeln kontrahieren. Stattdessen werden Supination und Pronation eingesetzt. Bei Pronation kontrahiert der M. extensor digitorum longus, nicht jedoch der M. tibialis anterior. Bei Supination kontrahiert der M. tibialis anterior, nicht jedoch der M. extensor digitorum longus.

Für eine klare Differenzierung von M. extensor digitorum longus und dem angrenzenden M. peroneus longus wird der Patient nicht aufgefordert, in Pronation zu spannen, da hierbei beide Muskeln kontrahieren. Stattdessen werden Dorsalextension und Plantarflexion eingesetzt. Bei Dorsalextension kontrahiert der M. extensor digitorum longus, nicht jedoch der M. peroneus longus. Bei Plantarflexion kontrahiert der M. peroneus longus, nicht jedoch der M. extensor digitorum longus.

> Praxistipp: Die distalen Sehnen zur 2. bis 5. Zehe werden zuerst visuell lokalisiert.

Triggerpunkte

Triggerpunkte (TrP) im M. extensor digitorum longus resultieren häufig aus der akuten oder chronischen Überbeanspruchung des Muskels (v. a. bei Schwäche des M. peroneus longus) oder werden durch sie aufrechterhalten. Beispiele für die Überbelastung sind: Körperhaltungen, welche zu einer chronischen Verkürzung des Muskels führen (z. B. Tragen von Schuhen mit hohen Absätzen, Schlafen mit dem Fuß in Dorsalextension); hohe Spannung in den Antagonisten der Plantarflexion im Sprunggelenk; Trauma; Stolpern (wobei das Sprunggelenk in Plantarflexion gezwungen wird); anteriores Kompartmentsyndrom und Nervenwurzelkompression in Höhe L4 – L5.

TrP im M. extensor digitorum longus können zu einer Schwäche bei Dorsalextension des Fußes (und in der Folge möglicherweise zu einem Fallfuß bzw. Steppergang), Einklemmung des N. peroneus profundus (wodurch die Schwäche der Dorsalextension noch gesteigert werden kann), Wachstumsschmerzen und nächtlichen Krämpfen im Muskelbauch führen.

Die Ausstrahlungsmuster der TrP im M. extensor digitorum longus müssen von denen der TrP im M. peroneus longus, M. peroneus brevis, M. peroneus tertius, M. extensor digitorum brevis, in den Mm. interossei dorsales und im M. extensor hallucis brevis abgegrenzt werden.

TrP im M. extensor digitorum longus werden häufig fälschlicherweise als Dysfunktion der Tarsalgelenke, Dysfunktion der Metatarsophalangealgelenke oder Nervenwurzelkompression in Höhe L4 diagnostiziert.

TrP mit Bezug zum M. extensor digitorum longus finden sich häufig in den M. peroneus longus, M. peroneus brevis, M. peroneus tertius, M. tibialis anterior und M. extensor hallucis longus.

Selbstdehnung

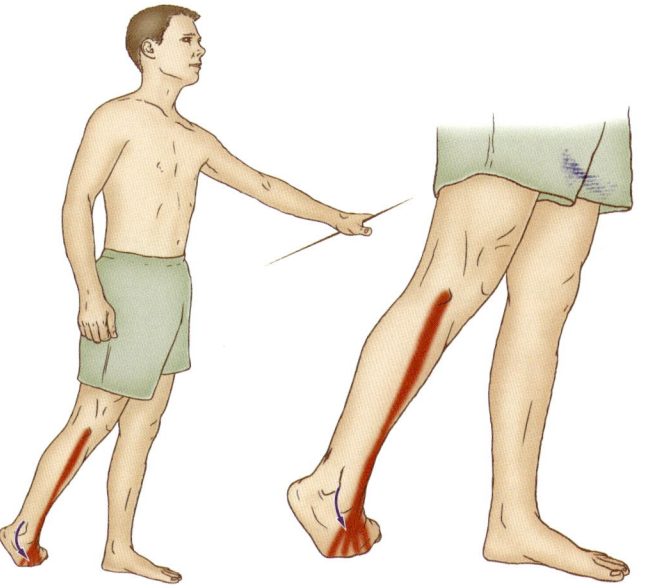

◾ Abb. 3: Typische TrP im M. extensor digitorum longus und ihre korrespondierenden Ausstrahlungszonen, anterolaterale Ansicht.

◾ Abb. 4: Bilaterale Dehnung des rechten M. extensor digitorum longus. Der Patient bewegt den Fuß in Plantarflexion und Supination. Das Abstützen unterstützt die Dehnung und verhindert eine übermäßige Belastung des hinteren Fußes.

M. extensor hallucis longus und Mm. peroneus longus/brevis

Palpation in Rückenlage

Vielen Menschen fällt die isolierte Bewegung einzelner Zehen schwer. Ein Patient ist z. B. nicht in der Lage, die große Zehe ohne die anderen Zehen zu extendieren. In diesem Fall werden die anderen Zehen nicht von der Extension abgehalten, da dies zwar die Bewegung der Zehen unterbindet, die isometrische Kontraktion des M. extensor digitorum longus jedoch dennoch stattfindet. Doch genau diese Kontraktion wird nicht gewünscht.

Der Großteil des Muskelbauchs des M. extensor hallucis longus liegt zwischen und unter den M. tibialis anterior und M. extensor digitorum longus. Bei der proximalen Palpation des M. extensor hallucis longus unter diesen Muskeln kann es hilfreich sein, die Augen zu schließen. So werden visuelle Eindrücke, die ablenken können, ausgeschlossen. Der Patient wird aufgefordert, die große Zehe mit oder ohne Widerstand zu extendieren. Hierbei palpieren die Finger mit sehr leichtem Druck die feine Kontraktion des M. extensor hallucis longus tief im Gewebe.

Bei der Palpation des M. extensor hallucis longus wird keine Dorsalextension des Sprunggelenks zugelassen, da hierbei sämtliche Muskeln am anterioren Unterschenkel kontrahieren. Desgleichen wird auch keine Supination bzw. Inversion in den Tarsalgelenken zugelassen, da hierbei der M. tibialis anterior kontrahiert. Entsprechend soll der Patient nicht in Pronation bzw. Eversion anspannen, da hier der M. extensor digitorum longus kontrahiert. Jegliche Kontraktion eines anderen Muskels während der Palpation des M. extensor hallucis longus erschwert dessen Palpation und Differenzierung.

> Praxistipp: Die distale Sehne zur großen Zehe wird zuerst visuell lokalisiert.

Triggerpunkte

Triggerpunkte (TrP) im M. extensor hallucis longus resultieren häufig aus der akuten oder chronischen Überbeanspruchung des Muskels oder werden durch sie aufrechterhalten. Beispiele für die Überbelastung sind Körperhaltungen, die zu einer chronischen Verkürzung des Muskels führen (z. B. Autofahren mit einem stark abgewinkelten Gaspedal), chronische Verlängerung des Muskels (z. B. Tragen von Schuhen mit hohen Absätzen, Schlafen mit dem Fuß in Dorsalextension); hohe Spannung in den Antagonisten der Plantarflexion im Sprunggelenk; Trauma; Stolpern (wobei das Sprunggelenk in Plantarflexion gezwungen wird), anteriores Kompartmentsyndrom und Nervenwurzelkompression in Höhe L4.

TrP im M. extensor hallucis longus können zu einer Schwäche bei Dorsalextension des Fußes (und in der Folge möglicherweise zu einem Fallfuß bzw. Steppergang), zunehmenden Schmerzen und nächtlichen Krämpfen im Muskelbauch führen.

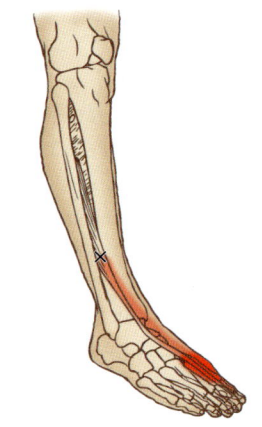

Abb. 1: Typische TrP im M. extensor hallucis longus und ihre korrespondierenden Ausstrahlungszonen, anterolaterale Ansicht.

Die Ausstrahlungsmuster der TrP im M. extensor hallucis longus müssen von denen der TrP in den M. tibialis anterior und M. extensor hallucis brevis abgegrenzt werden.

TrP im M. extensor hallucis longus werden häufig fälschlicherweise als Dysfunktion der Metatarsophalangealgelenke oder Nervenwurzelkompression in Höhe L4–L5 diagnostiziert.

TrP mit Bezug zum M. extensor hallucis longus finden sich häufig im M. tibialis anterior, M. extensor hallucis brevis, M. extensor digitorum longus und M. peroneus tertius.

Selbstdehnung

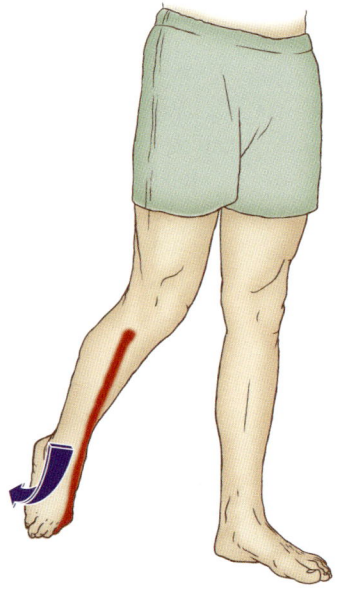

Abb. 2: Dehnung des rechten M. extensor hallucis longus.

Palpation in Seitenlage

Bevor sie unter das Os cuboideum zieht, um an der Plantar-seite des Fußes die mediale Fußseite zu erreichen, ist die dis-tale Sehne des M. peroneus longus (M. fibularis longus) distal des lateralen Malleolus der Fibula häufig zu erkennen und zu palpieren. Nach Eintritt in die Plantarseite des Fußes liegt die distale Sehne des M. peroneus longus sehr tief. Daher kann sie, bis auf möglicherweise die distale Insertion an Os meta-tarsale I und Os cuneiforme I, nicht mehr differenziert wer-den.

Wird der Patient aufgefordert, eine Pronation bzw. Eversion in den Tarsalgelenken auszuführen, so hilft dies nicht bei der Abgrenzung vom M. extensor digitorum longus und den Mm. peronei longus und brevis. Für die Abgrenzung werden Dorsalextension und Plantarflexion im Sprunggelenk einge-setzt. Der M. extensor digitorum longus kontrahiert bei Dor-salextension, die Mm. peronei longus und brevis bei Plantar-flexion.

Anmerkung:

Pronation bzw. Eversion des Fußes grenzen M. peroneus longus und M. peroneus brevis vom M. soleus ab, da der M. soleus den Fuß supiniert.

> Praxistipp: Palpation an der lateralen Seite der Fibula bei Pronation bzw. Eversion des Fußes.

Triggerpunkte

Triggerpunkte (TrP) in den M. peroneus longus und M. pero-neus brevis resultieren häufig aus der akuten oder chroni-schen Überbeanspruchung des Muskels oder werden durch sie aufrechterhalten. Beispiele für die Überbelastung sind Ver-kürzung der Muskeln über einen längeren Zeitraum hinweg (z. B. Schlafen mit Plantarflexion des Fußes); lange andau-ernde Immobilisierung (z. B. Tragen eines Gipses), Supina-tionstrauma des Sprunggelenks; chronische Anspannung von M. tibialis anterior bzw. M. tibialis posterior; Tragen von Schuhen mit hohen Absätzen; Senkfuß; Laufen auf unebenem (abgeschrägtem) Untergrund; gewohnheitsmäßiges Sitzen mit überschlagenen Beinen; TrP im M. gluteus minimus; Morton-Neuralgie oder Socken mit zu engen Bündchen, welche die Zirkulation einschränken.

TrP in den M. peroneus longus und M. peroneus brevis kön-nen zu einer Schwäche der Knöchel, Schmerzen bei aktiver Pronation bzw. Eversion des Fußes oder bei endgradiger Be-wegung von aktiver oder passiver Supination bzw. Inversion des Fußes und Einklemmungen von N. peroneus communis, N. peroneus profundus (beide können in Folge zu einem Fall-fuß bzw. Steppergang führen) oder N. peroneus superficialis führen.

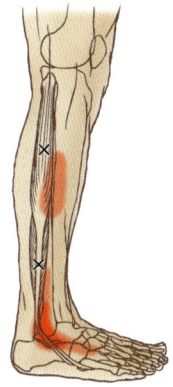

Abb. 3: Typische TrP im M. fibularis longus und ihre korrespondierenden Ausstrahlungszonen, laterale Ansicht.

Die Ausstrahlungsmuster der TrP in den Mm. peroneus longus und brevis müssen von denen der TrP im M. tibialis anterior, M. extensor digitorum longus, M. extensor hallucis longus, M. extensor digitorum brevis, M. extensor hallucis brevis und M. gluteus minimus abgegrenzt werden.

TrP in den Mm. peroneus longus und brevis werden häufig fälschlicherweise als laterales Kompartmentsyndrom oder lumbales Diskussyndrom diagnostiziert.

TrP mit Bezug zu M. peroneus longus und M. peroneus brevis finden sich häufig in den anderen Peroneusmuskeln, M. extensor digitorum longus, M. tibialis posterior und M. gluteus minimus.

Selbstdehnung

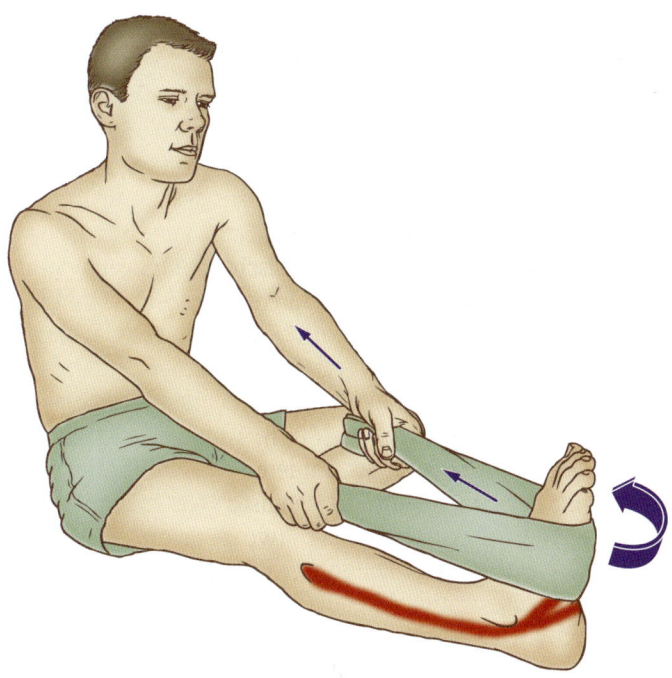

Abb. 4: Dehnung der rechten M. peroneus longus und M. peroneus brevis. Der Patient zieht mit Hilfe eines Handtuchs den Fuß in Supination und Dorsal-extension.

M. gastrocnemius und M. soleus

Palpation in Bauchlage

Die Sehne zum Kalkaneus, auch bekannt als „Achillessehne", ist die gemeinsame Insertion von M. gastrocnemius und M. soleus.

Die proximalen Insertionen des M. gastrocnemius an der posterioren Seite der Femurkondylen können palpiert werden. Der Patient wird aufgefordert, alternierend den Fuß (bei extendiertem Kniegelenk) gegen Widerstand zu plantarflektieren und zu entspannen. Jeweils ein Muskelbauch des M. gastrocnemius wird nach proximal hin palpiert, wobei die Palpation des lateralen Gastroknemiuskopfes medial der distalen Sehne des M. biceps femoris und des medialen Gastroknemiuskopfes lateral der Sehnen von M. semimembranosus und M. semitendinosus durchgeführt werden muss. Nach Erreichen der Fossa poplitea wird das Kniegelenk passiv ca. 90 Grad flektiert. Hierdurch wird die ischiokrurale Muskulatur angenähert und die Insertionen der beiden Gastroknemiusköpfe an den Femurkondylen können palpiert werden.

Anmerkung:

In der Fossa poplitea ist eine umsichtige Palpation angebracht, da in dieser Region N. tibialis, N. peroneus communis, A. poplitea und V. poplitea verlaufen.

Da M. gastrocnemius und M. plantaris direkt aneinandergrenzen und die gleichen Gelenkfunktionen haben, ist die Differenzierung von proximaler Insertion des lateralen Gastroknemiuskopfes und M. plantaris schwierig.

> Praxistipp: Widerstand gegen Plantarflexion bei extendiertem Kniegelenk.

Triggerpunkte

Triggerpunkte (TrP) im M. gastrocnemius resultieren häufig aus der akuten oder chronischen Überbeanspruchung des Muskels oder werden durch sie aufrechterhalten. Beispiele für die Überbelastung sind Gehen bzw. Laufen bergaufwärts; Verkürzung des Muskels über einen längeren Zeitraum hinweg (z.B. Tragen von Schuhen mit hohen Absätzen, Schlafen mit Plantarflexion des Fußes, Autofahren mit dem Fuß in Plantarflexion auf dem Gaspedal); Fahrradfahren mit zu niedrigem Sattel; Unterkühlung des Muskels; Immobilisierung (z.B. Tragen eines Gipses); Socken mit zu engen Bündchen, welche die Zirkulation einschränken, und Nervenkompression auf Höhe von S1.

TrP im M. gastrocnemius können zu Wadenkrämpfen (einschließlich nächtlicher Krämpfe), Claudicatio intermittens und zu einer Unfähigkeit, bei Dorsalextension des Fußgelenks das Knie zu extendieren, führen.

Die Ausstrahlungsmuster der TrP im M. gastrocnemius müssen von denen der TrP im M. soleus, M. plantaris, M. popliteus, M. tibialis posterior, M. flexor digitorum longus, in der ischiokruralen Muskulatur und im M. gluteaus minimus abgegrenzt werden.

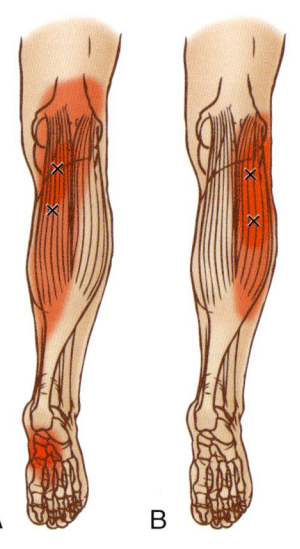

Abb. 1: Typische TrP im M. gastrocnemius und ihre korrespondierenden Ausstrahlungszonen, posteriore Ansicht.

TrP im M. gastrocnemius werden häufig fälschlicherweise als posteriores Kompartmentsyndrom, tiefe Venenthrombose, Nervenkompression auf Höhe von S1 oder Wachstumsschmerzen diagnostiziert.

TrP mit Bezug zum M. gastrocnemius finden sich häufig im M. soleus, in der ischiokruralen Muskulatur, im M. tibialis anterior, M. extensor digitorum longus, M. extensor hallucis longus und M. gluteus minimus.

Selbstdehnung

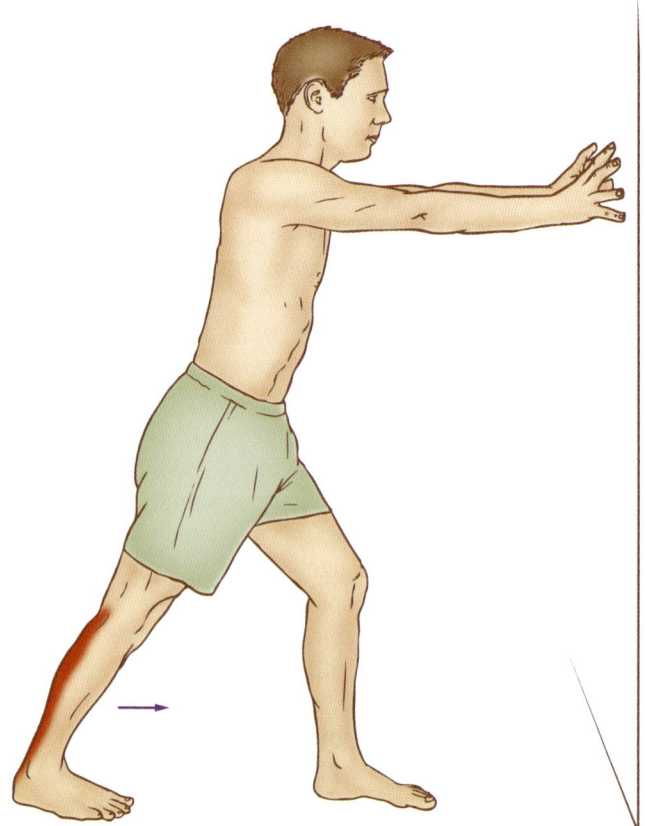

Abb. 2: Dehnung des rechten M. gastrocnemius. Der Patient steht mit extendiertem Kniegelenk und lehnt sich nach vorn. Dies führt zu Dorsalextension im Sprunggelenk. Die Ferse muss am Boden bleiben. Anmerkung: Eine Flexion im Kniegelenk führt zur Dehnung des M. soleus.

Palpation in Bauchlage

Die Sehne zum Kalkaneus, auch bekannt als „Achillessehne", ist die gemeinsame Insertion von M. soleus und M. gastrocnemius.

In Knieflexion ist der M. gastrocnemius angenähert und somit (durch das Prinzip der aktiven Insuffizienz in Verkürzung) inhibiert. Daher erfolgt die Palpation des M. soleus in dieser Position. Bei inhibiertem M. gastrocnemius kann der M. soleus, zusätzlich zu dem Bereich, in dem er oberflächlich lateral und medial des M. gastrocnemius verläuft, durch den M. gastrocnemius hindurch palpiert werden.

Anmerkung:

Zu starker Widerstand gegen Plantarflexion des Fußes überlagert die reziproke Inhibition des M. gastrocnemius. Er kontrahiert und blockiert die Möglichkeit, den M. soleus durch ihn hindurch zu palpieren.

Praxistipp: Sanfter Widerstand gegen Plantarflexion bei gebeugtem Kniegelenk.

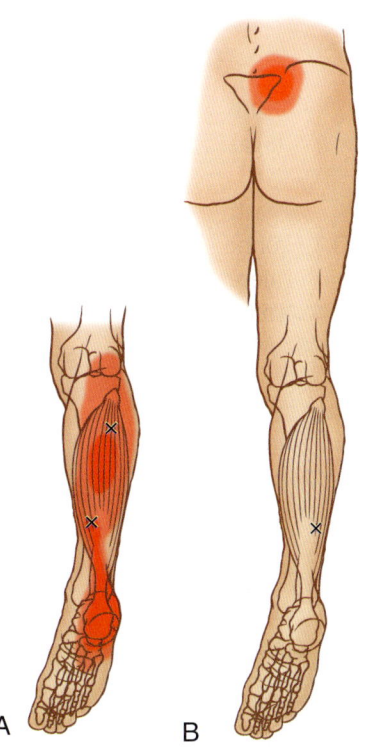

■ Abb. 3: Typische TrP im M. soleus und ihre korrespondierenden Ausstrahlungszonen, posteriore Ansicht.

A   B

Triggerpunkte

Triggerpunkte (TrP) im M. soleus resultieren häufig aus der akuten oder chronischen Überbeanspruchung des Muskels oder werden durch sie aufrechterhalten. Beispiele für die Überbelastung sind Gehen bzw. Laufen bergaufwärts; Verkürzung des Muskels über einen längeren Zeitraum hinweg (z. B. Tragen von Schuhen mit hohen Absätzen, Schlafen mit Plantarflexion des Fußes, Autofahren mit dem Fuß in Plantarflexion auf dem Gaspedal); Trauma und Unterkühlung des Muskels.

TrP im M. soleus können zu Einschränkungen im Sprunggelenk, Schmerzen beim Gehen (v. a. bergaufwärts oder Treppen steigen), Einklemmung des N. tibialis und der dazugehörigen Gefäße, Fersenschmerz bei Gewichtsübernahme und Fuß- bzw. Knöchelödemen führen.

Die Ausstrahlungsmuster der TrP im M. soleus müssen von denen der TrP im M. gastrocnemius, M. plantaris, M. tibialis posterior, M. flexor digitorum longus, in der ischiokruralen Muskulatur, im M. gluteus minimus, M. quadratus plantae und M. abductor hallucis abgegrenzt werden.

TrP im M. soleus werden häufig fälschlicherweise als posteriores Kompartmentsyndrom, posteriores Schienbeinkantensyndrom, Wachstumsschmerzen, Tendinitis der Achillessehne, Baker-Zyste, tiefe Venenthrombose, Nervenkompression auf Höhe von S1, Claudicatio intermittens, plantare Fasziitis oder Fersensporn diagnostiziert.

TrP mit Bezug zum M. soleus finden sich häufig im M. gastrocnemius, M. tibialis posterior, M. flexor digitorum longus, M. flexor hallucis longus und M. gluteus minimus.

Selbstdehnung

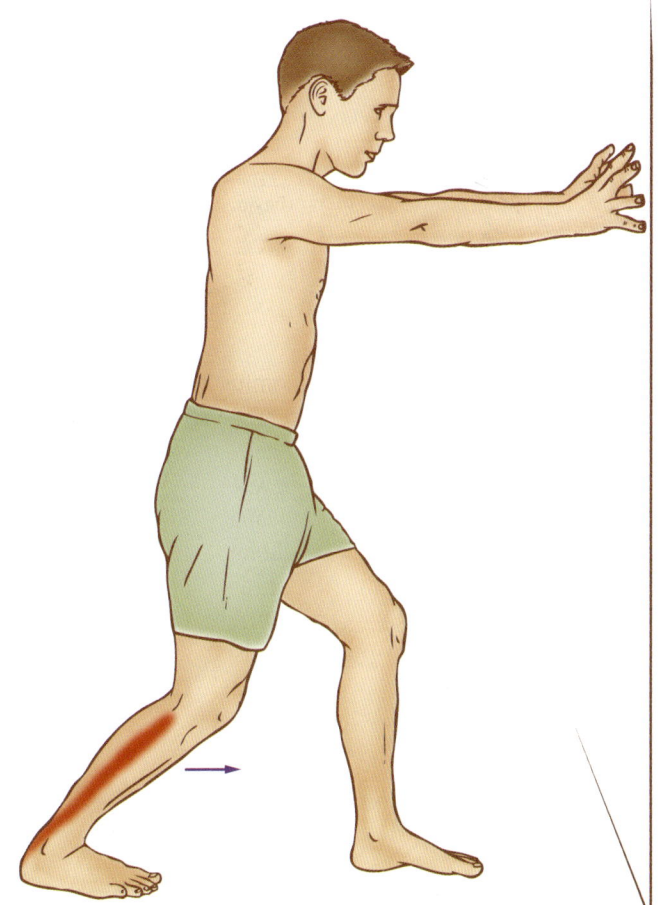

■ Abb. 4: Dehnung des rechten M. soleus. Der Patient steht mit flektiertem Kniegelenk und lehnt sich nach vorn. Dies führt zu Dorsalextension im Sprunggelenk. Die Ferse muss am Boden bleiben.
Anmerkung: Eine Extension im Kniegelenk führt zur Dehnung des M. gastrocnemius.

M. popliteus

Palpation in Bauchlage

Vielen Menschen fällt die Durchführung einer isolierten Innenrotation im Kniegelenk schwer. Um dem Patienten bei dieser Bewegung zu assistieren, wird der Unterschenkel des Patienten vor der Palpation in Innenrotation geführt. So kann er nachvollziehen, wie sich diese anfühlt. Dann wird er aufgefordert, diese einmal selbst auszuführen, um dies zu üben. So fällt es dem Patienten leichter, diese Bewegung bei der Palpation auszuführen. Für den Patienten ist die Innenrotation im Kniegelenk leichter im Sitzen auszuführen.

Ein Großteil des Muskelbauchs des M. popliteus liegt unter dem M. gastrocnemius. Bei der Palpation des Muskelbauchs des M. popliteus durch den M. gastrocnemius kann es hilfreich sein, die Augen zu schließen. So werden visuelle Eindrücke, die ablenken können, ausgeschlossen. Der Patient wird aufgefordert, den Unterschenkel im Kniegelenk mit oder ohne Widerstand nach innen zu rotieren. Hierbei palpieren die Finger mit sehr leichtem Druck die feine Kontraktion des M. popliteus. Der M. popliteus wird weiter im Verlauf zu den proximalen Insertionen am Femur palpiert. Ab einem bestimmten Punkt tritt die proximale Sehne in die Gelenk-

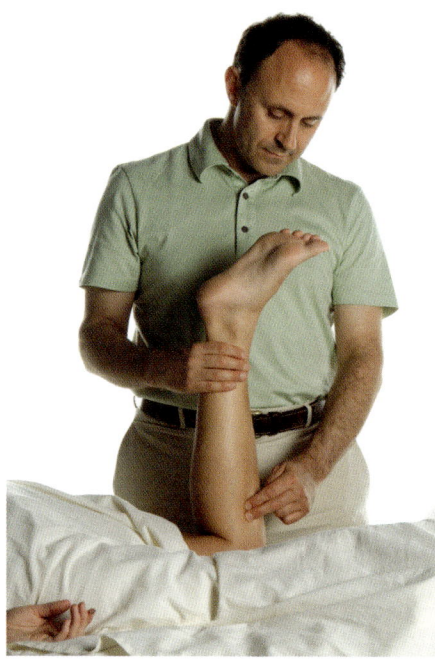

▌ Abb. 1: Ausgangsstellung für die Palpation des M. popliteus rechts in Bauchlage.

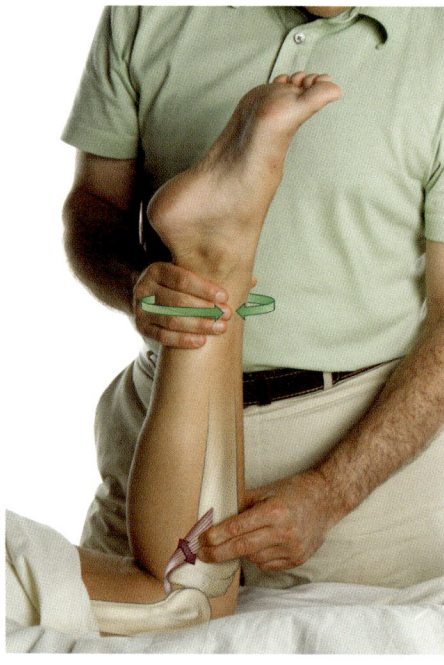

▌ Abb. 2: Palpation des Ansatzes des M. popliteus an der Tibia, der Patient rotiert den Unterschenkel nach medial gegen den Widerstand.

höhle des Kniegelenks ein und kann nicht mehr palpiert werden.

Am lateralen Femurkondylus kann die proximale Insertion des M. popliteus palpiert werden. Der Patient wird aufgefordert, gegen Widerstand eine Innenrotation des Unterschenkels im Kniegelenk auszuführen. Die Palpation der Anspannung der distalen Sehne des

M. popliteus erfolgt an der lateralen Oberfläche des lateralen Femurkondylus (direkt posterior des Lig. collaterale laterale [Lig. collaterale fibulare]).

Praxistipp: Die Finger werden um die mediale Seite der proximalen Tibia eingerollt.

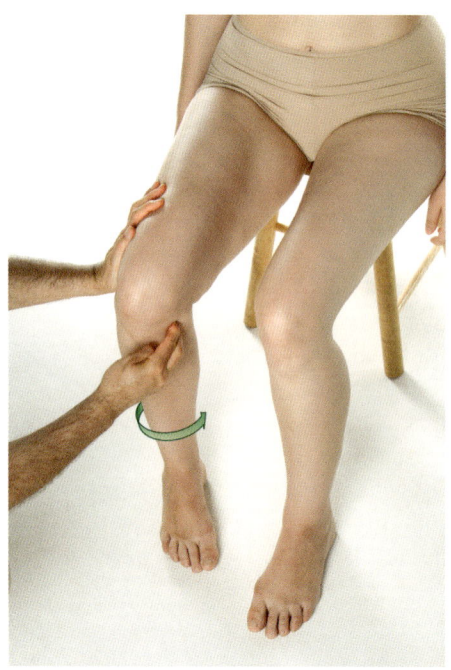

▌ Abb. 3: Die Palpation des M. popliteus im Sitzen hat den Vorteil, dass die isolierte Innenrotation des Unterschenkels im Kniegelenk dem Patienten leichterfällt, wenn der Fuß flach auf dem Boden steht. Die Palpation des M. popliteus im Sitzen erfolgt entsprechend der Abfolge in Bauchlage.

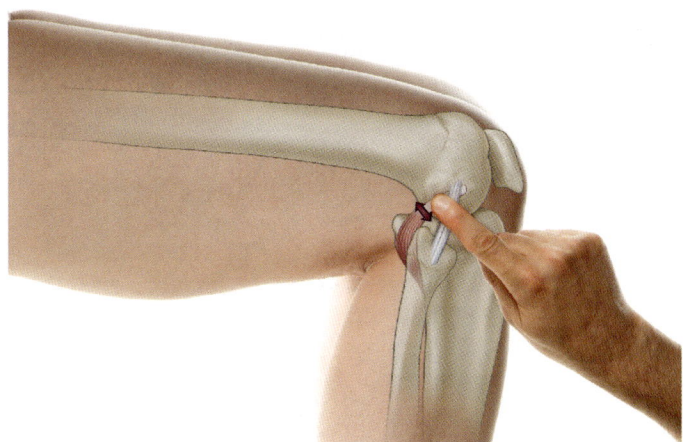

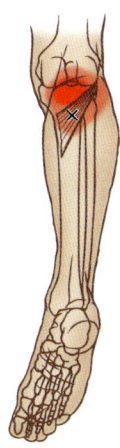

■ Abb. 4: Palpation des proximalen Ansatzes des M. popliteus am lateralen Condylus femoris.

■ Abb. 5: Typische TrP im M. popliteus und ihre korrespondierenden Ausstrahlungszonen, posteromediale Ansicht.

Triggerpunkte

Triggerpunkte (TrP) im M. popliteus resultieren häufig aus der akuten oder chronischen Überbeanspruchung des Muskels oder werden durch sie aufrechterhalten. Beispiele für die Überbelastung sind Laufen bergabwärts oder Abfahrtsski, Gartenarbeit im Halbkniestand; exzessive Pronation bzw. Eversion in den subtalaren Gelenken, Tragen von Schuhen mit hohen Absätzen und Riss des posterioren Kreuzbandes.
TrP im M. popliteus können in der Hocke, beim Abwärtsgehen/-laufen und beim Hinabsteigen einer Treppe zu Schmerzen in der Kniekehle oder zu eingeschränkter Außenrotation bzw. Extension des Unterschenkels im Kniegelenk führen. Die Ausstrahlungsmuster der TrP im M. popliteus müssen von denen der TrP im M. gastrocnemius, M. plantaris, in der ischiokruralen Muskulatur und im M. gluteus minimus abgegrenzt werden.
TrP im M. popliteus werden häufig fälschlicherweise als Baker-Zyste, Instabilität des Kniegelenks, Tendinitis bzw. Tenosynovitis des M. popliteus, Meniskusanriss oder Riss im M. plantaris diagnostiziert.
TrP mit Bezug zum M. popliteus finden sich häufig im M. gastrocnemius.

Selbstdehnung

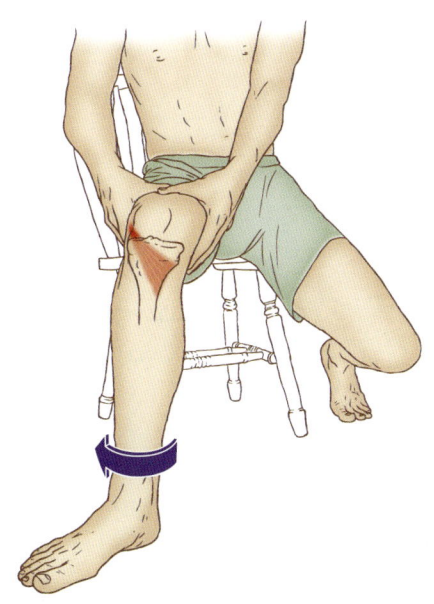

■ Abb. 6: Dehnung des rechten M. popliteus. Der Patient fixiert den Oberschenkel mit den Händen und rotiert den Unterschenkel im Kniegelenk nach außen. Das Kniegelenk ist ca. 45° flektiert.

M. tibialis posterior und Mm. flexor digitorum/hallucis longus

Palpation der M. tibialis posterior, M. flexor digitorum longus und M. flexor hallucis longus in Bauchlage

Diese drei Muskeln werden auch als „Tom-, Dick- und Harry-Muskeln" (M. tibialis posterior = Tom, M. flexor digitorum longus = Dick, M. flexor hallucis longus = Harry) bezeichnet. Sie kreuzen posterior und medial des Malleolus medialis der Tibia vom Unterschenkel zum Fuß. Am nächsten zum Malleolus medialis verläuft der M. tibialis posterior, dann der M. flexor digitorum longus und schließlich der M. flexor hallucis longus. Da sie alle das obere Sprunggelenk posterior, das untere Sprunggelenk medial überkreuzen, plantarflektieren sie alle den Fuß im oberen Sprunggelenk und supinieren im unteren Sprunggelenk.

Vor der Palpation der „Tom-, Dick- und Harry-Muskeln" sollte auf die Sehnen von M. tibialis posterior und M. flexor digitorum longus geachtet werden. Andernfalls wird nach Anlage der Hand der Blick blockiert und die visuelle Identifikation behindert.

Der Patient wird aufgefordert, alle fünf Zehen zu extendieren. Dies inhibiert und entspannt den M. flexor digitorum longus und M. flexor hallucis longus, was die Palpation und Differenzierung des M. tibialis posterior erleichtert.

Für die Palpation von den M. flexor digitorum longus und M. flexor hallucis longus wird keine Plantarflexion und/oder Supination bzw. Inversion des Fußes ausgeführt, da diese Bewegungen zur Kontraktion aller drei „Tom-, Dick- und Harry-Muskeln" führen. Dies erschwert eine Differenzierung der einzelnen Muskeln.

Ein Großteil des Faseranteils des M. tibialis posterior inseriert am Tuber ossis navicularis. Diese Insertion kann am medialen Fuß palpiert werden. Hierfür wird die distale Sehne des M. tibialis posterior lokalisiert und dann vertikal zu ihrem Verlauf gezupft wie eine Gitarrensehne. Der Patient wird dabei aufgefordert, den Muskel alternierend anzuspannen und zu entspannen, bis die Palpation das Tuber ossis navicularis erreicht. Die übrigen Insertionen der distalen Sehne liegen in der Tiefe der Plantarseite des Fußes und sind ausgesprochen schwierig zu palpieren und vom angrenzenden Gewebe zu differenzieren.

Bei der Palpation der Muskelbäuche der „Tom-, Dick- und Harry-Muskeln" im tiefen posterioren Kompartment des Unterschenkels kann es hilfreich sein, die Augen zu schließen. So werden visuelle Eindrücke, die ablenken können, ausgeschlossen. Der Patient wird aufgefordert, den jeweiligen Muskel entsprechend anzuspannen. Hierbei palpieren die Finger mit sehr leichtem Druck die feine Vibration der Muskelkontraktion tief im Gewebe.

Anmerkung:

Im posterioren Unterschenkel liegt der Muskelbauch des M. flexor digitorum longus medial, der Muskelbauch des M. flexor hallucis longus lateral und der Muskelbauch des M. tibialis posterior in der Mitte.

Am lateralen Unterschenkel kann häufig ein kleiner Anteil des M. flexor hallucis longus palpiert werden. Der Patient wird aufgefordert, die große Zehe gegen Widerstand zu flektieren. Die Palpation erfolgt anterior zwischen dem M. soleus posterior und den Mm. peronei longus und brevis. Die gleichzeitige Plantarflexion des Fußes im oberen Sprunggelenk muss vermieden werden, da dies zur Kontraktion des M. soleus und der Mm. peronei longus und brevis führt.

> Praxistipp: Palpation am distalen medialen Unterschenkel und posterior distal des medialen Malleolus (gilt für alle drei „Tom-, Dick- und Harry-Muskeln").

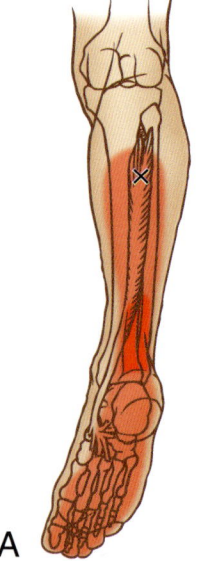 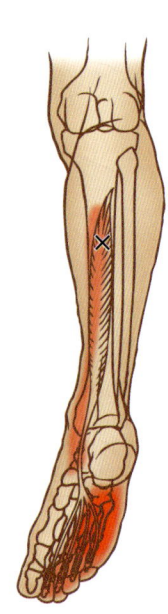 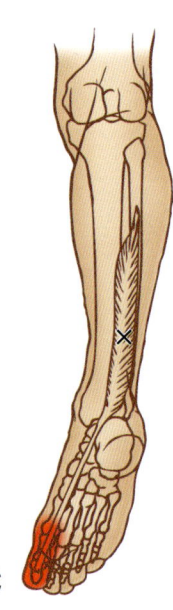

A   B   C

■ Abb. 1: Typische TrP in M. tibialis posterior, M. flexor digitorum longus und M. flexor hallucis longus und ihre korrespondierenden Ausstrahlungszonen, posteriore Ansicht.

Triggerpunkte

Triggerpunkte (TrP) in den M. tibialis posterior, M. flexor digitorum longus und M. flexor hallucis longus resultieren häufig aus der akuten oder chronischen Überbeanspruchung des Muskels oder werden durch sie aufrechterhalten. Beispiele für die Überbelastung sind Gehen auf weichem Sand; Gehen bzw. Laufen auf unebenem (abgeschrägtem) Untergrund; exzessive Pronation im unteren Sprunggelenk; Tragen von Schuhen mit hohen Absätzen und Morton-Neuralgie.

TrP im M. tibialis posterior, M. flexor digitorum longus und M. flexor hallucis longus können zu Schmerzen im Fuß (Plantarseite, v. a. Fußballen oder Zehen) beim Gehen bzw. Laufen, Krämpfen des jeweiligen Muskels, exzessiver Pronation im unteren Sprunggelenk und eingeschränktem Bewegungsausmaß der entsprechenden Zehen führen.

Die Ausstrahlungsmuster der TrP im M. tibialis posterior, M. flexor digitorum longus und M. flexor hallucis longus müssen von denen der TrP in den anderen Muskeln des tiefen posterioren Kompartments; M. gastrocnemius, M. soleus und M. gluteus minimus (für den M. tibialis posterior); M. adductor hallucis, Mm. interossei plantares, Mm. interossei dorsales und M. flexor digitorum brevis (für M. flexor digitorum longus und M. flexor hallucis longus); M. adductor digiti minimi (für den M. flexor digitorum longus) und M. flexor hallucis brevis (für den M. flexor hallucis longus) abgegrenzt werden.

TrP im M. tibialis posterior, M. flexor digitorum longus und M. flexor hallucis longus werden häufig fälschlicherweise als Schienbeinkantensyndrom, tiefes posteriores Kompartmentsyndrom, Tarsaltunnelsyndrom oder Tenosynovitis der jeweiligen Muskelsehne diagnostiziert.

TrP mit Bezug zum M. tibialis posterior, M. flexor digitorum longus und M. flexor hallucis longus finden sich häufig in den anderen Muskeln des tiefen posterioren Kompartments; M. peroneus longus, M. peroneus brevis und M. peroneus tertius (für den M. tibialis posterior); M. extensor digitorum longus, M. extensor digitorum brevis und M. flexor digitorum brevis (für den M. flexor digitorum longus) und M. extensor hallucis longus, und M. hallucis digitorum brevis (für den M. flexor hallucis longus).

Selbstdehnung

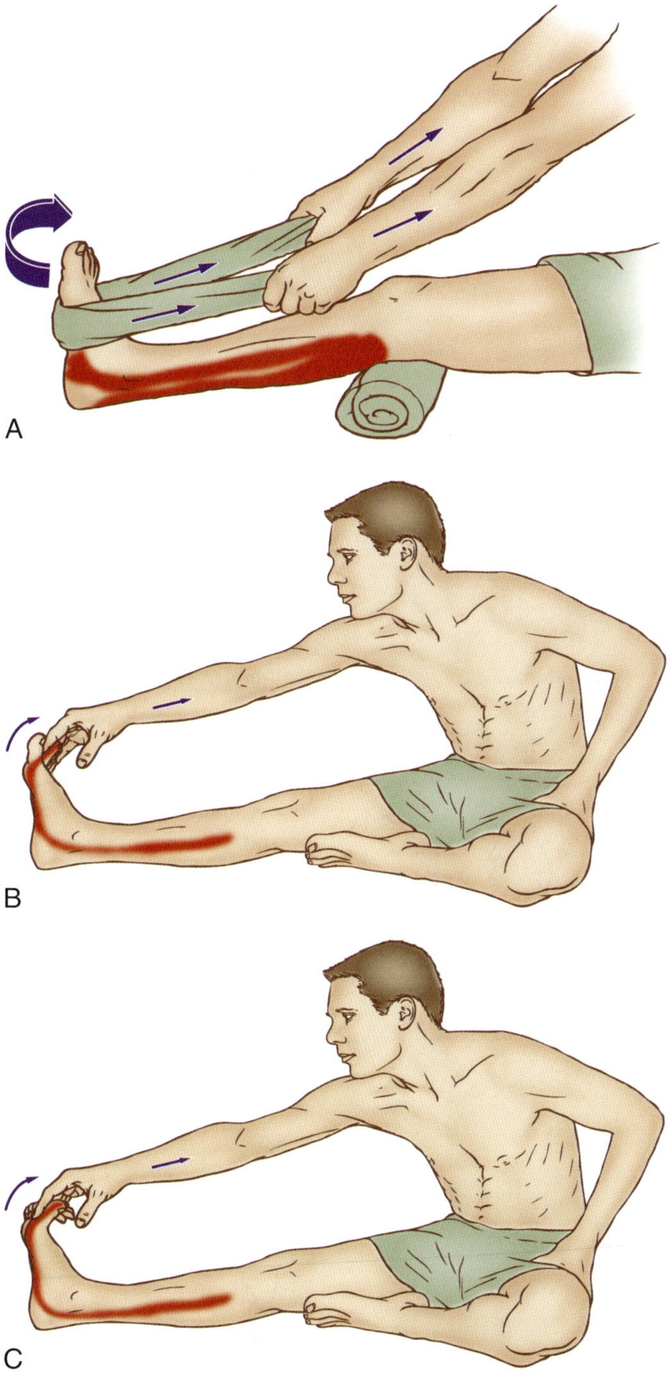

Abb. 2: Dehnungen der rechten „Tom, Dick und Harry- Muskeln". A) Dehnung des rechten M. tibialis posterior. Der Patient zieht mit Hilfe eines Handtuchs den Fuß in Dorsalextension und Pronation. B) Dehnung des rechten M. flexor digitorum longus. Der Fuß ist in Mittelstellung bzw. Dorsalextension. Der Patient zieht mit der Hand die 2. bis 5. Zehe in Extension. C) Dehnung des rechten M. flexor hallucis longus. Der Patient zieht mit der Hand die große Zehe in Extension. Anmerkung: Eine zusätzliche Pronation verstärkt die Dehnung des M. flexor digitorum longus bzw. des M. flexor hallucis longus.

Fußmuskulatur

Fußmuskulatur

Mm. extensor digitorum und hallucis brevis

Palpation des M. extensor digitorum brevis und des M. extensor hallucis brevis in Rückenlage

Strukturell gesehen sind der M. extensor digitorum brevis und der M. extensor hallucis brevis ein einziger Muskel. Funktionell sind sie aufgrund ihrer unterschiedlichen distalen Insertion in zwei eigenständige Muskeln unterteilt. Der distal an der 2. bis 4. Zehe inserierende Faseranteil wird M. extensor digitorum brevis genannt, der distal an der großen Zehe inserierende Faseranteil wird M. extensor hallucis brevis genannt.

Im gemeinsamen Muskelbauch dieser beiden Muskeln verläuft der Faseranteil des M. extensor digitorum brevis auf der lateralen Seite, der Faseranteil des M. extensor hallucis brevis auf der medialen Seite.

Die distalen Anteile von M. extensor digitorum brevis und M. extensor hallucis brevis sind schwierig zu palpieren und differenzieren. Sie liegen unter den distalen Sehnen des M. extensor digitorum longus, dessen Sehnen bei Extension der proximalen Phalangen II bis IV ebenfalls anspannen.

Zur Differenzierung von M. extensor digitorum brevis und M. extensor hallucis brevis muss der Patient die Extension der großen Zehe isoliert von der Extension der anderen Zehen ausführen können. Viele Menschen sind dazu nicht in der Lage.

Das Festhalten einer bestimmten Zehe, die der Patient nicht bewegen soll, ist keine Hilfe. Die Bewegung der Zehe wird zwar verhindert, die isometrische Kontraktion des Muskelbauchs, der entspannt werden soll, findet jedoch dennoch statt. Dies erschwert die Differenzierung der beiden Muskeln. Mit anderen Worten: Wird der M. extensor digitorum brevis palpiert und der M. extensor hallucis brevis soll entspannt bleiben, doch der Patient ist nicht in der Lage, die 2. bis 4. Zehe zu extendieren, ohne gleichzeitig die große Zehe zu extendieren, so hilft es nicht, die große Zehe davon abzuhalten, indem sie festgehalten wird. Der Muskelbauch des M. extensor hallucis brevis wird isometrisch gegen den Widerstand der Finger kontrahieren.

> Praxistipp: Vorwölbung von M. extensor digitorum brevis und M. extensor hallucis brevis auf der lateralen Fußrückenseite beachten.

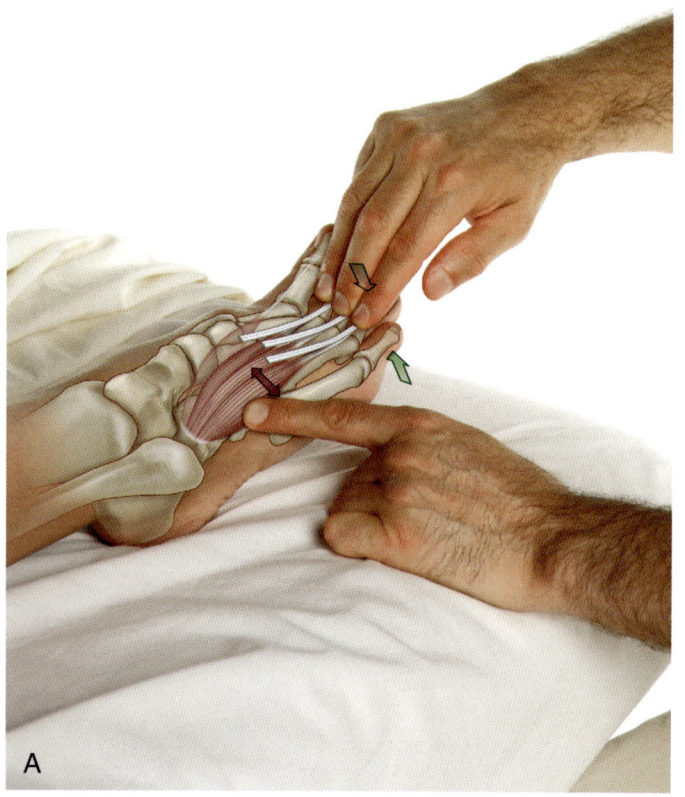
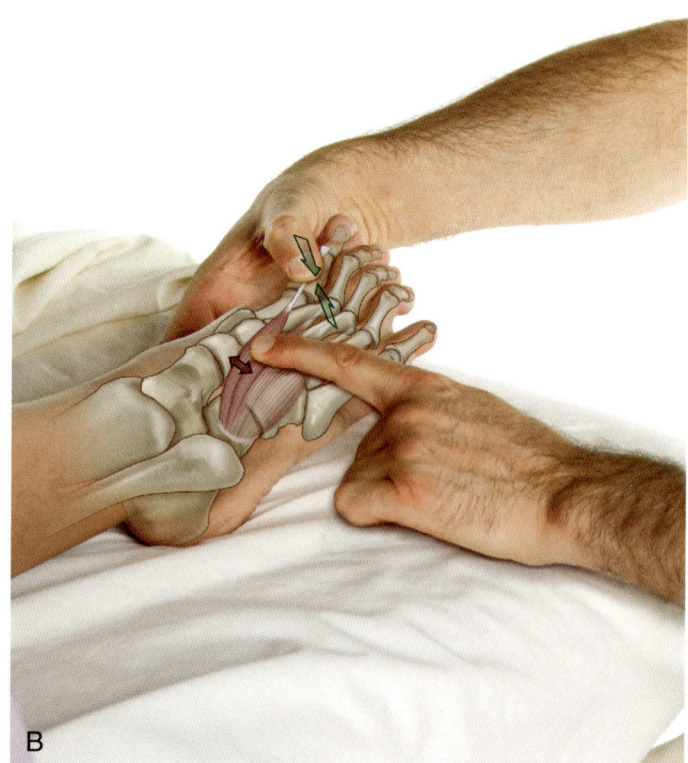

A

B

■ Abb. 1: A) Palpation des M. extensor digitorum brevis während der Patient Zeh 2 bis 4 gegen Widerstand extendiert. B) Palpation des M. extensor hallucis brevis, während der Patient den großen Zeh gegen Widerstand extendiert.

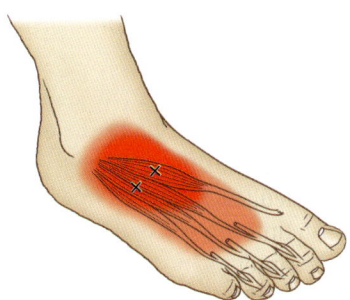

■ Abb. 2: Typische TrP in M. extensor digitorum brevis und der M. extensor hallucis brevis sowie ihre korrespondierenden Ausstrahlungszonen, anterolaterale (dorsolaterale) Ansicht.

Triggerpunkte

Triggerpunkte (TrP) in den M. extensor digitorum brevis und M. extensor hallucis brevis resultieren häufig aus der akuten oder chronischen Überbeanspruchung des Muskels oder werden durch sie aufrechterhalten. Beispiele für die Überbelastung sind Körperhaltungen über einen längeren Zeitraum hinweg, die zur Dehnung der Muskeln führen (z. B. Schlafen in Rückenlage mit fest gespannter Bettdecke, wodurch die Zehen in Flexion gehalten werden); Körperhaltungen über einen längeren Zeitraum hinweg, die zur Verkürzung der Muskeln führen (z. B. Tragen von Schuhen mit hohen Absätzen); Tragen von Schuhen mit unflexibler Sohle (die die Bewegung in den Metatarsophalangealgelenken verhindert); Tragen von zu engen (oder zu eng geschnürten) Schuhen; Trauma oder Ermüdungsfrakturen der Ossa metatarsalia. TrP im M. extensor digitorum brevis und M. extensor hallucis brevis können zu eingeschränkter Zehenflexion in den Metatarsophalangealgelenken, Krämpfen im Fuß oder Schongang führen.

Die Ausstrahlungsmuster der TrP im M. extensor digitorum brevis und M. extensor hallucis brevis müssen von denen der TrP im M. extensor digitorum longus, M. peroneus tertius, M. tibialis anterior, in den Mm. interossei plantares und dorsales und Mm. lumbricales abgegrenzt werden.
TrP im M. extensor digitorum brevis und M. extensor hallucis brevis werden häufig fälschlicherweise als Ermüdungsfraktur der Ossa metatarsalia oder Einklemmung eines distalen Nervs zwischen den angrenzenden Ossa matatarsalia diagnostiziert. TrP mit Bezug zu den M. extensor digitorum brevis und der M. extensor hallucis brevis finden sich häufig im M. extensor digitorum longus und M. extensor hallucis longus.

Anmerkung:

Die Schmerzausstrahlungsmuster von M. extensor digitorum brevis und M. extensor hallucis brevis sind identisch.

Selbstdehnung

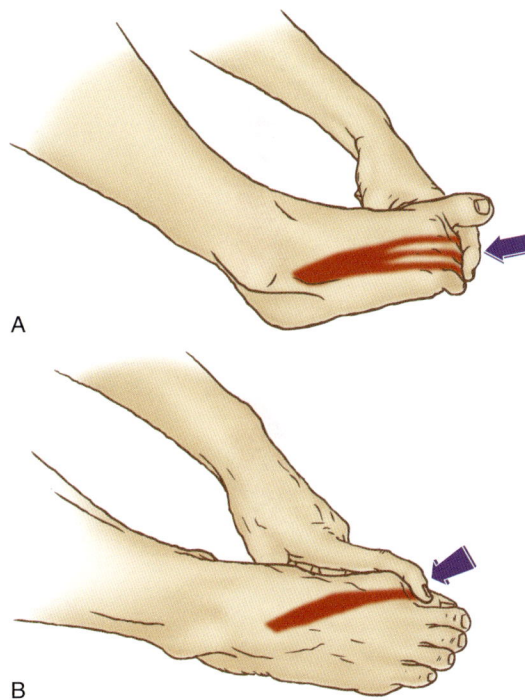

A

B

■ Abb. 3: Dehnungen der M. extensor digitorum brevis und M. extensor hallucis brevis. A) Dehnung des M. extensor digitorum brevis durch Flexion der proximalen, mittleren und distalen Phalangen der 2. bis 5. Zehe. B) Dehnung des M. extensor hallucis brevis durch Flexion der proximalen Phalanx der großen Zehe.

Mm. interossei dorsales

Palpation in Rückenlage

Die 2. Zehe abduziert in beide Richtungen. Die laterale Abduktion ist eine Bewegung in Richtung Fibula, die mediale Abduktion ist eine Bewegung in Richtung Tibia.

Viele Menschen sind nicht in der Lage, eine isolierte Abduktion der Zehen, insbesondere laterale und mediale Abduktion der 2. Zehe, auszuführen. Ist der Patient nicht in der Lage, für die Palpation eine isolierte Bewegung der Mm. interossei dorsales auszuführen, so erfolgt die Palpation in entspanntem Zustand entsprechend der Lage des jeweiligen Muskels.

Anmerkung:
Die langen und kurzen Zehenextensoren liegen über den Mm. interossei dorsales. Der Patient soll daher nicht versuchen, die Zehen zu extendieren, da ansonsten diese Zehenextensoren kontrahieren. Dies erschwert die Palpation und Differenzierung der Mm. interossei dorsales extrem.

> Praxistipp: Palpation zwischen den Ossa metatarsalia auf dem Fußrücken.

Triggerpunkte

Triggerpunkte (TrP) in den Mm. interossei dorsales resultieren häufig aus der akuten oder chronischen Überbeanspruchung des Muskels oder werden durch sie aufrechterhalten. Beispiele für die Überbelastung sind Gehen auf weichem Sand; Körperhaltungen über einen längeren Zeitraum hinweg, die zur Dehnung der Muskeln führen (z. B. Tragen von Schuhen mit hohen Absätzen); Tragen von schlecht passenden Schuhen (zu eng bzw. zu eng geschnürt oder spitz zulaufend); Tragen von Schuhen mit unflexibler Sohle (welche die Bewegung in den Metatarsophalangealgelenken verhindert); Immobilisierung durch Gips; exzessive Pronation des Fußes (erfordert mehr Stabilisation durch die intrinsische Fußmuskulatur); strukturelle Fußdeformitäten; Trauma oder Ermüdungsfraktur der Ossa metatarsalia.

TrP in den Mm. interossei dorsales können zu einem vertikalen Schmerzmuster entlang der dorsalen und plantaren Seite desjenigen Strahls (Os metatarsale und Phalangen), an dem der entsprechende M. interosseus dorsalis distal inseriert, empfindlichen, wunden Füßen (v. a. bei Gewichtsübernahme), Schmerzen beim Gehen, verminderter oder schmerzhafter Adduktion bzw. Extension der 2. bis 5. Zehe in den Metatarsophalangealgelenken, Krämpfen im Fuß oder Schongang führen. Des Weiteren können TrP im ersten M. interosseus dorsalis Kribbeln in der großen Zehe hervorrufen.

Die Ausstrahlungsmuster der TrP in den Mm. interossei dorsales müssen von denen der TrP im M. flexor digitorum brevis, M. abductor digiti minimi, M. adductor hallucis, in den Mm. interossei plantares, Mm. lumbricales, im M. extensor digitorum longus und M. flexor digitorum longus abgegrenzt werden.

TrP in den Mm. interossei dorsales werden häufig fälschlicherweise als plantare Fasziitis, Ermüdungsfraktur der Ossa metatarsalia, Einklemmung eines distalen Nervs zwischen den angrenzenden Ossa metatarsalia oder Dysfunktion der Tarsalgelenke diagnostiziert.

TrP mit Bezug zu den Mm. interossei dorsales finden sich häufig in den Mm. interossei plantares und Mm. lumbricales.

Anmerkung:
Die Schmerzausstrahlungsmuster der Mm. interossei plantares und Mm. lumbricales sind identisch mit denen der Mm. interossei dorsales.

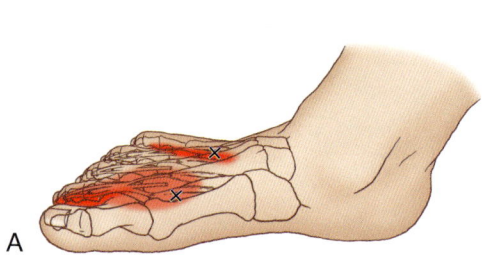 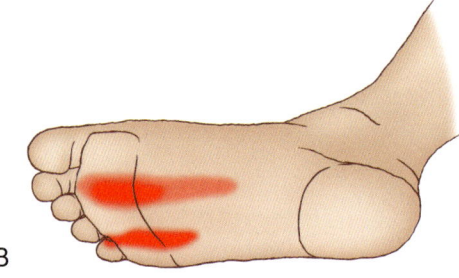

A B

▌ Abb. 1: Typische TrP in den Mm. interossei dorsales von 1. und 4. Zehe sowie ihre korrespondierenden Ausstrahlungszonen. A) Mediale Ansicht. B) Medialplantare Ansicht. Beachte: TrPs treten in allen vier Mm. interossei dorsales auf.

Selbstdehnung

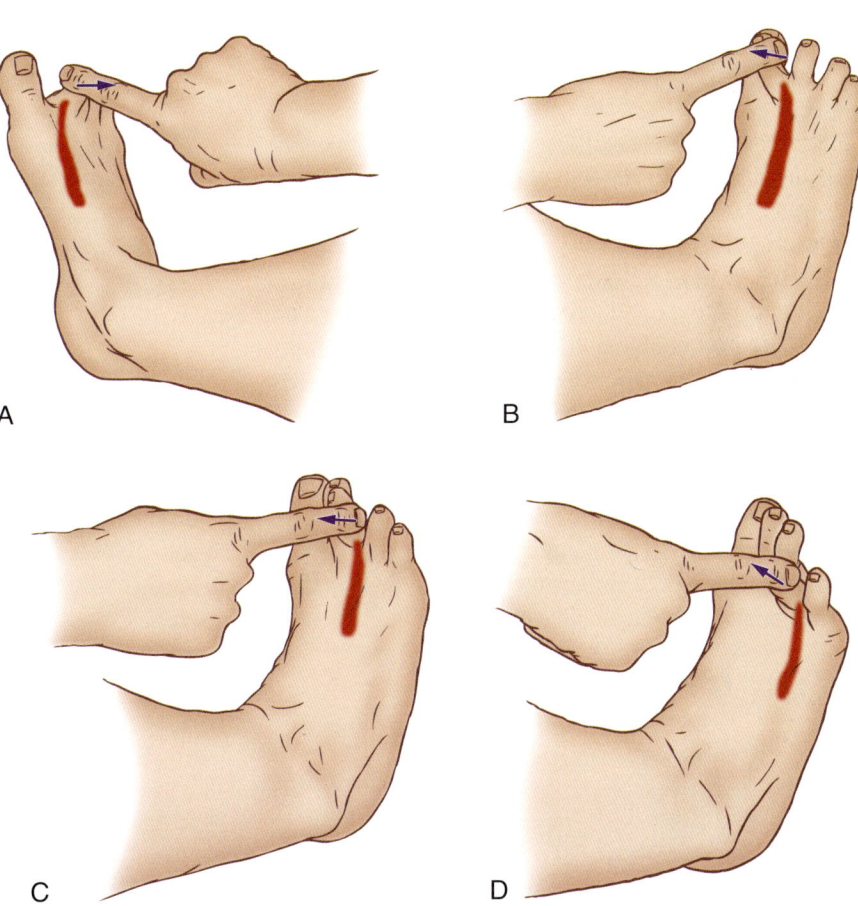

A

B

C

D

■ Abb. 2: Dehnungen der vier Mm. interossei dorsales pedis. Jede Zehe wird im Metatarsophalangeal-gelenk bewegt. A) Dehnung des M. interosseus dorsalis pedis I. Die 2. Zehe wird in fibulare Abduktion bewegt. B) Dehnung des M. interosseus dorsalis pedis II. Die 2. Zehe wird in tibiale Abduktion bewegt. C) Dehnung des M. interosseus dorsalis pedis III. Die 3. Zehe wird in Abduktion bewegt. D) Dehnung des M. interosseus dorsalis pedis IV. Die 4. Zehe wird in fibulare Abduktion bewegt.

M. abductor hallucis und M. flexor hallucis brevis

Palpation in Bauchlage

M. abductor hallucis

Die Abduktion der großen Zehe im Metatarsophalangeal-gelenk ist eine Bewegung nach medial.
Gewöhnlich kann der gesamte M. abductor hallucis palpiert und differenziert werden.
Viele Menschen sind nicht in der Lage, eine isolierte Abduktion der großen Zehe auszuführen. In diesem Fall wird ein Finger der unterstützenden Hand an die mediale Seite der proximalen Phalanx der großen Zehe gelegt und der Patient aufgefordert, dagegen zu spannen. Der Druck des Widerstandes hilft dem Patienten häufig, die Bewegung durchzuführen. Ist der Patient noch immer nicht in der Lage, die Abduktion der großen Zehe gegen Widerstand auszuführen, so kann versucht werden, dem Patienten Widerstand gegen Flexion der proximalen Phalanx der großen Zehe im Metatarsophalan-gealgelenk zu geben. Die Kontraktion des M. abductor hallucis wird an der medialen Fußseite palpiert. Der Patient soll das Interphalangealgelenk der großen Zehe extendiert halten, da andernfalls die Flexion der proximalen Phalanx der großen Zehe vom M. flexor hallucis longus ausgeführt wird und der M. abductor hallucis nicht kontrahiert.

Anmerkung:

Auch der M. flexor hallucis brevis kontrahiert bei Flexion der großen Zehe im Metatarsophalangealgelenk. Es muss daher sichergestellt werden, dass die Palpation nicht zu weit auf der Plantarseite des Fußes erfolgt.
Als weitere Methode zur Differenzierung von M. adductor hallucis und M. flexor hallucis brevis wird der Patient aufgefordert, die große Zehe im Metatarsophalangealgelenk zu abduzieren und extendieren. Der M. flexor hallucis brevis wird durch Extension reziprok inhibiert und entspannt.

M. flexor hallucis brevis

Obwohl der M. flexor hallucis brevis plantar zur tiefen Schicht gehört, ist der Hauptanteil dennoch relativ einfach zu palpieren. Die größte Herausforderung ist die Palpation der proximalen Insertion am Os cuboideum und Os cunei-forme III. Ist der Patient in der Lage, eine isolierte Flexion der großen Zehe ohne Flexion der anderen Zehen auszuführen, so ist jedoch selbst diese proximale Insertion gut zu palpieren und von dem mehr oberflächlich gelegenen M. flexor digitorum brevis abzugrenzen. Doch viele Menschen können diese Bewegung nicht isoliert ausführen.
Das Festhalten der 2. bis 4. Zehe mit der unterstützenden Hand ist keine Hilfe. Die Bewegungen der Zehen werden zwar verhindert, die isometrische Kontraktion des Muskel-bauchs des M. flexor digitorum brevis, der entspannt werden soll, findet jedoch dennoch statt. Dies erschwert die Palpation der proximalen Insertion des M. flexor hallucis brevis.
Die distale Sehne des M. flexor hallucis longus liegt direkt auf dem M. flexor hallucis brevis. Da beide Muskeln bei Flexion der großen Zehe kontrahieren, kann eine Differenzierung der beiden schwierig sein.
Zur Differenzierung von M. flexor hallucis brevis und der mehr oberflächlich verlaufenden Sehne des M. flexor hallucis longus wird der Patient aufgefordert, eine isolierte Flexion der großen Zehe im Metatarsophalangealgelenk auszuführen, das Interphalangealgelenk der großen Zehe dabei jedoch exten-diert zu lassen. Hierbei kontrahiert der M. flexor hallucis bre-vis mehr als der M. flexor hallucis longus. Viele Menschen sind dazu allerdings nicht in der Lage.

> **Praxistipp:**
> M. abductor hallucis: Palpation an der medialen Fußseite. Auf und ab zupfen.
> M. flexor hallucis brevis: Flexion der großen Zehe bei gleichzeiti-ger Palpation an der plantaren Seite des Os metatarsale I.

Triggerpunkte

Triggerpunkte (TrP) in den M. abductor hallucis und M. fle-xor hallucis brevis resultieren häufig aus der akuten oder chronischen Überbeanspruchung des Muskels oder werden durch sie aufrechterhalten. Beispiele für die Überbelastung sind Gehen auf weichem Sand; Körperhaltungen über einen längeren Zeitraum hinweg, welche die Muskeln dehnen (z. B. Tragen von Schuhen mit hohen Absätzen); Tragen von

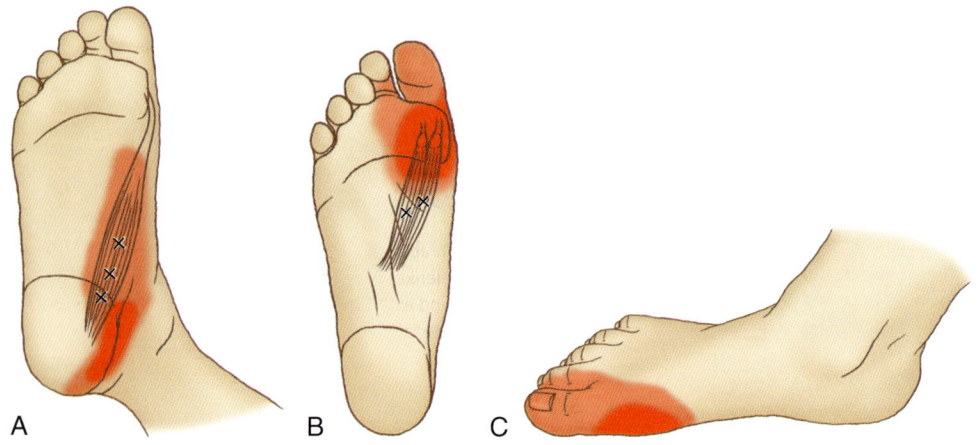

A   B   C

■ Abb. 1: A) Typische TrP im M. abductor hallucis und ihre korrespondierenden Aus-strahlungszonen, medial-plantare Ansicht. B und C) Typische TrP im M. flexor hallucis brevis und ihre korrespondierenden Aus-strahlungszonen, mediale und plantare Ansicht.

schlecht passenden Schuhen (zu eng bzw. zu eng geschnürt oder spitz zulaufend); Tragen von Schuhen mit unflexibler Sohle (die die Bewegung in den Metatarsophalangealgelenken verhindert); Immobilisierung durch Gips; exzessive Pronation des Fußes (erfordert mehr Stabilisation durch die intrinsische Fußmuskulatur); strukturelle Fußdeformitäten; Trauma oder Ermüdungsfraktur der Ossa metatarsalia.

TrP im M. abductor hallucis und M. flexor hallucis brevis können zu empfindlichen, wunden Füßen (v. a. bei Gewichtsübernahme); Schmerzen beim Gehen; verminderter oder schmerzhafter Adduktion (M. abductor hallucis) bzw. Extension (M. flexor hallucis brevis oder M. abductor hallucis) der großen Zehe im Metatarsophalangealgelenk; Krämpfen im Fuß oder Schongang führen. Des Weiteren können TrP im M. abductor hallucis zur Einklemmung des N. tibialis posterior und/oder seiner zwei Äste, der Nn. plantares medialis und lateralis, führen (mit sensorischen Symptomen an der Fußsohle und/oder Schwäche der intrinsischen Muskeln der Fußsohle).

Die Ausstrahlungsmuster der TrP im M. abductor hallucis müssen von denen der TrP in den Mm. interossei plantares, Mm. interossei dorsales und Mm. lumbricales zwischen 1. und 2. Zehe, im M. quadratus plantae und medialen Kopf des M. gastrocnemius abgegrenzt werden. Die Ausstrahlungsmuster der TrP im M. flexor hallucis brevis müssen von denen der TrP im M. flexor hallucis longus, M. adductor hallucis, M. tibialis anterior und M. extensor hallucis longus abgegrenzt werden.

TrP im M. abductor hallucis werden häufig fälschlicherweise als Tendinitis der Achillessehne oder Dysfunktion der Tarsalgelenke diagnostiziert. TrP im M. flexor hallucis brevis werden häufig fälschlicherweise als Gicht, plantare Fasziitis, Ermüdungsfraktur der Ossa metatarsalia oder Dysfunktion der Tarsalgelenke diagnostiziert.

TrP mit Bezug zum M. abductor hallucis finden sich häufig in den M. flexor hallucis brevis und M. flexor digitorum brevis.

TrP mit Bezug zum M. flexor hallucis brevis finden sich häufig im M. abductor hallucis, M. quadratus plantae und M. flexor digitorum longus.

Selbstdehnung

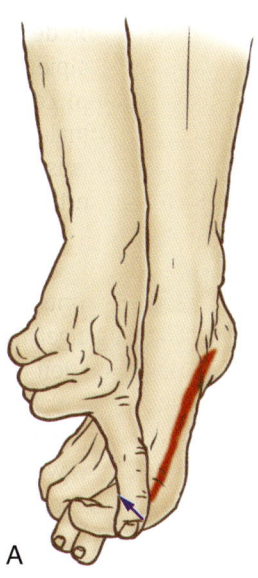

A

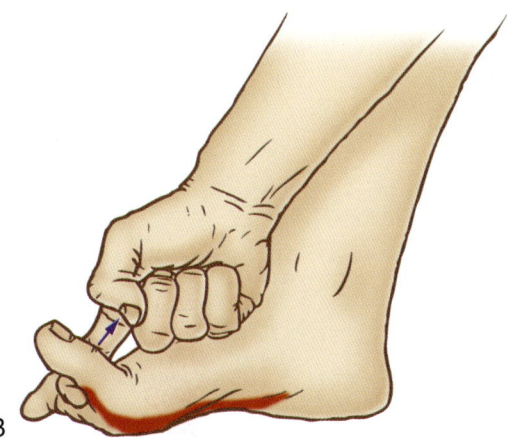

B

▌ Abb. 2: Dehnungen der M. abductor hallucis und M. flexor hallucis brevis in den Metatarsophalangealgelenken. A) Dehnung des M. abductor hallucis. Die große Zehe wird adduziert und extendiert. B) Dehnung des M. flexor hallucis brevis. Die große Zehe wird extendiert.

M. abductor digiti minimi und M. flexor digiti minimi

Palpation in Bauchlage

M. abductor digiti minimi

Der M. abductor digiti minimi liegt oberflächlich und ist gut zu palpieren.

Die Abduktion der kleinen Zehe im Metatarsophalangealgelenk ist eine Bewegung nach lateral.

Obwohl meist der gesamte M. abductor digiti minimi palpiert und differenziert werden kann, ist die Palpation im distalen Fußbereich am einfachsten.

Viele Menschen sind nicht in der Lage, eine isolierte Abduktion der kleinen Zehe auszuführen. In diesem Fall wird ein Finger der unterstützenden Hand an die laterale Seite der proximalen Phalanx der kleinen Zehe gelegt und der Patient aufgefordert, dagegen zu spannen. Der Druck des Widerstands hilft dem Patienten häufig, die Bewegung durchzuführen. Um M. abductor digiti minimi und M. flexor digiti minimi voneinander abzugrenzen, muss sichergestellt werden, dass der Patient mit der Abduktion keine Flexion ausführt. Der Patient kann gegebenenfalls aufgefordert werden, die kleine Zehe im Metatarsophalangealgelenk zu abduzieren und zu extendieren. Der M. flexor digiti minimi wird durch Extension reziprok inhibiert und entspannt.

M. flexor digiti minimi

Der M. flexor digitorum brevis und die Sehne des M. flexor digitorum longus zur kleinen Zehe verlaufen auf dem M. flexor digiti minimi. Bei Flexion der kleinen Zehe kontrahieren auch diese Muskeln. Dies erschwert die Differenzierung von M. flexor digiti minimi und diesen Muskeln.

Zur Differenzierung von M. flexor digiti minimi und den mehr oberflächlich verlaufenden M. flexor digitorum longus und M. flexor digitorum brevis wird der Patient aufgefordert, eine isolierte Flexion der kleinen Zehe im Metatarsophalangealgelenk auszuführen, die Interphalangealgelenke der kleinen Zehe dabei jedoch extendiert zu lassen. Hierbei kontrahiert der M. flexor digiti minimi mehr als die Mm. flexores digitorum longus und brevis. Viele Menschen sind dazu allerdings nicht in der Lage.

> **Praxistipp:**
> M. abductor digiti minimi: Palpation an der lateralen Fußseite. Auf und ab zupfen.
> M. flexor digiti minimi: Flexion der kleinen Zehe bei gleichzeitiger Palpation an der plantaren Seite des Os metatarsale V.

Triggerpunkte

Triggerpunkte (TrP) in den M. abductor digiti minimi und M. flexor digiti minimi resultieren häufig aus der akuten oder chronischen Überbeanspruchung des Muskels oder werden durch sie aufrechterhalten. Beispiele für die Überbelastung sind Gehen auf weichem Sand; Körperhaltungen über einen längeren Zeitraum hinweg, die zur Dehnung der Muskeln führen (z. B. Tragen von Schuhen mit hohen Absätzen); Tragen von schlecht passenden Schuhen (zu eng bzw. zu eng geschnürt oder spitz zulaufend); Tragen von Schuhen mit unflexibler Sohle (die die Bewegung in den Metatarsophalangealgelenken verhindert); Immobilisierung durch Gips; exzessive Pronation des Fußes (erfordert mehr Stabilisation durch die intrinsische Fußmuskulatur); strukturelle Fußdeformitäten; Trauma oder Ermüdungsfraktur der Ossa metatarsalia.

TrP im M. abductor digiti minimi und M. flexor digiti minimi können zu empfindlichen, wunden Füßen (v. a. bei Gewichtsübernahme); Schmerzen beim Gehen; verminderter oder schmerzhafter Adduktion (M. abductor digiti minimi) bzw. Extension (M. abductor digiti minimi und M. flexor digiti minimi) der kleinen Zehe im Metatarsophalangealgelenk; Krämpfen im Fuß oder Schongang führen.

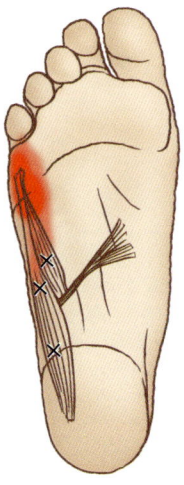

■ Abb. 1: Typische TrP in den M. abductor digiti minim und M. flexor digiti minimi sowie ihre korrespondierenden Ausstrahlungszonen, plantare Ansicht.

Die Ausstrahlungsmuster der TrP in den M. abductor digiti minimi und M. flexor digiti minimi müssen von denen der TrP im M. flexor digitorum brevis, in den Mm. interossei plantares, Mm. interossei dorsales und Mm. lumbricales zwischen 4. und 5. Zehe, im M. adductor hallucis und M. flexor digitorum longus abgegrenzt werden.

TrP im M. abductor digiti minimi und M. flexor digiti minimi werden häufig fälschlicherweise als plantare Fasziitis, Ermüdungsfraktur der Ossa metatarsalia oder Dysfunktionen der Tarsalgelenke diagnostiziert.

TrP mit Bezug zu den M. abductor digiti minimi und M. flexor digiti minimi finden sich häufig im M. flexor digitorum brevis.

Anmerkung:
Die Schmerzausstrahlungsmuster von M. abductor digiti minimi und M. flexor digiti minimi sind identisch.

Selbstdehnung

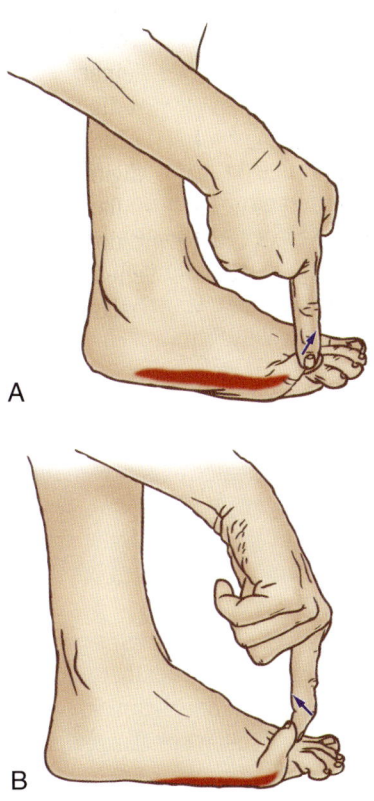

A

B

▌ Abb. 2: Dehnung der M. abductor digiti minimi pedis und M. flexor digiti minimi pedis in den Metatarsophalangealgelenken. A) Dehnung des M. abductor digiti minimi pedis. Die kleine Zehe wird adduziert und extendiert. B) Dehnung des M. flexor digiti minimi pedis. Die kleine Zehe wird extendiert.

M. flexor digitorum brevis

Palpation in Bauchlage

Obwohl der M. flexor digitorum brevis unter der Plantaraponeurose liegt, ist die Palpation meist relativ einfach.

Direkt unter dem M. flexor digitorum brevis verlaufen die distalen Sehnen des M. flexor digitorum longus. Da beide Muskeln bei Flexion der 2. bis 5. Zehe kontrahieren, kann die Differenzierung schwierig sein. Dies gilt besonders für das distale Ende des Fußes. Hier verlaufen die Sehnen des M. flexor digitorum brevis direkt über den Sehnen des M. flexor digitorum longus.

Zur Abgrenzung von M. flexor digitorum brevis und den tiefer liegenden Sehnen des M. flexor digitorum longus wird der Patient aufgefordert, eine isolierte Flexion der Zehen in den Metatarsophalangealgelenken auszuführen, die Interphalangealgelenke der Zehen dabei jedoch extendiert zu lassen. Hierbei kontrahiert der M. flexor digitorum brevis mehr als der M. flexor digitorum longus. Viele Menschen sind dazu allerdings nicht in der Lage.

Im proximalen Fußbereich liegt direkt unter dem M. flexor digitorum brevis der M. quadratus plantae. Da auch er die 2. bis 5. Zehe flektiert, kann die Differenzierung schwierig sein.

> Praxistipp: Palpation im Zentrum der proximalen Fußsohle bei flektierten Zehen.

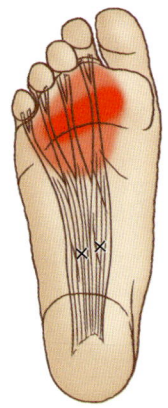

Abb. 1: Typische TrP in den M. flexor digitorum brevis und ihre korrespondierenden Ausstrahlungszonen, plantare Ansicht.

Triggerpunkte

Triggerpunkte (TrP) im M. flexor digitorum brevis resultieren häufig aus der akuten oder chronischen Überbeanspruchung des Muskels oder werden durch sie aufrechterhalten. Beispiele für die Überbelastung sind Gehen auf weichem Sand; Körperhaltungen über einen längeren Zeitraum hinweg, die zur Dehnung des Muskels führen (z. B. Tragen von Schuhen mit hohen Absätzen); Tragen von schlecht passenden Schuhen (zu eng bzw. zu eng geschnürt oder spitz zulaufend); Tragen von Schuhen mit unflexibler Sohle (die die Bewegung in den Metatarsophalangealgelenken verhindert); Immobilisierung durch Gips; exzessive Pronation des Fußes (erfordert mehr Stabilisation durch die intrinsische Fußmuskulatur); strukturelle Fußdeformitäten; Trauma oder Ermüdungsfraktur der Ossa metatarsalia.

TrP im M. flexor digitorum brevis können zu empfindlichen, wunden Füßen (v. a. bei Gewichtsübernahme), Schmerzen beim Gehen, verminderter oder schmerzhafter Extension der 2. bis 5. Zehe in den Metatarsophalangealgelenken; Krämpfen im Fuß oder Schongang führen.

Die Ausstrahlungsmuster der TrP im M. flexor digitorum brevis müssen von denen der TrP im M. adductor hallucis, M. flexor digitorum longus, M. flexor hallucis longus, M. abductor digiti minimi, M. flexor hallucis brevis, in den Mm. interossei plantares, Mm. interossei dorsales und Mm. lumbricales abgegrenzt werden.

TrP im M. flexor digitorum brevis werden häufig fälschlicherweise als plantare Fasziitis, Ermüdungsfraktur der Ossa metatarsalia oder Dysfunktion der Tarsalgelenke diagnostiziert. TrP mit Bezug zum M. flexor digitorum brevis finden sich häufig in den M. flexor digitorum longus, M. flexor hallucis brevis und M. flexor digiti minimi.

Selbstdehnung

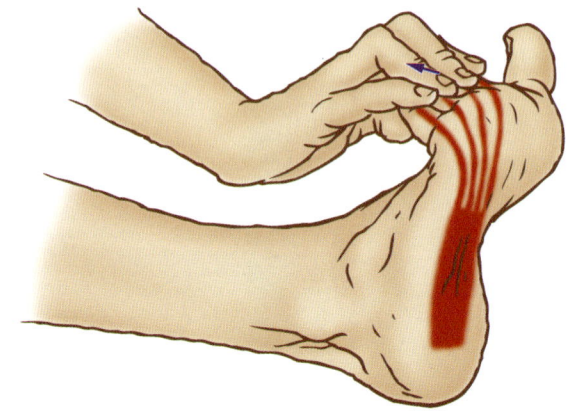

Abb. 2: Dehnung des M. flexor digitorum brevis. Die proximalen und mittleren Phalangen der 2. bis 5. Zehe werden in den Metatarsophalangealgelenken und den proximalen Interphalangealgelenken extendiert.

Register

Register

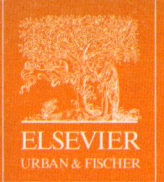
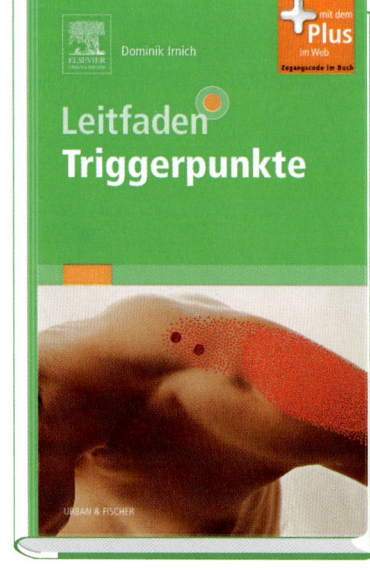

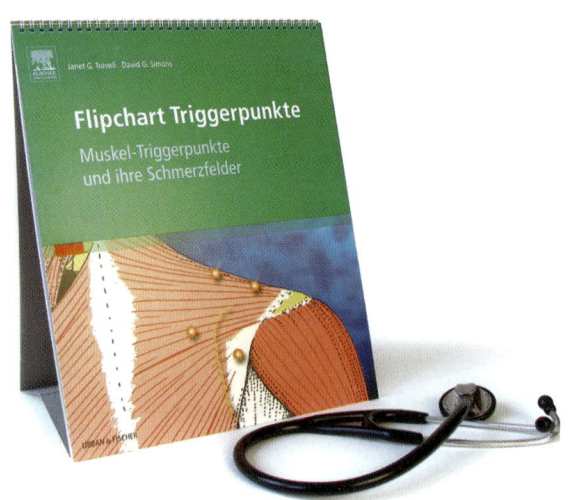
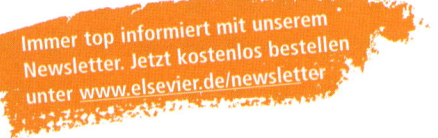
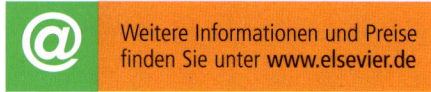